# 湘西土家族医药调查与临床研究

潘永华　著

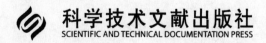

科学技术文献出版社
SCIENTIFIC AND TECHNICAL DOCUMENTATION PRESS

**图书在版编目(CIP)数据**

湘西土家族医药调查与临床研究/潘永华著. —北京:科学技术文献出版社,2013.1
ISBN 978-7-5023-7345-0

Ⅰ.①湘…　Ⅱ.①潘…　Ⅲ.①土家族-民族医学-研究-中国　Ⅳ.①R297.3

中国版本图书馆 CIP 数据核字(2012)第 113386 号

**湘西土家族医药调查与临床研究**

策划编辑:薛士滨　　责任编辑:付秋玲　　责任校对:张吲哚　　责任出版:张志平

| | |
|---|---|
| 出　版　者 | 科学技术文献出版社 |
| 地　　　址 | 北京市复兴路15号　邮编 100038 |
| 编　务　部 | (010)58882938,58882087(传真) |
| 发　行　部 | (010)58882868,58882866(传真) |
| 邮　购　部 | (010)58882873 |
| 官 方 网 址 | http://www.stdp.com.cn |
| 淘宝旗舰店 | http://stbook.taobao.com |
| 发　行　者 | 科学技术文献出版社发行　全国各地新华书店经销 |
| 印　刷　者 | 北京时尚印佳彩色印刷有限公司 |
| 版　　　次 | 2013 年 1 月第 1 版　2013 年 1 月第 1 次印刷 |
| 开　　　本 | 889×1194　1/16 开 |
| 字　　　数 | 388 千 |
| 印　　　张 | 13.75 |
| 书　　　号 | ISBN 978-7-5023-7345-0 |
| 定　　　价 | 38.00 元 |

# 序

　　自称"毕兹卡"的土家族,是我国人数较多的少数民族之一。据 2010 年统计,土家族有 835.39 万人,主要生活在湘、鄂、渝、黔、武陵山区一带。在漫长的历史长河中,土家族人民历经沧桑,繁衍生息,坚持不懈地与大自然和疾病做斗争,在这个过程中,他们积累了丰富的防病治病经验,发掘了极具特色的土家族医药。在解放前,有"蛮不出境,汉不入峒"的说法。在中西医未进入湘西地区时,土家人们创造出自己的医和药,以及一整套诊断治疗方法,为土家族人民的身心健康做出了巨大贡献。土家族医药虽无文字记载,但通过口耳相传、世袭相承、跟师学徒,也得以自成体系,延续发展,但土家族医药广泛分散于土家族民间,亟需研究者对它进行挖掘、搜集、整理,完善土家族的医药理论体系。

　　《湘西土家族医药调查与临床研究》是潘永华主任医师 20 余年潜心调查研究的成果。20 世纪 90 年代初期,我在湘西吉首大学医学院任教期间,就听闻湘西州民族医药研究所一直致力于土家族苗族医药研究,尤其是田华咏、潘永华等同志,对土家族医药的研究已非常深入。本书是潘永华走遍湘西自治州的各乡镇村寨,采访土家族医生及相关人员 150 余人次的成果,其资料详实可靠,全书对土家族医药进行了概括和总结,客观地反映了土家族医药的真实面目,是目前在土家族医药研究领域中较为全面的一部著作。

　　《湘西土家族医药调查与临床研究》由两部分组成,第一部分是土家族医药田野调查,该部分以回忆性研究为主,主要介绍了湘西土家族医药概况。这一部分对全州土家族聚集中的龙山、保靖、永顺、桑植、大庸进行了实地调查,掌握了土家族医药的基本情况,撰写了 3 个县的民族医药调查报告,调查内容十分丰富,有医、药以及诊断治疗方法。在调查中,潘永华总共探访了 14 名相当有名望的土家族医生,并对他们逐一做了专题采访,涵盖医、药、诊断治疗、外治法、专治某一种疾病论谈、神药两解论谈、单验方、秘方论谈等多个方面,访谈内容丰富多彩,各具特色。其中,土家族传统外治法搜集到 23 种,其凭借作用快、疗效好、花钱少成为土家族治疗疾病的重要手段。第二部分是土家族医药临床研究,作者将搜集到的土家族医药资料进行总结,上升至理论层面,并用于临床实践。土家族医药分症论治,将疾病分为六大类,内科疾病、外科疾病、妇产科疾病、五官科、瘟疫、儿科等。本书共收载 829 个病症,并对其中的 200 个病症进行举证、诊断、治疗、方药辨析,可供科研教学临床参考。对于土家族医药单验方、验方的搜集整理研究,作者共收载单验方、秘方 246 个,如水桃丸治疗慢性乙肝 374 例,总有效率 89.3%;撰写有价值的学术论文 42 余篇,其中 17 篇在国家级、省级医学杂志上发表,为弘扬土家族医药做出了重大贡献。在该部分中,作者撰写了用土家族医药理论指导、土家族诊断治疗方法治疗各种内科疾病效果较显著的 30 个病案,这些医案是作者经过几十年的临床医药实践总结出来的,有较好的临床指导意义。

　　《湘西土家族医药调查与临床研究》一书,饱含了作者的心血,是作者一生致力研究土家族医药的成果。它的问世,进一步丰富了土家医药研究的内容,为土家族医药的后续研究提供了坚实可靠的依据,同时具有很强的实践意义,对土家族医药临床实践起到了指导作用,为土家族医药研究做出了重大贡献。

邵湘宁

教授,湖南省中医药管理局局长

# 前　言

自称"毕兹卡"的土家族,是中华民族的重要组成部分,主要聚居于湘、鄂、渝、黔、武陵山区。据 2000 年统计全国有土家族 802 万余人。居全国少数民族的第六位。土家族人民在漫长的历史长河中,历尽沧桑,繁衍生息,在与大自然和疾病作斗争中,积累了丰富的防病治病经验。虽然没有文字记载,但通过口耳相传,世袭相受,跟师学徒,使土家族医药得以延续发展。土家族医药源远流长。土家族医药有自己的理论,有众多的诊断治疗方法,有鲜明的民族医药特色可自成体系,但广泛散在于土家族民间。20 世纪 80 年代中期,在党和国家对民族医药政策的鼓舞下,民族医药迎来了春天。从此土家族医药得到快速发展。在全州十个县市(包括桑植、大庸)进行广泛深入实地调查,走乡串寨收集了大量的有关土家族医药资料,为土家族医药研究奠定了坚实的基础。

《湘西土家族医药调查与临床研究》是作者经过 20 多年的潜心研究及临床实践编撰而成,其资料详实可靠,客观地反映了土家医药的真实面貌,所研究内容是以原始材料为依据,以土家医的天人合一、三元学说、气血精为基础,土家医认为,人生存在自然界(天下),与自然界息息相应,天有寒热,人亦有寒热,如果天气寒热过盛或气候反常,则人体失去平衡,从而产生疾病,寒易患腹泻、伤寒等寒邪之疾;热盛易患发热、温热病等热邪之疾。人禀赋天的真元之气而生,人亦有真元之气,天之真元之气与人之真元之气一脉相通,相互融合贯通,使人体得以健康成长。如天的真元之气不足,人体真元之气亦相对不足,产生一系列虚损性疾患。天有春夏秋冬,人亦应之,春天大地苏醒万物生长,春天湿气重,人体气血旺盛,在这时若有旧故之疾患者易复发,这个时期易患湿气之疾;夏天天气炎热,热易耗精伤气,夏天火重,应避暑降温,这时热重易患暑热之疾;秋天天高气爽,气候干燥,秋天燥气重,人体易患燥热之疾;冬天天寒地冻,万物收藏,冬天寒气重,这时宜防寒保暖,如不注意,人体易患寒邪之疾。人体适应四时气候变化,疾病则无从产生。不适应气候变化,疾病则由此而生。春天多湿病,夏天多热病,秋天多燥热病,冬天多寒病。人每时每刻都与天(自然界)息息相应。所以土家医总结出天人合一的哲理。

三元之说是土家医对人体结构、生理、病理、诊断、治疗的高度概括。上、中、下三元,上元为天,中元为地,下元为水。上元主脑、胸、心肺,中元主肚肠、联贴,下元主肾、尿脬、生殖器。上元为三元之首,统领三元,三元是上下贯通相互为用,相互依赖,缺一不可。上元脑神失调,中、下元相对不足,产生一系列病变。中元失调水精不化,影响下元水道不通,产生疾病。下元失调水津不出,自然影响到中元出现腹胀等。所以说三元贯通于人体的各个部位。用三元之说阐明土家族医药的理论基础。

气、血、精学说:土家医认为气、血、精是维持人体生命活动的基本物质,气是无形之物,土家医讲:"人就是一口气。"有气就有生命,气是推动血液在脉管内运行的原动力。血供养全身组织器官,是红色的,具有营养全身组织的作用,是气推动血液环流周身。人以血为本。精是指精液物质,精有两个含义,一是营养全身的精微物质;二是指生殖之精,有繁衍后代的作用。气、血、精三位一体,是人体必要的物质基础。气可以载血,血可以生精气,精可以生气血,三者相互为用,共同构成人体生命物质。天人合一,三元学说,气、血、精是构成土家族医药基础理论的核心。

《湘西土家族医药调查与临床研究》是以回顾性研究为主,"土家族医药概况"是1985年在土家族居住集中的五个县市进行调查收集整理的资料。三篇"民医田野调查"撰写的是在1985年、1986年的调查内容。"土家医名医访谈录"是对土家医有名望的当地名医的访谈记录,共收集整理了14人份。"土家医传统疗法"是将土家医药外治方法、各种疾病疗效可靠的治疗方法进行收集整理,一共23种。"土家医临床分证证治"论述了疾病的命名与分类、分科诊治。分为6类疾病,进行辨证论治。"学术论文"收集了在国家级省级期刊发表及国家级省级州市级学术会议上的论文及民研所内部资料汇编,共42篇,进行了汇编整理。"土家医医案"是作者几十年来研究土家医诊断治疗、疗效显著的病例,编写30例。由于水平有限,不能详尽地将土家族医药概括之。渴望民族医药同仁提出真诚意见,使更多的人认识了解土家医药,为土家族医药的临床、教学、科研共同做出更大贡献。

# 目 录

## 第六篇　典型病例

# 第一篇　基本概况

# 第一章

# 湘西土家族医药概况

据国家《民族医药事业"七五"发展规划》,湖南省湘西州民族医药研究所从1985年起开展了民族医药的调查研究工作,对土家族医药进行的调查,历时3个多月,共调查了5个县(龙山、保靖、永顺、桑植、大庸)9个区、16个乡、4个镇、24个村和县镇25个机关。访问了土家族医药匠和其他有关人员122人次。

土家族(自称毕兹卡)是我国一个古老的、历史悠久的少数民族。全国现有土家族400余万人。他们主要聚居在湘西北、鄂西南、川东南、黔东北四省毗连的广大地区。我州有土家族1075 694人,占全州总人口的38.3%,其中土家族在北五县聚居集中,有931 474人,占五县总人数的52.3%,占全州土家族总人数的86.6%,占全州少数民族总人数的51.3%,另一部分土家族人则散居于吉首、凤凰、泸溪、花垣、古丈等县。众多的土家族人民,几千年前就繁衍生息在这片神奇的土地上,披荆斩棘,开垦种植,为人类的文明、进步和发展做出了重大的贡献,为我国的民族经济和文化写下了光辉的历史篇章。

土家族是我国多民族大家庭的一个古老民族,其族源源远流长,对其族源有几种论说:其一,认为是世世代代居住在湘西一带的土著先民;其二,古代巴人后裔;其三,古代乌蛮后裔;其四,论秦汉以后从西南进入五溪等。土家族源未成定论,众说不一。笔者认为,土家先民是世世代代生存在这块土地上的,有着自己的民族风俗习惯,语言体系和民族特点,土家医药就是很好的例证。土家医与中医不尽相同,与西医则完全不同。据《龙山县志》记载,中医是在清朝改土归流后逐渐进入我州的,雍正五年(1727年),至今不过200多年的历史。西医的传入更晚,在20世纪20年代前后才传入我州少数民族地区。在中医、西医未传入之前,土家族先民们用自己的医和药来治病防病,有其诊治方法和品种繁多的民族药物。土家医药是土家族人民在与疾病长期斗争的实践中逐步总结形成的。为土家族人民的生存与健康做出了巨大的贡献。

## 第一节　湘西土家族医药人员基本情况

民族医标准由州卫生局拟定,有的县根据本地实际情况制定标准。如保靖县民族医的概念是:所谓民族医(指的是土家族、苗族中从事草医草药的人员),年龄在50岁左右,行医在30年以上者,并且有治疗常见病、多发病的临床经验,在当地享有较高威望的名"老草医"。

### 一、土家族医药人员基本概况

五县有土家医药人员275人。性别:其中男性261人(94.9%),女性14人(5.1%)。文化程度:大专5人(1.8%),中学54人(19.6%),小学171人(62.2%),文盲45人(16.4%)。学医途径:祖传的125人(45.5%),祖传最长的13代,最短的1代,平均祖传2.9代;跟师学徒的80人(29.1%);自学行医的70人(25.4%)。行医时间:40年以上的49人

(17.8%),20～39年的154人(56.0%),19年以下的72人(26.2%),平均行医29.5年。行医专长:内科105人(38.2%)、骨外科102人(37.1%)、妇科15人(5.5%)、儿科21人(7.6%)、蛇医11人(4.0%)、眼科3人(1.1%)、推抹18人(6.5%)。行医性质:国家8人(2.9%)、集体21人(7.6%)、个体与散在行医的246人(89.5%)。其中共产党员27人(9.8%)。从以上数据表明,男性医生比女性医生多18.6倍,女医生极少。从年龄来看,40岁左右的最多(59.6%)、60岁以上的次之,占32.4%。民族,以土家族医为主,占59.6%,汉族次之。从文化结构看,小学文化程度的最多,占62.2%,大中专、中学的只占21.4%,还有文盲占16.4%。学医途径以祖传最多,跟师次之。行医年限,最长者60余年。行医专长,各科皆有。以内科最多,骨科次之。有蛇医占4%。因湘西地处山区,毒蛇多,每年蛇伤致残致死者有之。民间对推抹很有研究,用之最广,推抹医者占6.5%。在国家公办医院和集体制医院行医的比例小,只占10.5%,其余的都是个体或散在业余行医的。

## 二、对医有成就,技术精湛,名望较高的土家族医者27人进行重点个案调查基本情况

总人数27人,其中男性25人,女性2人;祖传18人,从师9人;平均年龄在60岁以上;其中土家族15人,汉族10人,苗族2人,平均行医年限35.5年;有个体和散在业余行医者18人,集体制医院7人,国家公办医院2人;文化程度大专2人,中学9人,小学10人,文盲6人;专长:内科5人,骨外科9人,妇科3人。

另外,笔者在名老药匠家中获得手抄笔记8本,古医籍9卷。手抄本中有个人行医经验总结、祖传秘方、医案举例、症疾分类及药物方剂与治疗方法等,内容丰富,古医籍有的是珍藏200余年的中医专著,对我们调查研究民族医药有其重要的参考价值。

## 三、已故的民族医药人员基本情况

(五县)总人数59人,其中男性59人。享年在46～93岁,平均享年67.7岁;行医科别:其中骨外科28人(47.5%)、内科18人(30.5%)、儿科8人(13.5%)、妇科1人(1.7%)、针灸2人(3.4%)、防疫2人(3.4%)。从已故民族医药人员分析:平均寿命高于湘西自治州1979年男性平均期望寿命52.1岁,

这与民族医药人员们注重养生之道、法,如武术、气功等,以防身健体有关。

土家族医者对外科骨折有较高超的诊疗技术,这方面的从医者较多,从已故人中看,47.5%的专长是骨外科。土家医重视疾病防治,做到无病先防,如种痘预防天花,端午节吃雄黄酒防疱疮等。

## 第二节　土家医基础理论

### 一、土家医对人体结构与病因的认识

笔者采访了上至八旬的老药匠,下至20多岁的跟师学徒,他们对土家医都有一定的认识,有着丰富的实践经验。对人体结构有一定的了解,对病因有所认识,非常重视人与自然界的关系,重视人体的整体观。永顺县匀哈乡向家湘老医生曰:"一年有365天,人有365节(指人体的骨头关节),又人有365病,吃五谷生百病。"他们认为人和天地自然界有密切关系,人的健康和疾病与自然环境有一定影响。他们还知道患病与饮食有着密切的联系。

(一)对人体结构的认识

①认为人体是由骨头、关节、筋脉的连接构成的一个整体。②对人体的骨头命名有20余种,即脑盖骨、八卦骨、牙巴骨、下巴骨、手杆骨、童手骨、手指骨、巴掌骨、螺丝骨、脊梁骨、饭丝骨、盐铲骨、背架骨、箭头骨、排叉骨、大盐瓢瓜骨、大童子骨、斑骨、坐骨头、膝盖骨、脚巴掌骨、脚眼骨。③对关节的命名:肢体关节:倒拐子、手腕、大腿巴子、客膝老、脚弯子、夹子窝、羊子窝等。④对生命活动的认识:认为是以阴气阳气调和,才能维持生命。

(二)对病因的认识

①认为疾病的发生,很多都是由于季节与气候变化所致,如老鼠症在春季栽秧时发病。芒动症是在春末夏初芭茅开花时发病,桃花症在3～4月桃花开放时患病。②认为很多病由寒、火、风、气所致。如客膝老痛因寒气;小儿发热、一切疱疮、流痰都是因火而引起;小儿抽搐是有风在身。③疾病与饮食有关,如吃生冷不洁之物会屙痢,多吃干燥之食生火气,出现眼红、口起泡、大便硬、尿黄;吃腥辣之物使旧病即刻复发。如有慢性病者,不可吃骚羊肉、虾子、猪娘肉、雄鸡、鲤鱼等。④情志因素致病,如过度伤心怄气,表现为女子乳房胀痛、头昏目胀、卧床不起、饮食减退等。

⑤过度劳伤导致人体产生很多虚劳性疾病,使人体气血亏损,譬如压劳、咯劳、月家劳、色劳等都是由劳伤过度而引起。⑥外伤、毒蛇、虫、兽、所伤。⑦有的医者以唯心的方法来认识疾病,认为一切疾病的产生是邪气(指鬼神)缠身所致。人害病是命中注定的。还说:"药物只能治病而不能治命。"

## 二、三元之说

土家医将人体内脏概括为三个部分,即上、中、下三元。上元为天,中元为地,下元属水,藉以自然界的天、地、水来囊括人体的内脏和功能。

**上元:** 上元主要包括脑、心、肺,共居上天,统摄人体气血神志,为三元之首。

脑,居脑壳骨内,主神,为人体生命活动的统帅。土家医认为,人体的精神、意识、思维虽然为脑所主,但与气、血、精三者关系极为密切。气旺,血充,精盛则脑得以充养而精灵,于是人体生命活动旺盛而表现为神志清醒,精神振奋,反应敏捷,动作潇洒。反之,如果气少、血亏、精衰则脑失养,于是出现神衰、神躁、神乱、神闭、神昏、神亡等病理现象。

心,位于左胸排叉骨中间,主血,为人体气、血、精输布的中心枢纽。土家医通过长期的临床观察,把心主血的功能用吸筒原理予以阐述。他们认为,心像一个吸筒,心肌松弛,能把全身各地的气、血、精沿着筋脉吸到心腔,心肌紧缩,则把抽吸到心的气、血、精通过筋脉输送三元、十窍、肢节,从而使人体上下内外得到气血精的充养,而维持人体的正常功能。心主血的功能失常,主要表现为两个方面的病症,其一为血亏、气少、精衰,而出现面色苍白、爪甲无华、心悸、头晕目眩、倦怠乏力;其二为血气挡胸,而出现面口青紫,爪甲发乌、胸闷心痛。

肺,居胸两侧,主呼吸,为人体气体交换的总汇。土家医认为,肺像一个囊袋,上有喉管与口鼻相连,下有气管与心相通。当喉管张开,气管闭合时,则天气沿着鼻窍经喉管而进入到肺,当喉管闭合,气管张开时,则吸入的天气从肺沿气管注入于心,当气管、喉管均张开时,则把心气抽吸回的、经全身各处使用过的废气由心送到气管,经肺、喉管从鼻窍排出于体外。肺就是通过喉管与气管之间的不断更替开合,使体内外的气体得以交换不息。肺主呼吸的功能失常也表现为两个方面的病理变化:其一为气亏,如少气,动则喘息,精神萎靡,倦怠乏力;其二为气挡胸,而出现胸闷,气促,肚胀等一系列病证。

**中元:** 中元主要包括肚、肠、肝,共居腹内,为水谷出入之地,水精、谷精化生之处,像大地之长养万物,为三元供养之本。

肚,位于上腹,主饮食的受纳与消磨,为人体储藏食物的仓库。土家医认为,肚像一个磨子,上有一口,通过食管与口窍相通,下有一窍与肠相连。饮食物从口窍沿食管进入到肚,则肚张,张则转动,从而把食物磨成糊糊,由下窍进入于肠。肚内病变主要表现为食停肚(隔食),如腹胀,不思饮食,嗳气,打臭饱嗝。

肠,位于脐腹,主饮食物的变化,为人体食物变化的场所。土家医把肠的作用比喻为一个蒸酒缸,能把进入到肠的食物糊糊进行发酵,从而分出精微与糟粕两个部分,其精微部分上注于肝,糟粕部分下到肛窍而排出体外。肠病主要表现为腹泻,甚则完谷不化。

肝,居右排叉骨后方,主水精、谷精的生成,为人体营养物质的发源地。肝有上下两管,下管与肠相通,上管与筋脉相连。肠中的精微沿下肝管输送至肝,在肝的作用下,生成水精与谷精,通过上肝管进入筋脉,而入于心,从而源源不断地供给三元、十窍、筋脉、肢节各种所需的营养物质。肝病则人体所需的营养物质匮乏,于是出现面色萎黄、消瘦或虚肿、倦怠乏力等一系列病证。

**下元:** 下元包括腰子、尿脬、养儿肠或精脬,共居下元,有排泌余水之功,为人体孕精生成处,生命发生之根。

腰子,共二枚,位于双侧后排叉骨下方之前的板油内,主孕精的生成,为人体繁衍之本源。土家医认为,腰子亦有二个开口,并和管子相连。当腰子发育到一定的程度,就通过上管把血液中运送来的水精和谷精,经过一系列过程而变为孕精。若男女进行交合,孕精便由腰子输送到养儿肠或精脬,男精与女精结合便能有子。若腰子有病,孕精的生成发生障碍,就会产生不孕、腰痛等病证。

养儿肠和精脬,均位于少腹。男子的精脬,接受腰子输送的孕精,从而发生性感,排出体外。如果精脬有病,就会出现遗精、滑精、交合时不泄精等病变。女子的养儿肠,接受腰子输送的孕精,如果得与男子的孕精结合,便能有子,否则化为经水排出体外。养儿肠的病变,主要表现为滑胎、月经不调、摆白等。

尿脬,位于少腹,主尿,为人体排泌余水之地。土家医认为,肠有一管与尿脬相通,饮水中的精微部分上注于肝,多余的部分则沿着肠管输入尿脬,在尿脬的作用下,生成尿液,再从尿窍排出体外。尿脬有病,主要为排尿困难,表现为尿频、尿急、尿痛、尿闭和水肿。

三元是人体组织结构的最重要组成部分。人类借以活动的生命物质——气、血、精都是由三元中的内脏所产生,人体的各种生命现象均受三元的内脏所支配,人体的气血,经天、而地、至水循环往复并灌注于全身,以维持人体正常的生命活动。

### 三、疾病的诊断

土家族从医者,诊断疾病限于条件,无辅助设备。其诊治主要靠看、问、听、摸、药。

1. 看诊:看眼睛,白眼有蓝斑的有蟾虫病。白眼起红丝有火气。色黄有白丝的为肝胆有病,白眼珠上有波浪祥的白云为咯痨。若七孔出血的为红痧症。看耳后一筋(多用于小儿诊法),筋上有一个叉的为走花胎,筋上有一个像猴子样的东西凸起为走猴胎,筋上有一黑点为走鬼胎。又看妇女耳后一筋,红色火重、绿色内风重、黑色的阴内有脏物。看病人的精神好坏,而知病之轻重,察皮肤的色泽,而知是伤津还是伤气,望口舌的变化,而知脏腑的病理改变,望面部的颜色,而知全身的疾病。看小儿指纹、大小便、小儿指甲,如色白无华者亏血,红色者为劳病伤,妇女指甲壳紫色者为白带多,小儿指甲乌色者为走胎,色黄者为黄肿病(消化不良)。有的民族医诊断疾病光看十个手指,其方法是:大拇指为一年主病(男左、女右),第二拇指关节主上半年,掌指关节主下半年,其余四指分别主春、夏、秋、冬四季,每一指三节又分别主一季的 3 个月。有患病者,就根据是在某一季、某一月来诊某一指的颜色,纹理的变化,而知是患的何病。

2. 问诊:民族医者诊疾,首先问患者何时患病,因何而发病,其主要痛苦在何处,是否经他医诊治。问饮食、大小便。若病者病重不能语或小儿不会讲话,则由其家属代述。

3. 听诊:医者用耳朵直接贴于病者胸前或肚子上,听心脏的跳动节律快慢、强弱,听肚子里的响声。还有听患者的咯声,咯半声为虚劳,咯声浓者为新病,多因受凉而致。听外伤骨折,医者用一根短竹筒贴于患者伤处下端,用手敲击患处上端,听是否有骨折、脱臼。听患者的呻吟,如疼痛剧烈者呻吟重而频繁,慢性病呻吟有气无力、音微弱。有肚子痛者,听有无矢气,有矢气者为气滞胃肠病,病轻;不矢气,肚子不胀而痛者为某脏腑有病。

4. 摸诊:摸脉,人体有脉象分为五阴六阳之说,如妇人脉象一根线不乱跳为正常,如白带多则脉细深,又如脉象快而有间隙者可预测寿元脉(指能活多长时间),连诊三个早晨,可知生命长短。摸心跳的部位,心跳的轻重,如有不规则乱跳的为病重。心跳快的为火重。摸颈部,摸到罗汉掛珠(又叫九子疡),推之不动者难治,又如铁板疡推之不动者易治。摸外伤骨折,摸疱疮成脓否。摸皮肤凉热,手足低热为虚劳,若手足冰凉者为厥症难治。摸肚子软硬有无肿坨,如肚硬如鼓者为铁板症,肚子里起六七坨者为肚流。

5. 药诊:除以上几种诊法外,另有试探性诊断,某一个病症不典型,一时诊断不清,就用某一个相类症的药物进行治疗,药后病愈,就可诊断某种病。这样用某一病症的药物来试探性的治疗而后再确定是什么病症的方法,称为药诊。

### 四、疾病的命名与分类

(一)对疾病的命名,有一定的规律性

①根据患病的部位而命名。如疱疮长在耳后的为耳背,长在背后的为背花、背痈,长在虎口处的为手叉,长在肩上的叫担肩,流痰长在大腿下面的为吊肚,长在肚子上为肚流,附骨而长的为巴骨流痰。②从疾病的临床表现来命名的,有惊风类,走胎症候等。如惊风时双手双脚乱扒、口微动、眼睛不停的翻动为猴子惊,惊时双手扑动为飞蛾扑心惊,惊时像乌鸦叫为乌鸦惊。又如走胎,耳后一筋发有叉的为走花胎,有黑点的为走鬼胎,有肚子痛缩成一团的为团鱼围砂症。③根据动物,禽兽的形象命名,如下巴上长疮,为羊胡子疮,手指尖长疮为天蛇毒,又如螃蟹推沙,是肚子中起一坨像螃蟹一样乱爬。蛤蟆症表现肚子胀如蛤蟆,口吐白沫等。④以疾病的性质来命名,如腹胀硬为铁板症,小儿干瘦不食为走胎病。七孔出血为红痧症,肚子痛如刀绞为绞肠痧。⑤以病因来命名,由喝水或游泳呛着水的为水呛,由寒气入人体关节而致疼痛的为冷骨风,由痰湿而致的肿痛为流痰,由风而致的病有脐风,风湿,中风等。

(二)疾病的分类

土家医对疾病的分类不是按照中、西医的分症、分型、分科。而是按照症候的表现、病因、病情来分类的,大体分为十五类,共计 404 种,民间传说有七十二症、七十二风、七十二霉、七十二痨、七十二流、七十二疽、一百单八症、三十六惊等。经笔者初步调查，症候远远超过七十二症。永顺勺哈乡向老医生家中的手抄本中就录有七十七症。而流痰、风、霉、痨经初步调查又没有上述所讲的那么多，是一个大约的数据，不可拘泥。

1. 惊症：有三十六惊之说，惊症是疾病发展的重症阶段，其主要表现有神志模糊、抽搐不语、牙关紧闭、遗尿等。多见于小孩，有四十惊症，即白马玄蹄惊、扑地惊、木马惊、齐蛇惊、鱼惊、鸭惊、铁蛇钻心惊、落地惊、马杀惊、反惊、老鼠惊、心惊、路中伸腿惊、飞蛾扑心惊、泥鳅惊、盘蛇惊、虾子惊、蜘蛛惊、水马惊、弓惊、肚痛惊、天吊惊、克马惊、乌鸦惊、团鱼惊、上马惊、长蛇惊、看地惊、盘胀惊、缩阴惊、猴子惊、鲤鱼惊、拉蛇惊、蛇丝惊、热惊风、铁蛇盘肚惊、鹅子惊、盐老鼠惊、蚂蟥惊等。

2. 淋症类：淋症男女皆得，主症为腹痛小便闭塞，淋漓不尽，黄或白或红色，淋症分为6种，即热淋、血淋、火淋、痨淋、虚淋、下白淋。

3. 水病类：水病皆由水而致病，水病有七，即水肿、水呛、水臌胀、黄肿病、水呛黄、水溺等。

4. 气病类：此类被认为是由外感不正之气与人体的气相搏而发生，气病分14种，即气病、岔气、胃肠气、病气、冷气、忧气、气懒泡、腹胀气、寒气、湿气、风气、气肿、火气、膈气。

5. 风病类：是以风为主侵入人体而致的各种疾病，风病有37种，即头风、虚阳灌顶、羊角风、脐风、漆风、产后风、风蟧、风湿、中风、冷骨风、伤风、膝节风、惊风、猪婆风、热风湿、接骨风、锁喉风、滞气风、冷风、羊癫风、内节风、股锤风、走马风、钻骨风、火风、螺风、破骨风、鹰爪风、赶脚风、马夹风、扑地风、翻地风、喉风、眉毛风、摆头风、偏头风、皮风。

6. 劳病类：凡是由操劳过度而致的虚弱性疾病，都称劳病类。民间传说七十二劳，五劳七伤实为一虚数。病有19种，即色劳、压劳、咯劳、伤力劳、打劳、干溪劳、肺劳、挺伤劳、闭经劳、停经劳、干筋劳、饿劳、假月劳、崩劳、酒劳、水劳、鸭劳、饭塞劳、相思劳。

7. 流痰类：流痰是较难治的一类疾病，民间传说"十个流痰九个瘫"。流痰认为是由痰浊所致，也有七十二流之论，我们实际收集到20种，即：流痰、接骨流痰、背流、巴骨流痰、痨流、包袱流、走气流、瓜藤流、腿流、肚流、滴水流痰、胸腔流、排骨流、耳流、牙流、牙环、内流、奇流、吊痰、寒湿流。

8. 疡子类：疡子被认为是由风、寒、湿而致，疡子有8种：即普通疡、九子疡、瓜藤疡、罗汉挂珠、才夹疡、铁板疡、马蛉疡、上树疡。

9. 疽症类：疽症比疱疮重，有盘根错节之表现。也传说七十二疽，我们收集疽症有9种：即百会疽、膝眼疽（内外之分）、附脚疽、股疡疽、腹股疽、灰疽、满带疽、涌泉疽、腿疽。

10. 痫症类：其症突然昏倒，不省人事，口像畜牲叫，苏醒后如常人，痫症有五：即牛痫、马痫、羊痫、猪痫、狗痫。

11. 霉症类：霉症有9种，即落地霉、阴霉、湿霉、束泡霉、鸡屎霉、白头霉、喉霉、鼻孔霉、腰带霉。

12. 疱疮类：疱疮周身可长，有红肿热痛之主症。疱疮种类很多，仅笔者搜集到的就有62种：人头疮、癀、手痛、背花、小儿白口疮、大疱、鸡嗉疱、猴儿疱、耳环、鱼鳃、漏鳃、担肩、手搭、肚痛、水疔、火疔、辰疔、鼻疔、接骨疔、虎口疔、对口疔、老鼠抠粪门、羊胡子疮、脓脑疮、衙门疮、腰带疮、包袱疮、穿掌、节骨黄、封侯疔、耳骨、耳衬、牙环、手叉、手掌、脚掌、骨癀、银疔灌耳、胎毒、天蛇毒、泥鳅毒、座板疮、癞疮、诱虫疮、清水疮、邪门疮、偏口疮、天疮、干疮闹、锅盖疮、洗脸壳子疮、龙爪疮、白疮、火马疮、灌蚕耳、长蛾子、癣疮、长翳子、汗斑、蛇泡疮、鼻蚕疮等。

13. 妇女病：也就是观代医学的妇科疾病，妇女病有7种，即月经不对、血崩山、月家病、摆红、摆白、包衣不下症、阴痒症。

14. 蛇伤类：毒蛇咬伤，轻者伤口处肿痛，重者丧命，要及早治疗，毒蛇有鸡公蛇、眼镜蛇、烙铁头、格子花蛇、猪儿蛇、乱索蛇、银环蛇、金环蛇、青竹彪、土窝蛇等11种，皆可伤人。

15. 杂症类：不能按照上述十四类进行分类的都列入杂症类中，杂症包括现代医学的各科。杂症繁多，我们搜集的有153种：即疳积症、鸡窝症、红痧症、闷头霍乱、走人胎、走花胎、走猴胎、走鬼胎、走狗胎、鸡盲症、铁蛇盘肚症、老鼠钻心症、飞蛾症、克马症、白虫吃肝症、中满症、干霍乱、水霍乱、发痧、关门杀贼、打摆子症（三分症）、鹅子症、喉蚁症、心痛症、苦胆痛症、屙痢症、麻脚症、盐老鼠症、老鼠转筋症、泥锹滚沙症、蚂蚁症、泥鳅症、磨盘症、移心吊肚症、鲤鱼造塘症、飞蛾扑心症、懒蛇症、绞肠痧症、牯牛症、母猪症、哑巴症、团鱼围砂症、牛虻症、卷骨筋症、狗儿症、鲤鱼精症、白虎症、奔水症、吼病、停食症、关节错位症、断骨症、小儿四眼症、抽筋症、虚症、伤寒症、小伤寒症、穿腮、开弓症、撒手症、吊泡颈、出疾子、大伤寒、出麻子症、鸡窝瘟、干瘦病、吊茄子、鱼腥症、衔燕症、铜板症、天罗哄网症、结骨虎、骨头发火症、跳山症、天色兰、桃花症、芝动症、阴蛇症、马杀症、雷火症、腰子痛、锁喉症、蜜蜂症、白眼翻、喉症、上马症、翻痧症、长蛇症、珍珠症、母猪症、麻症、蝼蛄症、羊儿症、盐老鼠症、经离症、下马症、清鼻症、凤凰症、乌沙症、混脑症、吹艳症、挠挠症、挠虎症、摆头摆尾症、兔症、骡子症、浑身出血不止症、鹿症、蛇症、猛虎症、八蜡（水爬虫）症、地车子症、土虫症、九心症、蚕症、心症、脑心痛症、马喉症、斑鸠症、利刀方症、老石症、鸭子症、喜鹊症、鸿症、四脚蛇症、虫白子症、蜈蚣症、外出血症、出巡症、血涌心症、象症、猴症、猫儿症、老鼠症、老鸦症、鸡症、蝎子症、蝎虎症、蛐子症、鹿兰症、秋蝉症、蚊子症、鸡腿症、蜘蛛症、脚鱼症、金钱症、白衣包珠症、迷心症、筋骨痛症、闲脚症、血腥沫心症。

## 第三节　疾病的治疗及预防

### 一、治疗方法

土家医对疾病的治疗方法很多，民间疗法就有20余种，如民间的"封刀接骨"就是一种很好的治疗方法。它包括代医药的外科、骨科等治法，经验丰富、疗效满意。除此法外，还有用之较多的如推抹、烧灯火、艾灸等疗法，其次有拔火罐、採油火、翻背掐筋、放痧、挑背筋、麝针、扎瓦针、扑灰碗、种人痘、熏蒸法、蛋滚法等治疗方法。

### 二、对疾病的预防

民族医重视疾病的预防，如为了防止麻子（天花）的流行，医者将已患麻子的人身上之疹浆搜集起来，尔后接入正常人身体上，叫"种人痘"，达到制止病不再传给健康人的目的；在每年的大年初一用冷水冲红火子水吃，来年不泻肚子，不屙痢；三月初三（古历）用地米菜煮鸡蛋吃，不生疱疮，蛇不咬；五月端午节冲雄黄酒吃，一年身体健康，不生大病，又可防蛇咬伤；端午节后在屋门前挂一些菖蒲、艾叶、松柏可避邪气，防毒疫流行；婴儿生下三天，用数种祛风、除湿、解毒之药煎水洗澡（俗称洗三朝），洗后能长成人，一生中健

康吉利；亦有被大雨淋湿即煮一碗辣椒姜汤喝下，以防受寒；当地土家人民习惯上常备有几种名贵药材，如半节烂、四两麻、杜根、白三七等。作为急救用药，肚子痛嚼点四两麻、杜根吞下可止痛；咯喘吃点半节烂即可止咯；心里痛吃一点白三七可缓解痛，亦有经常用枇杷叶、花煎水当茶饮可防受凉后咯痰；热天时在屋前屋后的角落里、沟旁撒些雄黄、硫黄末以防蛇、虫伤。还有热天在厕所粪中放些桃树叶、黄荆条叶、防蛆虫孳生。在冬天用茄子蔸与辣椒树蔸煎水洗脚可防冻疮，长了冻疮用萝卜在火中烧热放冻疮处烫熨以防溃破。

## 第四节　土家族医药的传授方式与医德

### 一、传授方式

土家族药匠行医传授有三个途径，即祖传、跟师、自学。土家族无文字记载，以祖传为多，传授方式有几不传，即传子不传女、传内不传外、无道德者不传、没有良心者不传、贪钱财者不传、轻浮之人不传、粗糙之人不传。如有以上情况的人，就算是自己的儿子也不传授。传授以口述为主，有文化者可记录下来后再慢慢背记。有跟师的，师傅选用徒弟十分慎重，要忠厚诚实、事业心强，能吃苦耐劳、态度和蔼的人，方能收为徒弟。跟师时间一般是2～3年，也有更长些的；另有自学者，自己阅览古医书籍，有偶尔拜求一师的或偷学一部分，主要是在实践中摸索，总结提高诊疗技术。

### 二、土家医的医德

土家医给人治病，一般不收钱，治病是积德、做好事，只有专门以行医为业的人才收钱，但都不多取费。如龙山县次岩塘镇包谷坪村68岁的谢应全老医生说："行医要做到三德，一要不贪口福；二要不拿架子；三要不贪钱财"。行医不分贵贱，贫富，不管是病轻病重，都要尽自己的本领进行诊治。如遇到农忙时，可用调工的方法为病人诊治，一般只要有人请，随请随到，从不讲价钱，不管是白天，还是深夜，是下雪还是冰冻，一请便去，这些都是土家医共有的医德，所以土家医生在当地享有较高威望，人们称医生为"药匠"，是最可敬的人。

## 第五节 土家医对药物的认识

有医就有药,土家医对药物的认识是在漫长的岁月中同疾病做斗争而总结出来的,在中西医未传入土家山寨之前,土家药是土家人民防病治病的重要武器。为人民的健康发挥了巨大的作用。湘西多山多水,土质肥沃,是中草药生长的好地方,其药物资源丰富。药物不仅能满足本地区的需要,而且还有大量的民族药出口;土家族人民几乎人人可认识几种到数十种民族药,不仅认识,还能知道性味功能,一般小病可自己采药治疗。在调查中发现有民族药176种,搜集方剂160个,土家医的用药方法繁多,总的分为两大类:即内服和外用,内服又分水煎服、泡服、研末冲服、鲜药捣汁服,做丸吞服,拌食物服用等。外用有鲜药捣法外搽,捣烂外敷,有将药煎浓汁外搽,外洗、盆浴、坐浴,研末吹耳或鼻,有磨汁外涂,熬成膏药外贴,艾团烧灸,熏蒸等方法。土家医用药无严格的剂量控制,不用秤称,用三个指头抓一撮,根据药物种类,一撮量轻重,对有毒之品剂量掌握得很严格,如四两麻不过二钱、半节烂内服不过五分。民族药也分四气五味。四气:寒、热、温、凉。五味:香、甜、酸、苦、麻。对四气五味的鉴别用口尝、鼻闻,土家族流传着一些药物性味、功能的谚语:即"苦凉辣打麻起气、刺舌治嗽治伤力、酸糙治痞甜补脾,香药祛风是灵正,藤木空心定祛风,对枝对叶可祛红,叶上有刺则攻毒,性香定痛祛寒湿"。民族药的分类:大体分为十一类即解毒药、赶气药、利水药、赶火药、通药(又称泻药)、补养药、赶风湿药、怕药、和气药、隔稀药、蛇药等。土家医用药有一定的禁忌,民间有一谚语是:"草药十四反,草药龙盘反五茄;红藤反贯藤;细辛反金盘草;人仙不低乌头高;血竭又怕过山虎;山虎又被木通欺;要知草药十四反;细辛怕的般猫鱼。"服药后的饮食禁忌:有忌雄鸡、鲤鱼、骚羊肉、母猪肉、虾子、酸菜、蘑芋豆腐等,还要注意忌房事、忌冷水等。但不是每一种病都要忌,而是根据病情,医者要求忌哪几种就忌哪几种,用药的经验也各有不同,同一种药物有的是用于这种病,而有的是用于治疗那一种病,其经验繁多。总之,土家药是一个取之不完,用之不尽的宝藏。

通过初步调查发现,土家族民间有本民族的医和药。其特点是:有丰富的防病治病的实践经验,有有关自然哲学为基础的朴素理论。试析这些经验和理论,它有别于传统中医,也不同于现代西医,是具有浓厚的民族特色的、历史悠久的医学体系,也是祖国传统医药宝库中的一份珍贵遗产,由于土家族没有文字,有关医学理论和实践经验没有完整地、系统地记载下来,加之"文化大革命"的十年浩劫,使得许多医籍、手抄本、单验方集几乎毁于一旦,老药匠已故较多,土家族医药有濒于失传绝迹之危!这对整理研究土家族医药的起源和发展借鉴失去依据,只能从民间年逾古稀和耄耋之年的名老药匠临床经验中继承和整理工作入手,从中追溯土家族医学发展的轨迹,来拯救这份珍贵文化遗产。发掘、整理民族医药,对于丰富中医学宝库,提高民族医药学术水平,发展民族卫生事业,落实民族政策具有重要意义。

注:田华咏、李璞、秦汉尧、王芝秀,参与调查。

# 第二篇　田野调查

---
第二章
---

# 土家族医药田野调查研究

## 第一节　桑植县民族医药调查

### 一、概况

桑植县建制始于西汉,时称充县,属武陵郡,三国时属吴,分隶天门郡。西晋分充县入溇中,后分称临溪县(非今之临溪县,因其侧临溪水故名)。在南北朝时改天门郡为北衡洲,后并临澧溇中二县为崇义县。隋时仍为崇义,属澧阳郡(今澧县)。唐时并入慈利县,宋时置安福寨,元时置桑植安抚司,称溪司。明洪武四年设安福守御千户所,属慈利县九溪卫。清雍正七年(1729 年)桑植司改土归流,先为安福县,雍正十三年(1735 年)改置桑植县,属永顺府,民国初仍属永顺府,后改为永顺专署,1949 年 10 月桑植解放,次年 3 月成立桑植县人民政府,属永顺专署,1952 年 8 月改由湘西苗族自治州代管,1957 年隶属湘西土家族苗族自治州。

桑植县历史悠久,是一个多民族聚居的地方,全县总人口(据 1985 年统计),383 787 人,其中少数民族人口有 302 586 人,占全县总人口的 78.84%,其中土家族有 193 563 人,占总人数的 50.44%,占全县少数民族的 63.97%,白族 89 878 人,占 29.70%,苗族 17 861 人,占 5.90%,还有回族、侗族、满族、壮族、蒙古族、高山族、土族等 11 个民族,据《桑植县志》乾隆二十九年)卷之二记载"县民最杂,经由慈利拨归者曰民籍,归土司制者曰土籍、临卫所辖者曰军籍、苗曰苗籍、自外县迁移来者曰客籍等有五氏……"。县志证实该县是一个多民族居住之地。

桑植位于湘鄂边境,东与石门、慈利交界、南同大庸、永顺县接壤、西连龙山县、北邻湖北省的鹤峰、宣恩县。东经 109°40′~110°40′,北纬 29°40′~29°48′。县境东西长约 104 公里,南北宽约 57 公里,面积 3527 平方公里。境内山峦重叠,山脉多呈东北至西南走向,群山起伏,沟谷深幽,有林立的山岭 10 426 座,一般海拔 500~1000 米,最高的八大公山主峰斗蓬山,海拔 1890 米,最低的柳溪河,海拔 154 米,境内溪河密布,水流湍急,大小溪河 410 多条,全属澧水源流。

桑植气候温和,四季分明,属中亚热带山地季风湿润型,年平均气温 10.7℃,最冷月(1 月)平均 4.7℃;最热日(7 月)平均 27.5℃,极热最高 40.7℃,极低气温零下 10.2℃,无霜期年均 230 天,年平均日照 1297 小时,年均降雨量 1500 毫米左右。全县森林覆盖率为 34.8%,境内盛产药材,如五倍子、木瓜、黄连、杜仲、黄柏、天麻、白三七、半节烂(又称雪里见)、金银花、麝香等名贵药材。

全县辖 7 区 1 镇,47 个乡(其中 3 个乡级镇,7 个白族乡),552 个村,4155 个村民小组。

根据国家民委、国家卫生部 83(14)号文件及 1985 年湖南省卫生厅,省民委在我州召开的全省少数民族医药工作会议的有关指示精神,由湘西自治州民族医药研究所与桑植县卫生局组成一个民族医药联合调查组,对该县的民族医药人员,民族医药历史、现状、特色、特点进行了一次普查和线索性的调查,调查得到了县政府、科委、民委、药材公司和卫生局的大力支持,按预定计划完成了调查任务。

调查组一行 8 人(州民医所 3 人,县卫生局 5 人),历时 43 天,乘车 2890 公里,步行 1520 公里,走遍了全县的 46 个乡镇,为民族医药的搜集整理做出了努力。

## 二、调查任务

1. 民族医药人员的摸底登记。

2. 了解从解放以来已故的民医人员,填表登记。

3. 登门拜访有名望的老民族医,收集整理他们的诊疗特点、特色。

4. 宣传党和国家对民族医药有有关方针政策,鼓励民族医生发挥其特长,为广大群众的健康做贡献。

## 三、普查民族医的有关数据

1. 我们到了全县的 46 个乡镇,69 个机关单位,走访了 87 个自然村,下村拜访名老民族医生及有关人员 124 人(其中民族医 64 人,其他 60 人),召开大小座谈会 7 次,参加人员 40 人。通过普查统计,全县共有民族医 218 人,在普查中发现技术比较全面,又有一定文化,能谈出些土家医药理论来的 3 人。

2. 从 1949 年以来已故的民族医生 77 人,其中男 73 人,女 4 人;族别:土家族 48 人、白族 9 人、苗族 8 人、其他 17 人;从已故年龄分析,最高享年 89 岁、最低 38 岁,平均 70、35 岁;1949 年至 1970 年已故的 25 人,1971 年至 1980 年已故的 28 人,1981 年以后已故的 24 人,近十余年来已故的民族医名老医生最多,善长于内科杂症 20 人,封刀接骨 30 人,妇科 8 人,专治小儿科 12 人,推拿 7 人,从已故名老民族医医术的继承来看,一半左右的人没有把医术传给后代或徒弟,有的传了少部分就带入坟墓了,至此民医的后继人处于青黄不接的状况。

3. 从全县现有 218 名民族医分析:男性 210 人,占 96.3%,女性 8 人,占 3.7%。土家族 154 人,占 70.64%,白族 30 人,占 13.76%,苗族 10 人,占 4.59%,其他 24 人,占 11.01%;从年龄看,30 岁以下 4 人,占 1.83%,31~50 岁 71 人,占 32.57%,51~70 岁的 105 人,占 48.17%,71 岁以上的 39 人,占 17.89%;以文化程度看,初中以上的 41 人,占 18.81%,小学文化的 134 人,占 61.47%;从医形式,

集体的 26 人,占 11.93%,个体的 24 人,占 11.01%,乡村医生 61 人,占 27.98%;散在行医的 105 人,占 48.17%;从学医途径看,祖传的 71 人,占 32.57%,跟师 114 人,占 52.29%,自学的 33 人,占 15.14%;从行医年限看,9 年以下的 12 人,占 5.50%,10~19 年的 37 人,占 16.97%,20~29 年的 58 人,占 26.61%,30 年以上的 111 人,占 50.92%;从政治面貌看,中共党员 16 人,占 7.34%;分科,内科杂症 107 人,占 49.08%,外伤科 59 人,占 27.06%,妇科 17 人,占 7.80%,儿科 13 人,占 5.96%,推拿 14 人,占 6.42%,针灸 5 人,占 2.29%,眼科 3 人,占 1.37%。

## 四、民族医特色特点

这次调查发现,民族民间医生中蕴藏着宝贵的医药知识财富,他们中有的是世袭行医,有的是求拜高师所得,现将这次调查到的有关民族医历史及特色、特点分述如下:

(一)医药史简介

民族民间医生普遍认为医学的老祖宗是药王,他姓孙,叫孙公真人,传言道"药王本姓孙,正月十五寅时生"。笔者还发现有的老民族医家中供有药王菩萨,要常敬药王菩萨,治病才显灵。对药王的传说还有两段故事,其一:赤溪乡的王长运老医生(72 岁),土家族,他听其父说,"药王是一个人不是神,但医病百医百灵;药王的医术来源于实践,他对每一种药,不管是植物、动物或矿物、有毒无毒,都要亲口尝一尝才能掌握药物的性味、功能、主治,有一年的古历三月的一次,药王上山认药,见到一条千脚虫,便捡来打死吃了后,当时就被毒死了,观音下凡一看,原是老药王,全身发乌,断定是吃毒虫致死,于是就把药王拖到茶叶树下靠着,自己即刻升天,顿时雷公火闪,狂风暴雨,茶叶树上的水珠滴入药王口中,不久他就好了,现仍在民间流传着,茶叶可解药性,也可解毒,吃药不能饮茶,又千脚虫不能入药内服之说。其二:走马坪乡 71 岁的钟善炎说:"药王是个孝子,他娘眼瞎动不得,全靠他和哥哥抚养,凡给他娘吃的东西药王都要先尝,有一次他吃了蛇泡,中毒后倒在一棵茶树下,恰巧茶叶上的露水刚好滴进药王的嘴里,他吃了茶叶上的露水就苏醒过来了,从此药王就知道茶叶有解毒的功效"。以上这两个故事都是讲药王吃毒药后由茶叶的露水治好的,前者还带有神话,由此说明药物的性味、功能、有毒、无毒、都是从实践中而来的,是前人的

经验总结。

（二）对病因的认识

民间医生对病因的认识，没有系统化，但对发病的主要原因，都有所了解，在此根据各医生的论述，综合如下几点：

1. 乱吃东西或暴饮暴食，饱饿不匀，可引起屙痢、呕吐、心痛、肚子胀和黄肿病等。

2. 病久了易得赤气病（湿气病），长时期居住潮湿之地或雨水淋湿衣服而又未换，让其赤干，赤气病不易治疗。

3. 认为肺痨有传染性，如父母有这个病，其子女也必有此病。

4. 病从寒起。许多病都是先受凉后未及时治疗而变成它病，如咯、吼包病、屙肚子、伤寒病、头痛等。

5. 劳累过度而致病，如肩挑、背压过重得压劳、伤力劳等。

6. 男女同房不注意，可生各种劳病，如女的在月子里与男的同房必患月家劳，如坐小月（月经期）与男子同房，男子会得色痨病，俗话说："大月伤娘、小月伤郎"。如酒醉未醒同房会得酒色劳病，饭后即刻同房，会得饭色劳等。

7. 怄气、打架、夫妻不和等，可致忧气病，重者可成癫子。有的认为癫病是由高热、麻木、痔疮和胃病等四种原因所引起。

（三）对人体组织结构的认识

民族医生对人体的认识，基本上能掌握主要结构，如对关节，骨及人体内脏的名称大多与中、西医不同。骨头大体分为，即顶门骨（又叫头顶骨）、额门骨（额骨）、后脑骨（枕骨）、鼻梁杆骨（鼻软骨）、脸膀骨（颧骨）、眼眶骨、哈巴骨（上下颌骨）、颈上骨（颈椎）、饭丝骨（锁骨）、喉咙骨（甲状软骨）、胸门前骨（又叫胸脯骨、胸骨）、膀子骨（肱骨）、碎骨（胸骨）、手杆子骨（尺桡骨）、手五爪骨（手指骨、掌骨）、挑担骨（肩、胛峰）、排叉骨（肋骨）、龙节骨（脊椎骨）、软腰（腰椎）、屎胯骨（髋骨）、相思板骨（耻骨）、腿大骨（股骨）、鬼盖骨（膑骨）、盐铲骨（肩胛骨）、连二杆骨（胫腓骨）。关节分为，脚骨榫（髋关节）、例拐子榫（肘关节）、手腕榫（腕关节）、肩膀榫（肩关节）、牙巴骨榫（下颌关节）、客膝老榫（膝关节）、指母节（指关节）等七大榫。对人体内脏的认识有：独心窝（心脏）、独心（心脏）、肚儿（胃）、毛联（脾脏）、肝（生于右边）、苦胆（胆囊附着在肝上）、大、小肠、尿泡（膀胱）、小便（指阴道、阴茎）、懒

脬（阴囊）、儿肠（子宫）、汁包（乳房）等，又如有的将腋窝叫夹子窝，将腹股沟叫阳子窝。

（四）疾病的诊断方法

民间诊断疾病的方法甚多，但概括起来不外乎看、问、摸、听等四种，民族医多以看、问、摸为主要诊断方法。

1. 诊骨折脱臼：上洞街乡、上洞街村 59 岁的土家医向楚贤，诊治骨折，脱臼颇有声誉。他总结几十年的临床经验，对骨折有其独特的见解，总结出"手脚看方向、腰杆两个向、脑壳三个向"。意思是：骨折或脱臼的患者，只要看他的姿态就可诊断病情，如肩关节脱臼掌心朝后，叫铳，掌心朝前叫撒，手掌垂直向下叫胯，倒拐子（肘关节）脱臼的诊断以转腰，扶手，斜身的为倒拐子脱臼。看脚有两种形态。即"内八字"、"外八字"，内八字指胯骨撬外（髋关节脱臼），外八字指胯骨撬内，脚板榫脱臼患者，走平路不觉痛，走不平的路就要往下蹲。看腰杆脱臼有两个向，即撬内与撬外，撬内：腰杆只勾得伸不得；撬外：腰杆翻得而勾不得。看颈项脱臼有三个向，即勾、偏、直。勾：患者头不能伸向前，勾起的；偏：患者头向左或向右侧偏，不能抬平；直：患者头不能偏也不能勾，直伸着。

2. 诊蛇伤：蛇伤也以看为主，如官地坪镇的向强林医生，诊蛇伤以看部位为主，看全身肿胀程度与疼痛的性质，是什么蛇咬伤的能分辨出来，就连公蛇母蛇咬伤也能识别，向医生治蛇伤在当地很有名气。

3. 诊流痰：西联乡卫生院的向玉青，他认为流痰只有两类，即"寒流"和"炎流"。寒流不红不肿，肉是本色，疼痛部位深，起病慢，一般 1～3 年左右才形成，较难治；炎流有红、肿、高热、剧痛、发病快，在 1～3 天之内大发作，较易治。

4. 诊劳病：氽湖乡广田村 50 岁的钟以任医生说："童子劳是女儿家发育时月经不穿点（无月经），又干又瘦。月家劳是在月里同房所致，病人有咳嗽，不想吃东西，小肚子痛，干瘦。背筋劳，病人一年四季腰酸背痛，无月经、干瘦、咯、浑身无力。"

5. 诊癫痫：看病人虎口（分男左女右），将要发作时虎口上出现红、白、黑三种颜色，再结合看患者面色、看举动、听声音，可诊断癫痫发作与否。

6. 诊疱疮痒子：五道水乡的罗兰林医生讲，"皮肤凸起有红肿，边缘清楚，疼痛历害的为疱，并根据所生部位而起名，若长在妇女奶上的为奶痈，长在奶头上的为奶花，长在奶下穿后如菜花样的为奶寸，横长

在奶上的为奶绊,直长在奶上的为奶痒,直长在夹子窝(腋窝)的为痒子,横长在夹子窝的叫夹痒绊,长在指头上红肿疼痛的为天蛇头。长在手指关节上的为毛虫蛀节,长在指节中间的为黄膳连窝,长在虎口上的为虎叉,长在手指背上为手背花,长在手心的叫穿掌,用手搭背心处的地方长疱叫手达,长在耳下的叫抱耳风(又叫猴耳疱),长在颈项上的叫鸡嗉疱等。还有长在关节里面,以客膝老为多见,不红只肿,不活动不痛,动则疼痛难忍的是黄。"

7. 诊小儿病:以看面部颜色为主,脸上紫红色的是受凉伤风,必有发热、咳嗽等症状;脸上带暗黑色(带青色),眼珠带蓝色是肝胆病;脸上白色是寒气所浸或气血亏虚;脸上黄色是有风在身,可能会动风,亦有肚子膨胀;脸上红色必有火气,发热厉害。手摸额门有灼手感。

8. 指诊法:五道水乡的罗兰林医生介绍,在诊之前首先有三忌:①下水后未有恢复正常者不诊;②癫子发作时不诊;③吃酒未醒或剧烈运动后未平静者不诊。具体方法是:病人手自然伸平,不用力,手指呈半握状,医生用大指尖轻压患者的每一指甲壳的上端,压后马上松开,注意观察其血走向与快慢,用来诊断各种疾病,如血向近端走(向心走)是下半身有病;血向远端走(向下走),是上半身有病;压后若血不马上复原的是气血亏虚;如压后血很快从两端向中间复原的,为正常。首先确定是上半身或下半身或虚症后,再观察各手指的颜色,色分红、蓝、赤、白、黑等五种。五指各主人体内的一个脏腑,中指主心病,鸡公指(食指)主肝病,大拇指主毛联(脾)病,黄鼠狼(无名指)主肺病,小指主腰子(肾)。如各指出现红色为正常,既是有病也较轻微,蓝色多为血瘀病,白色为虚症,出现黑色多为死症。

9. 摸诊:(1)摸骨折,医生将患肢轻轻摇动,可听到有"咕咕"的响声,系骨头齐断,若听到"嗟嗟"的响声是粉碎性骨折。

(2)医生用鸡公指(食指)弹小儿肚子,若听到有鼓声是夹寒湿(为迎风隔饮病)。

(3)若小儿患病,医生将患者的手放在医生脸上,手指有灼热感的是伤风寒,十指冷的是有风(可预测有惊风发生)。

(五)疾病的分类方法

民间医生对疾病的分类命名大多以疾病的表现形象来命名的。也有按发病的原因或病性或部位来分类命名的。民间流传有七十二症、七十二流、七十二风、七十二霉、七十二劳、七十二疮、三十六惊风、五劳七伤和三百六十五病等。现在民族医生们仍采用以上分类方法对疾病进行分类施治,在这次调查中收集到民间民族医的分类方法有:

1. 劳病类:民间有七十二劳之说,认为劳病是一类多见病。治疗较难,在该县桑植搜集的劳病有三十种,即饭色劳、酒色劳、奔劳、奶劳、烟色劳、汗色劳、小月劳等。这七劳统称为色劳,是行房事不注意而男的得病,又如月家劳(又分月初劳、月中劳、满月劳)。干经劳、背经劳、干咳劳、转节劳,这七劳是女子行房事时不注意而得病。另还有童子劳、水疱劳、倒经劳、传户劳、饿劳、压劳、板劳、坐劳、气色劳、咯劳、肺劳、志劳、思劳、忧劳、心劳和疲劳等。

2. 疱疮类:分疱疮、疽、瘰、疔、劳、癀、痒子、花与霉等类,每一类又分若干小病,如疱,有猴耳疱、峰窝疱、牙疱等。

3. 流痰类:民族民间医生对流痰的分类较多,有七十二流之说,我们收集到的有十种流,即:火流、冷气流、疡气流、巴骨流、走气流、青皮流、转骨流、多骨流、木马流、寒流等。

4. 妇女病类:妇女病比较复杂,又较难治,尤其是在偏僻山区,人们受几千年来的传统观念的影响,妇女有病怕治疗,往往拖到十分严重时才找医生诊治,有的会丧失生命。妇女病归纳起来有十六种,即,崩红、崩白、崩黑、吊茄子、盘肠生、血气病、小月不对、不孕、阴冷症、坐小月肚子痛、街门疮、裂气症、包衣不下、产后风、月家劳等。

5. 内科杂症:民族民间医生把一些不便于按上述方法分类的都列为内科杂症之中,如中板症、水臌症、霍乱症、吼病、鸡窝症、麻脚症、血崩症、红痧症、骨节痛症、白虎症、走胎症、羊毛症、绞肠痧症、缩阴症等14种。

6. 癫痫类:分有羊癫、猪癫、蛇癫、阴癫等四种。

7. 眼科类:眼疔、风眼、火眼、白鹤托白云、胬肉盘疔、翻白看人等6种。

(六)对药物的认识

民族药是一个伟大的宝库,取之不尽,用之不竭。种类繁多,随手可采之。有的名老民族医生可识别近千种民族药,并能知道其性味、功能、主治。民族医大多认为白三七是药中之王,什么病都可以治,还有半节烂、四两麻、杜根等也是重要药物。有的医生将伤药编了几句歌诀：

打得稀巴烂，离不开地罗汉，

打得一把渣，离不开海金沙，

打得地下困，离不开五虎进，

打得地下爬，离不开八两麻。

民族医用药大同小异。①跌打损伤、封刀接骨的药一般有地雷、打不死、大救架、五爪龙、梧桐树皮、八两麻、接骨木、润筋草、烂泥巴、线鸡尾、地枇杷根、麻兰草、散血草等；②妇科药一般有：大血藤、小血藤、花血藤、香血藤、白血藤、鸡冠花、籽上叶、女儿红、牛膝、臭牡丹、月月红、倒生根等。根据不同病症而灵活选用，可取得满意的效果；③疱疮药一般用三步跳、五爪龙、罐头尖、散血草、葫芦根、六月凉、苦麻草、鸡屎藤、九里光、爬山虎、九龙胆、蜂窝壳等；④流痰可选用，七炉蜂草、乌苋、七叶一枝花、野葡萄根、麻苋、钻岩筋、八枯草等。

**（七）用药禁忌**

民族医在诊病处方后，都要属咐病人在吃药时注意忌：①忌吃魔芋豆腐；②忌吃蘘荷；③忌吃猪娘肉、猪牯子肉；④忌吃五爪（狗肉）团爪（马肉）；⑤忌吃坛子里的酸菜；⑥忌吃生水、身体不能沾冷水；⑦大病忌房事；⑧忌吃雄鸡鲤鱼，以上忌口，不是每种病都忌，而是遵医嘱。

**（八）医德**

民族医生大多都有高尚的医德医风，为人民防病治病，有的不收钱或少收钱。如走马平乡 71 岁的老民族医钟善炎，人称"舍药郎中"。一年治疗几百人次，凡是用民族药治病的从不收钱，他说："病家待他差，他就搞人家一手，这号人是缺德。我只要知道人家断了骨头，就要赶去给人家治。"上洞街乡何楚贤（土家族）医生，他治病一年有近 3000 的药费不收钱，他有一套诊治骨折、脱臼的好本领，他不传两个儿子，只传两个女儿。他说："儿子有贪财的思想，又酗酒，不可教。"可见向医生的医德是多么的高尚。再如麦地坪乡刘金德医生说："医生行医首先要精通医道，通晓药理，如用药不准就像暗刀杀人一样，治病要认真，不要贪财"。像这样好的医德医风。在民族医生中是比较常见的，也是值得我们学习的。

**五、调查分析**

（1）从我们调查的已故 77 名医生分析，在最近 10 余年来去世的比较多，其中一部分已将其医术传给子

孙后代或徒弟，而另有一部分则失传了。其原因有几点：①对民族医的重视不够，少有人过问，传了不起多大作用。②对民族医的医术没有人整理，现在只重视现代医学，所以没有人愿学，就是学了以后，国家也不承认学历，无职称，报酬也低；③也有个别医生保守不传；④有些愿传但找不到合适的徒弟。

（2）从健在的民族医分析：在 30 岁以下的极少，绝大多数在 50～70 岁，还有 90 多岁的名老医生，如不采取强有力的措施拯救民族医药这一宝贵遗产，将会有失传之虞。

（3）现有在国家或集体单位从医的民族医药人员，大多数改为他业；有些民族医认为要自己上山采药，收费又低，不能完成看病收费任务。只好改用西医治疗手段了。

民族医药联合调查组人员：

桑植县卫生局：彭延辉、夏明庆、刘英、甄应福

桑植县林业局：廖博儒

州民族医药研究所：潘永华、彭志星、吴金山

# 第二节 保靖县民族医药调查

**一、概况**

保靖县位于湖南省的西部，湘西土家族苗族自治州中部，东邻古丈，南接吉首、花垣、西连四川省，北与龙山、永顺为界。地处东经 109°10′至 109°50′之间，北纬 28°24′分到至 28°25′，东西长约 63 公里，南北宽约 5～6 公里，面积 1752.33 平方公里，全县辖 25 个乡镇，515 301 户，总人口 235 536 人，其中土家族 123 796 人，苗族 51 934 人，瑶族 1282 人，回族 64 人，壮族 15 人，满族 2 人，该县是一个以土家族为主的多民族聚居县。

保靖县在商周以前为禹贡荆州之域，唐、虞、夏、商、周为荒服、春秋为楚，秦为黔中郡，汉改为武陵郡，始置迁陵县，在五代时改为保静州，元代又称保靖州，雍正七年（1729 年）置保靖县，属永顺府。民国时保靖县属湖南省第八行政督察区，专员公署设永顺县。1949 年 11 月解放后，属永顺专区，1952 年 8 月属湘西苗族自治州，1957 年 9 月属湘西土家族苗族自治州。

保靖县位居武陵山支脉，四面环山，群山起伏，最大山脉为白云山，主峰白云寺海拔 1320.5 米，平均海

拔 900 米,最低点海拔 200.5 米。该县属于亚热带气候,最高温度摄氏 39.3℃,最低气温摄氏 −12.1℃,平均气温为摄氏 16.3℃,每年 4 月中旬进入雨季,7～9 月为旱季,雨量充沛(年平均降雨量为 1378.9 毫米)无霜期长(年平均为 285 天),严寒期短,日照长(年平均为 1300 多个小时)。

## 二、土家族医药史

保靖县土家族、苗族民间医药历史悠久,随着社会的不断发展,民族医药也随着推向前进。民族医药有其独特的理论体系,有其丰富的实践经验,是我国医学宝库中奇葩之一。在探讨民族医药起源的过程中,社会上有几种不同的认识,其一是土家族苗族在漫长的历史长河中与疾病做斗争,创造了自己的医和药;其二是世袭祖传或跟师学习使民族医药流传至今;其三是由外来人的传授经民族地方化而形成民族医药。三者各有其理,由于土家族、苗族只有语言而缺乏文字记载,这给研究民族医药的历史带来了一定困难。关于民族医药的起源,笔者偏向于前两种说法,其理由是,据保靖县(1983 年)卫生志记载"保靖县在晚清年间,边缘山区无中医中药……"而西医这一洋药是在民国十七年间美国天主教的传入,由传教士带进保靖县的,当时只有简单的几种西药。中医的传入也不过近 200 年的时间。可见在中医、西医传入之前,土家族、苗族等民族人民的生息繁衍,防病治病,就有本民族的医和药,这是无可置疑的。县志中(乾隆年间)记载"流传于本县之民族医药,源远流长,自清至民国,为本县乡村人民疗病治伤之唯一独特医药,至今在农村,特别是边远地区仍有很大影响"。这证实民族医药不是一草一方,而是有本民族的医药理论体系,有待于发掘整理。在土家族、苗族医药中也有用求神拜佛、画水念咒来治病消灾的,但只是极少数,而绝大多数人是不信神的。县志中亦有记述如《祭永顺保靖七兵文篇》曰"以祭病物故于此则岂非命耶,呜手伤哉! 人孰无没,岂必穷乡异域能死人乎? 令人不出户庭……"这段要文给予乞求鬼神来治病的人是一个有力的批驳。当患了温疫性疾病不去求医用药而去祭神祭鬼,那一定会死于非命。这充分说明民族医生们历来不相信求神拜佛能消除疾病。

## 三、土家族医药现状

根据中央卫生部、国家民委及省、州政府对民族

医药的有关指示精神,湘西自治州民族医药研究所从 1985 年起,开展了对民族医药的收集整理工作,1986 年继续进行此项工作。5 月 5 日至 5 月 27 日,由该所组成了一个民族医药调查小姐,一行 5 人,前往保靖县进行民族医药的实地调查。通过召开座谈会,个别登门拜访名老医生,查阅有关历史资料(县志、卫生志)等,在比较短的时间内完成三大任务:①对该县民族医药人员的普查,登记造册;②登门拜访有名望的民族老医生;抓特点特色;③对该县从解放以来已故的民族医药人员登记。笔者走访了全县的 25 个乡镇,到了 40 个村,20 多个机关单位,共接触拜访了与民族医药有关的人员 68 人,其他人员 1 人,召开大小座谈会 5 次,参加人员 28 人次,在拜访的老民族医生中有 12 个可以书写个案材料。另外调查到从解放以来已故的民间医药人员 55 人,这些已故的民族医药人员都是当地一代名医。

经过调查,全县有民族医药人员 161 人,其中土家族 89 人,占 55.28%,苗族 44 人,占 27.33%,其他 28 人,占 17.39%;从性别上看,男性 160 人,占 99.38%,女性 1 人,占 0.62%;从文化结构上分析,初中以上的(包括已晋升为中级医务人员、高中学历者),31 人,占 19.26%,小学文化 100 人、占 62%,文盲 30 人,占 18.63%;从医单位性质,国家的 2 人,占 1.24%,集体 30 人,占 18.63%,个体开业的 5 人,占 3.11%,乡村医生 41 人,占 25.47%,散在行医的 83 人,占 51.55%;行医年限,9 年以下的有 10 人,占 6.21%,10～19 的 39 人,占 24.22%。医学知识源流,跟师的 54 人,占 33.54%,自学的 29 人,占 18.01%。从民族医的年龄上分析,30 岁以下的没有,31 岁至 50 岁的 69 人,占 42.86%,51 岁至 70 岁的 73 人,占 45.34%,71 岁以上的 19 人,占 11.8%;从行医专长来看,内科 65 人,占 40.37%,外科骨伤科 57 人,占 35.4%,小儿科有 15 人,占 9.32%,妇科的 8 人,占 4.97%,推抹 9 人,占 5.59%,蛇医 7 人,占 4.35%;在 161 人中有中共党员 13 人,占 8.07%。

从以上所得数据来分析,土家族医生有 89 人,占 55.28%,看来这个县民族医药人员的组成,是以土家族为主的,其次是苗族医有 44 人,占 27.33%,根据文化程度看,文化普遍偏低,这是由于社会环境的影响,在 161 人中,只有小学文化程度占 62.11%,还有一字不识的文盲占 18.63%,由于文化低,导致民族医药的发展缓慢,几乎停滞不前;行医性质方面,国家和集

体单位的只占 18.63%,还有 81.37% 的民族医分布于乡村个体或散在行医,都是亦农亦医,社会地位低下,无经济收入,有一部分民族医不愿把自己的医术传送给自己的儿子,这是民族医药目前存在的实际问题;从行医年限讲,大多是行医 20 年至 30 年以上,还有行医 60 余年的,其临床经验极其丰富;学医途径,以祖传的为最多,占 48.45%,跟师的次之,占 33.54%,有家庭世袭祖传十余代行医的,祖传的一般不轻易传给别人,多传自己的儿子或女婿。跟师,师付选择徒弟也有一套规定,有几不传,也有一少部分是自学的,自钻古医书或有时偶尔求拜一师的;从民族医生的年龄上分析,大都是年岁偏高,有些已是古稀耄耋之人,51 至 70 岁的最多,占 45.34%,还有 71 岁以上的占 11.8%。现在年轻的民族医生很少,年龄在 30 岁以下的没有,这对民族医药的继承发展很不利,后继乏人严重;行医专长,内科的占 40.33%,骨科外科占 35.4%,民族医生最擅长于治疗内科杂症,外科封刀接骨、流痰、疱疮等,也有专长于小儿科、推抹、妇科、蛇伤等,各有专长。民族医生是活跃在农村山寨的一支防病治病的重要力量。除此之外还有晓得几方几药,能防治几种常见病的,就不胜枚举了。

## 四、土家族医药基本理论

经 20 余天对保靖县民族医药的初步调查,笔者认为民族医药的前景是可观的,有其浓厚的民族医药色彩,它不同于中医,更不同于西医,有一套诊疗疾病的理论和方法,如对病因的认识,对人体解剖结构的认识,对疾病的诊断,治疗用药及其预防,都有比较全面的认识。现将所搜集到的民族医药的主要特点介绍如下:

1. 对病因的认识

(1)认为人体得病主要因素是四季气候变化,人体不能适应,由寒火湿热而产生各种疾病,例如假湿气病,由寒热不均而导致。

(2)由吃东西而引起,如吃不洁之物引起屙、呕、肚子痛。

(3)连脚(又叫温病),是接触温毒之气,有传播性。

(4)人体内本身的变化失常,如男女阴阳不正常(房事过度)导致血脉不过关,而产生房劳、疔疮、疱、疖。

(5)外伤、虫蛇、蜈蚣咬伤、蜂刺伤等。

2. 对人体生理、解剖结构的认识

(1)在生理上小儿满月后开始吃米糊或吃东西时叫"真变",32 天为一真,72 天为一变,至 1 岁为止,这个阶段小儿兴闹一些,这时有点小病为正常现象,小儿发点热叫发长热,不必治疗。

(2)土家族医对人体结构的认识,不像西医分得那么细,如比耳乡他不村的覃兴隆医生(土家族)对人体主要骨头的命名有:头面骨(额骨)、头盖骨(头顶骨)、后骨又叫窝骨(枕骨)、阴骨阳骨(左为阴骨右为阳骨(两骨))、心肺骨(左为心右为肺指两颊骨)、下口骨(下颌骨)、耳后骨(乳突)、喉骨(甲状软骨)、鼻梁骨(鼻骨)、颈骨(第七颈椎)、肩膀骨(肩胛峰)、饭丝骨又叫胸膛骨(锁骨)、胸骨(胸前肋骨)、胸肋骨(腋下肋骨)、背骨(背后肋骨)、背中骨(脊椎骨)、腰骨(腰椎骨)、屁眼骨(髋骨)、秋骨又叫筒骨(肱骨)、手下肢两节骨(尺桡骨)、掌前骨又叫包包骨(尺、桡骨茎突)、关节骨(指上肢的肩、肘、腕、指关节)、腿大筒子骨又叫腿大骨(股骨)、盖盖骨(膑骨)、独骨又叫分穷骨(胫腓骨)、脚包包骨(内、外踝)、五趾骨(脚趾骨)。关节有猫儿关节(膝关节)、大关节(髋关节)、肌肉丰满的地方叫富裕肌肉,关八挂骨(包括整个头部的骨头)、别节骨(肋骨)、屁膛骨(髋骨)、尾根骨(尾骨)、腿眼骨(内外踝)。又如野竹乡卫生院的梁先文医生介绍,对人体骨头的命名又有不同,颅盖骨(顶骨)、头顶骨(顶骨)、后脑壳骨(枕骨)、额眉头骨(眉骨)、上下巴骨(上颌骨)、下巴骨(下颌骨)、下腮骨(下颌关节处)、牙巴骨(牙根骨)、撮瓢骨(肩胛骨)、换丝骨(锁骨)、手大小转各骨(肩肘、腕关节的骨头交接处)、肋巴骨(肋骨)、背节骨(脊椎骨)、正瓢骨(髋骨)、胯骨(髋关节)、尾根子骨(骶骨)、脚大小转各骨(髋、膝、踝关节的骨头交接处)、穷骨(腓骨)、脚大小筒子骨(股骨、胫腓骨)、螺丝骨(内外踝)、手掌骨(掌骨)、脚掌骨(掌骨)、脚趾头骨(趾骨)等。两腋下的筋叫膈筋,肚子两边的筋叫肚杠筋。有人将人体分为三关,即胃关主管食物,肛关主管排泄,喉关主管气的呼吸。还将人体的肚子(腹部),分为二肚即上肚子,下肚子,从肚脐以上为上肚子,以下为下肚子。人体内以五脏六腑为主,由气、血、脉、筋膜所连。

3. 对疾病的诊断

土家族医生对疾病的诊断方法很多,但总括起来有看、问、摸、听,现分述如下:

（1）看：看面五官

看眼睛：眼睛黄、起血丝，为急性肝病；慢性肝炎眼珠带黄绿色；小儿流眼泪，鼻涕，耳垂是冷的，发热，为小儿出麻麻（麻疹）；眼球向上翻为惊风。

看耳朵：耳朵黄而干枯的是骇着。耳朵后一筋明显的为走胎病。

看鼻子：小儿鼻扇动，为肺上有病、病重。

看头发：头发发叉，发黄，在妇女为停经、体虚；在小儿为八卦骨没有生齐，蛔虫病，积食病。

看嘴巴：包括舌质、舌苔、口唇。

舌头上有一层白衣的为伤寒（寒气入内）。

舌尖带红色嫩肉的为心里痛，多为心胃之火。

舌根下面两根筋带紫色的是霍乱症。

舌头不自主的向外伸必有惊风。

舌头上有一层黏涎膏，是胃家不开，不食。

舌下两筋中间变黄色的是不消化、六腑有火。

唇皮紫而有瘀点的，是腰子（肾）有病，多为火重，又为惊风先兆。

看手指：看小儿指关节掌侧面指关节处，见亮黄色多为停食，夹食（疳积），用针刺破后有淡黄色浆液渗出。

看外科病：如瘤、疱、疮、疔、癀、背花、痒子等是否溃脓。通过看诊基本上可以诊断一些外科疾病。

又如马王乡客家村 68 岁的土家族医生田仁恩讲，诊病以看为主，看脸色，黄为有虫、红色为肚子痛、黑色病在腰子、白色病在肺。再如复兴镇复兴村的张家兵（土家族）医生诊病以看人体的气为主，他将气分为四种，即紧、松、平、稳，认为气紧是伤了肺，气松是伤及皮肤；气不平为发高热；如没有高热，气一般是平的，气稳是患病后气没有多大变化，这种病病情比较轻。人在得病后看他赶不赶水，若不赶水病在皮肤，赶水病在里，说明有火在心里。看小儿大小便，小便黄，为小肠有火，小便清色则无火；屙膏陈，大肠有火，大便硬、难屙为里火。

看面目色泽：分红、黄、蓝、白、黑五种色泽，红色皮火重、黄色病在肝上。

白色：走血走气（亏气血），多为几种病夹杂在一起，其病难治。

黑色：五脏六腑皆有火。

看诊内容繁多，土家医生们各有其看诊的具体方法，以上仅举几点用以说明之。

（2）问诊：土家族医生治病，除看诊外也常采取询问病人来了解病情，通过几方面的资料综合而后就能诊断出病名。每接触一个病人都要问起病的原因，时间的长短，主要是哪里不舒服，如有疼痛，问疼痛的程度，问饮食的好坏，问大小便。在问诊时见到危重病或小儿不能语者，问其家属朋友。

（3）摸诊（包括拿脉）

摸脉：土家族医生们拿脉的方法很多，有些与中医有相类似之处，也有的与中医的切脉部位、方法不同，如菠箕乡卫生院的彭金元医生介绍，人在得病时出现四种脉象，即鸡啄米脉、长水脉、屋漏雨脉、蛇缠身脉，这四脉一出现病人就难治了。还有梅花乡花井村的向天明医生诊脉法与众不同，他独具一格，将人体脉象按照十二地支去拿脉，即子时拿舌根脉，丑时拿眼睛皮脉，午时拿右手腕关节脉，戌时拿乳根下脉，未时拿内关脉，寅时拿太阳穴脉，辰时拿后脑壳脉，己时拿虎口脉，申时拿膝弯窝脉，酉时拿脚背脉，戊时拿内踝脉，卯时拿大拇指尖脉，亥时拿脚虎口脉。按照十二个时辰来拿哪一部位的脉象，用以确诊病情，但对每一个时辰所拿脉的形态，主什么病有待更进一步的探讨。

摸骨折：土家族医生对诊断骨折经验非常丰富，医生只要用双手细心地触摸一下，基本上可以诊断有无骨折。

摸疱疮：摸疱疮成脓与否，是否有盘根错节，摸无发热。

摸肚子（腹部）：肚子有无肿坨，有无肿胀，肚子中间摸到有坨多为虫积。

（4）听诊：听诊也是诊病不可缺少的一个环节，如听患者放气（呼吸）的紧松，放气紧多为发热，里面有热，放气松为肺虚，无力为大病后期。

听小儿吼包，放气（呼气）有吼声，出气与吸气时带有"吼呵"的声音，为小儿吼病发作。

小儿咳半声为喉管有毛病。

听到小儿晚上磨牙齿，多为肚中有虫。

4. 疾病的分类

土家医对疾病的分类方法较多，有按疾病的症状表现分类的，如七十二症；有按惊风来分的如三十六惊风；有按外科疱、疮、流分类的，如七十二流，七十二疽；有按病因分类的，如七十二风；有按痧症分类的，七十二痧症；还有按照内科杂症分类的一百单八症等。

马王乡客家村的土家族医生田仁好，他将疔与癀的分类如下,他认为癀多生于四大节(指大关节),逢节生疔,疱疮多生于闲肉上(肌肉丰满的地方)。癀分为两类,即白癀,初起本色肉,里而痛,时间长,成脓后才疼痛得厉害;红癀,初起有寒战发热,局部肿痛,凸起来,他还将疔分为四种,即水疔、火疔、皮疔、飞疔。

症状表现:

水疔:生于脚以下,起黄泡泡,痒痛,穿后流清水,若不治疗,起多宽一块泡,就要烂多大一个坑。

火疔:表现起泡,泡是乌黑色,疼痛像火一样的烧灼难忍,坐立不安,初期有寒战,不吃东西。

皮疔:表现起泡,泡上有一层像冬瓜皮熟后的一层灰带乌黑色,疼痛,全身不适。

飞疔:表现起一个个大疙瘩,大者有拇指大,疔的周围乌坨,疼甚,外面长一个,内里长九个,伴有心慌、乱跳、手脚骚动,一但生飞疔就倒床不起,不及时治疗就会死亡,在死之前七孔出血,有传播性。

土家族医生们将一些不能分门别类的,皆列在杂症之中,如大子吃小子(睾丸炎)、移疔移法(角膜炎)、月家病、停经鬼胎、蚁病、癫狗咬伤、缩阴缩阳症、阴箭伤等。

5. 疾病预防

土家族医生们不但能对各种疾病进行诊治,而且有一套预防病的具体方法,如《保靖县志》卷1至卷2,《风俗篇》曰:"端午节,家家皆衷角插蒲艾,饮雄黄酒。"这说明土家族人民早就有预防思想了。从现在来分析,菖蒲,艾叶有预防流感、流脑的作用,雄黄酒可以解毒,现仍然流传使用。也有用毛耳苑、雄黄放入水缸里防烧热病(流感),在行远路之前吃点大蒜雄黄酒,可防呕吐、屙稀,另外用老鼠刺、鸡屎藤、毛耳苑、路边黄煎水当茶饮,预防温病(流感),在古历的3月份用松柏树枝,在家熏屋,不得邪气(指有传染性的疾病)。这些预防措施至今仍在土家族民间广泛运用。另有一种迷信的预防法,即出门防三鬼法(烧火鬼、绕山鬼、撞老壳鬼)。方法是把蛇皮、狗脚爪、花蜘蛛包在一起,睡觉时放在枕头下面可防三鬼。

## 五、民族医药形成和发展

民族医药从古至今为我国少数民族地区防病治病起到了巨大的作用,他是中医学文化遗产之一,在历史的长河中川流不息。几千年来人类各民族的生息繁衍,不能没有医药,这是事物发展的客观规律。

在中医、西医未传入保靖县之时,当地各民族人民是怎样战胜一切病魔的,显然是民族医药起作用的。据县志记载,中医进入保靖县约200年,而西医只有几十年的历史。就是在今天中医、西医相当发达之时,民族医药仍然在少数民族地区,特别是边远山区流传运用。如县卫生局的石医生讲"我患过伤寒(伤寒杆菌所致的伤寒),曾两次骨折,都是民族医药治愈的"。还有马王乡客寨村一患者得了腹部肿块,曾经在县人民医院住院治疗无效,等待死亡,病人被抬回家,找田仁义求治,田医生细心诊断病情后,使用推抹加十三付民族药治疗半个月,病人痊愈。像这样的例子屡见不鲜。民间还运用推抹、拔罐、烧灸、熏蒸……多种有效的治疗方法为人民消除疾病。民族医药是人们防病治病不可缺少的武器。在人们的日常生活中占有重要的地位。

## 六、民族医目前存在的几点问题

(1)民族医生经济收入偏低,都是抽时间业余行医。

(2)社会地位低,无文凭学历,民族医在国家和集体单位的,基本上都改为他业。

(3)为民族医药的存亡担忧,民族医药人员大多年龄已高,再不采取有力措施,民族医有绝迹之危险。有的医生讲"我祖传几代的民族医在我下一代将要断送,深为惋惜"。

(4)民族医在民间行医顾虑重重,没有执照不能大胆行医,受到各方面的限制,一但出了点医疗差错,要追究责任,谁担当得起,不如不治,免得惹麻烦。

## 七、结束语

从本次调查的内容上分类,民族医药是大有潜力可挖,民间蕴藏着很多宝贵的医学遗产,有待于搜集整理。民族医药不是偶然形成,也不是凭空想像的,而是千百年来各个民族人民与疾病做斗争中不断总结出来的。由于土家族只有语言,没有文字,古书记载这方面的资料很少,这给研究土家族的医药带来了很大的困难,无借鉴之处,我们可以从文物历史方面去考证,从古书上去寻求民族医药的东西,更重要的是听老医生的口述和手抄本中找根源。民族医药广泛流传于民间,需要我们花大力气,做大量的调查研究工作,全面的搜集归纳,而后上升成理论性的东西。使民族医药永放光彩。

由于水平有限,搜集很不全面,只是一个线索性的调查,难免有缺点错误。此次调查仅如泰山一壤,苍海一滴,渴望同道斧正。

参加本次调查的有唐永佳、彭志星、李璞、潘永华、吴金山同志。

# 第三节　古丈县民族医药调查

## 一、基本概况

在州民族医药研究所领导的安排下,派出 5 名同志前往古丈县进行民族医药线索调查的扫尾工作。古丈县卫生局由于人员紧张,抽出一名队长参加我们一起调查。调查组共 6 人,分成 3 组,对该县 8 个乡镇进行了深入实际的调查工作。历时 11 天,基本上完成调查任务。调查到的主要内容如下:

8 月 1 日起程,2 日在县档案局查阅了一天的《古丈坪厅志》,有一些收获。如《古丈坪厅志》卷十一药材记述(光绪·丁未年):“古丈坪厅药材之类,所以卫生而除疾,其品颇繁,不可以混于木竹谈,特志之。”列出药物 32 种,如冻绿皮、管仲、马蹄草、艾蒿、角梧、串骨草、萝卜等 32 种药物。又如《厅志》第九卷讲,土族者民族之最古者民籍,之视他籍自等;土著之民土籍之视民籍尤土著之土著也,其言语,风俗与民籍有异……

又如《厅志》,第九卷对苗族的语言论述:人分头类,三凡四十一音:毛土毛比(脑壳)、毛比目墨(眉)、聆缪(耳)、目列耳格(目)、月告月喜(手干)……

笔者分三组,共调查了 8 个乡,13 个自然村,到了 9 个机关单位,共调查登记的民族医 57 人,采访了民族医药有关人员 30 人,其中民族医生 16 人,其他 14 人,能写个案的 6 人。有古书 7 本,手抄本 2 本(古书有野竹乡坪家村覃万民 1 本,家有 72 症书,茄通乡茄通村的张勤义有古书 2 本,即《外科诸珍》、《单品杂记》;高峰乡高排村的向光银家有古书 4 本,即《医方集解》、《本草纲目》、《麻科话人卷二》、《脐阴纲目》;也有 72 症书,还有手抄本 2 本。1 本是小儿推拿下卷,另 1 本是秘方抄录,多为中药,但方法不同于中医。

## 二、民族医药人员基本情况

8 个乡共有民族医药人员 57 人,其中土家族 17 人占 29.81%,苗族 21 人,占 36.84%,佤族 19 人占 33.33%,从性别上看全部是男性。从文化结构分析,初中以上的 10 人,占 17.54%,小学的 39 人,占 68.42%,文盲 8 人,占 14.3%。从医性质,集体的 7 人,占 12.28%,个体 2 人,占 3.5%,乡村医生 34 人,占 59.64%,散在行医的 14 人,占 24.56%。行医年限,9 年以下的 2 人,占 3.5%,10~19 年的 13 人,占 22.8%,20~29 年的 20 人,占 35.08%,30 年以上 22 人,占 38.5%。从医术来源看,祖传 21 人,占 36.84%,跟师的 23 人,占 40.35%,自学的 13 人,占 22.8%。从民族医的年龄分组看,31~50 岁的 26 人,占 45.61%,51~70 岁 25 人,占 43.85%,71 岁以上的 6 人,占 10.52%,其中有党员 2 人,占 3.5%。从他们的专业分析,内科杂症的 32 人,占 56.14%,外科 9 人,占 15.78%,儿科 7 人,占 12.28%,推抹 2 人,占 3.5%,蛇医 6 人,占 10.52%,眼科 1 人,占 1.75%,这是民族医的基本情况。已故人员基本情况:解放以来 8 乡已故的民族医药人员 31 人,其中 1981 年以后故去的 9 人,占 29.03%,1980 年以前故去的 22 人,占 70.96%。60 岁以上的 15 人;占 48.38%,59 岁以下的 16 人,占 51.61%,都是男性。族别:苗族 12 人,38.70%,土家族 8 人,占 25.8%,其他 11 人,占 35.48。分科,内科 15 人,占 48.38%,外科 7 人,占 22.58%,儿科 8 人,占 25.8%,妇科 1 人,占 3.22%。

## 三、土家医基本理论

### (一)民族医药历史

岩头寨乡老寨村鸡公洞的黄青海,男,73 岁,行医 50 年,主治 72 症。他讲述了关于药王的故事,他说:药王姓蔡,叫华林,有一次药王来到白马塘的凤凰池,一到边就看到水池里有一条恶蛇漱口,于是药王就站在池旁,不许过路人吃池中之水,当药王没有注意时,有一个人吃了池里的水,中了毒。药王就马上给吃水人弄点甘草、大蒜、生姜嚼吃,此人不久病就好了,以后谁中了毒,就用大蒜、甘草、生姜来解毒。人们就知道这几种药有解毒作用。药王又来到德山寺,见到两人聚精会神的下棋(其中一个是长老,另一个是老龙,长老是德山寺之仙,老龙是龙王的化身,他俩一盘棋定输赢,赢后杀头,动了一年多无结果)。老龙下棋腰疼得背不住,见到药王来,大喜,说,你是医生,帮我把腰治一治,痛得厉害。药王讲,我给你治病可以,但你要现身,老龙放下棋一现身,就成一条真龙,头有礁马大，绕了七个圈，药王叫老龙将其鳞张开，一张，见到腰中央有条蜈蚣长3尺多，药王用火钳把蜈蚣夹下来打死。老龙多年的腰痛病就好了。老龙为了酬谢药王，给了他三斗三升瓜子金。药王又来到一个地方（记不清了），见到一个仙鹤，口张开不能合，药王一看，这只大仙鹤喉咙里卡了一块骨头，仙鹤求药王替他治疗，药王是一个善良的医生，见别人有苦难，即予以治疗。药王讲我替你治，但你不要恩将仇报，把我吞下去了。仙鹤说他不会，给我治好后，我要重谢你。这时，药王就钻进仙鹤嘴巴里，把一块大骨头拨了出来。仙鹤得救了，仙鹤要药王骑在他背上飞上天去，药王就成仙了。所以给人治病都要祭祀药王，就是这个道理。这虽然是传说，但也说明药王有高超的医疗技术，一看就知道病在何部位。

他还讲：药王是被曹操杀害的。曹操头痛，多方医治无效，召药王来诊治，药王诊病时讲，在你的头中有两条虫，吃药不能治好，要把你的脑壳劈开才能取出虫，曹操以为药王是谋害他，曹操下令将药王关起来，杀之。药王在被杀之前，对看守们讲："我家中有秘书，可以治好各种疾病"，当看守们跑到他家时，曹操正派人抄家，把书焚烧，看守从火坑中抢得一部分。

（二）对病因的认识

1. 冷热不均，气候变化。

2. 劳累过度。

3. 吃生水、淋雨。

4. 惊症都是由发热不退而引起。

5. 逗来病（性病）。

6. 男女之间同房（男怕小月，女怕大月）。

（三）对人体解剖的认识

高峰乡各连村的黄长友，祖传，跟师。他把人体骨头关节的认识用少数民族语言讲出来。如，闹故刮打（脑壳骨头）、亮斗（耳朵）、爱住（眼睛）、毕港（鼻子）、掐（咀）、老该（颈项）、揭崩（肩膀）、素（手）、肖犬（胸部）、五不斗（小腿）……

野竹乡瞿自白讲，人有300块大骨，有三百个穴位。

（四）对疾病的诊断

黄长友讲："治病容易，看病难"，要把一种病诊断清楚不容易。

民族医诊断：多以看、问、摸为其主要诊断方法：小儿全靠看。

1. 看小儿：嘴青为肚子痛，脸黑为扯筋，鼻翼扇动为危症。看舌头，没有起刺，为寒包火，不吃水。舌头粗糙起刺，为火包寒，吃水多。

看眼睛：大眼睛角，诊大肠病，青为寒，白为大肠火。

小眼睛角，诊小肠病，眼睛胞红的为蛔虫闹胆。

看耳朵（小儿为主），耳后筋，淡红为寒，乌色为寒，红为火，白色为积，耳后一筋翻过耳边缘多病重。

2. 问：自己主观诊得的病情要与病人的病情相合，要问病人的情况，问诊与中医相类似。

3. 摸：摸脉

野竹乡连溪村瞿自白的诊脉法有独特之处。他拿太阳脉用三个指头（又叫五阴六阳脉）。三叉脉，在髋关节处，如此处脉不动为不救。解溪脉。如果这三处脉跳两下又停一下，可支持两天，跳三下停一下，支持三天。

还有三枣乡筲箕村的杨竹林，79岁，祖传4代，他拿脉分心脉（在手心部位），心脉热，为心火充足，浑身发热。

手前臂分上、中、下三脉。

上脉：（管四肢、头、胸）逼急、病危、头昏、耳朵响，五脉不匀。

慢：问题不大。

太慢：为死脉。

中脉（管肝、肺、腰子）逼急，迫心、闷心、咳。

下脉：（管大、小肠）逼急、肚子泻、肚胀、紧痛。

（五）疾病分类

民族医分七十二症、七十二痧症、七十二流、二十四惊风、七十二风等。

如：高望界交坪村的宋开云，他将风症分为：

头风、耳风、颈风、肩风、勃子风、接骨风、眼风、嘴巴风、肚风、小肠风、绞风、大肠风、肝风、胃风、马夹风、猪婆风、羊癫风、皮风、小儿惊风、坐骨风、眉毛风21种。

疱疮以米来命名的有：米疔、米流、米花、米痈等4种。

又如：岩头寨乡老寨村的黄青海，他将疾病分为四大科，即：

内科（肚子里的病）；外科（疱疮、流痰、痒子、损伤等）；大科（老人、大人）；小科（小儿病）。

证候分为：木马症、马熊症、马蝗钻心症、百马旋蹄症。

将流痰分为：破骨流痰，巴骨流痰，瓢瓜流痰。

山枣乡枞树村张显能将惊风分为：反惊、顺惊、闷惊。

野竹乡坪家村覃万民，他述 72 症与众有区别：他将症分为被人惊之症、危症、五脏风热症、吞噬症、惊食之症、泻痢症、夹食伤寒症、呕吐症、伤寒症、蛔虫症、火惊症、急惊症、恶症、酒患淋症、积癖之症、痘疹之症、夜啼之症、胎中受热毒症、疝气偏坠症、夜食太过症、真伤寒症、咳咯汗水惊症、慢惊风之症、迷魂惊症等 24 种。

（六）医德

民族医的从医者都具有高尚的医德，他们的共同医德有以下几点：

1. 下雪结冰都要出诊，不讲价钱。

2. 对贫困者，贴钱都要治。

3. 有钱也治，无钱也治，十人吃药，一人还钱。

4. 行医要不吹牛，不讲大话。应讲吃药后试试看，不要打包票。

（七）民族医生、县卫生行政领导建议

1. 民族医生建议

（1）办个体开业执照不容易。

（2）在民族医药人员中有文化的，要用少数民族的语言进行总结，形成理论性的东西。

（3）要搜集整理民族医药，要花大力，要人力、物力、财力。

（4）民族医药的整理，十万火急，再不抓紧整理，会有失传之可能。

2. 县卫生局领导建议

（1）号召有文化的民族医药人员写自己的东西，写出来，给点补助。

（2）民族医药调查仅仅是一个开始，对有本事的民族医药人员要重点调查。20 世纪 70 年代也收集过，但没有很好总结。

（3）对没有掌握的东西要号召大家去搞。

（4）开展这方面的工作，上级要拨点活动经费，开会收集。

# 第三章

# 土家医名医访谈录

## 第一节　田辉生医生访谈录

田辉生,男,52岁,土家族,祖传六代。专长风湿病、接骨、流痰。永顺县塔卧乡龙哈村人。

### 一、对疾病原因的认识

1. 受寒引起高热而发病。寒气以从体皮毛进入体内与体内三元之气相搏,而出现发热怕冷等。

2. 劳伤过度伤气血。认为劳动度太大,超过人体本身的耐力,致气血损伤而发病,亦可发生疮疡、流痰。

3. 外伤、不慎摔伤、打伤、刀枪所伤。轻者伤及皮肤肌肉,重者伤及肢体关节或内脏。

4. 饮食伤胃、过饱过饥或食不干净食物或食入有毒食品,致使胃部受伤,出现腹痛、腹胀、腹泻、恶心呕吐、饮食无味等。

5. 气候变化,阴阳不平衡。天气突然由热变冷或由冷变热,使人身体不能适宜气候变化而引起发病。多为寒热之症,发热、怕冷、咳嗽、身痛等。

6. 男女之间同房太频繁,久之则伤及人体气血精气、肾脏。房劳过度,产生眼疾或肾脏疾病。当地土家族医叫色劳或月家劳。如早上同房外出打湿露水,必发生关节腰部疼痛。女的坐大月(产后)不满40天而同房,得病叫月家劳。男的在女的坐小月(来经期)同房,男的得病叫砸头病(小肚子痛)。

### 二、对疾病的诊断

田医生诊病以问、摸、看。

1. 问诊:问病人患病的原因,是什么引起疾病,发病的时间地点,发病的部位,有哪里不舒服,饮食、大小便怎样。通过问诊可以大体了解到患病的部位、病情的轻重。

2. 看诊:土家医诊病叫看病。看是通过医生的眼睛观察患者的一切临床表现。人体内脏患病诸多表现在人体外表。只要医生通过仔细看都可以看出病情的发展变化情况,如看疱、疮、疱大小和红肿、长的部位等。看关节脱榫,如肩膀脱榫手不能向上举、不能伸,脚脱榫不能走、疼痛;腰脱榫不能坐、不能伸、不能弯腰。看咳嗽,咳半声为伤力或水呛,咳全声出汗是肺家有病;不出汗是劳伤过度。咳嗽带血,用一盆清水将咳出之血放在盆中,血浮在水面的为色痨病,浮在中间的是肺家病,血沉到水底下的为劳伤过度。看部位,肚子痛在心窝的为胃病,痛在右边的为肝病,中间痛的为肠气有病。看皮肤,皮肤发黄的是肝病,皮肤白的是亏血,皮肤黑色是肾有病,皮肤光亮的是水肿病。看舌头,在舌的两边有斑点红色的,有蟠虫病;舌上面有一层白膜的属于内里有寒气,精液不生(要赶天河水);舌质红色的有火气,舌质淡白的是气血亏虚之症,舌质紫暗色的是有瘀血存在。看眼睛,大眼睛角(内眦)有两根谿筋如丝线粗向眼睛中央牵过来,有一个小小的坨属于劳伤、板伤,睛眼浸浸的(暗色)属于小儿惊症,眼睛边缘是白色的属风病,眼睛里面红色的属火气重,眼睛里面黄色属肝上有火。看喉咙,红色的为火气重,喉中两侧肿大的为长蛾子。吞口水痛的为掉小舌。看小儿指纹,红色为火,黑色为惊症,白色属食,黄色属五疳。看患者神气,行路不稳,语言低弱为病重。

3. 摸诊:摸伤筋断骨,医生用双手慢慢摸伤处,细听,断骨的有响声,粉碎的没有响声。如手腕关节脱榫,医生用拇指与食指压手两侧,患者感痛甚的为脱榫,不痛的就没有脱榫。摸风湿,手摸患者的皮肤是冷的为冷风湿,摸到皮肤是热的是为热风湿,摸到关节处有肿胀的为肿节风。摸脉,小儿热惊风了,摸足踝腓骨脉,用三指头摸,摸不到脉为病情危险难治,能摸到脉的可望治愈。只要摸到隐隐约约有一点脉的都可以治疗。摸小儿三关脉,平常跳得正常,有病时或病重时三关脉摸不到,意即脉来快如珠子滚动样为病情危重。在小指处有针尖大小的小点3~4点为病不治。摸寸口脉与中医相同。摸肚子,肚里有扛扛的蛔虫病。心窝处有压痛的为胃病;右侧上腹部有压痛的的为肝脏有病;摸小肚子压痛的是肠子有病;女的为妇女病。摸胸部,右侧跳得厉害的为心有病,摸颈部、夹子窝、两大腿内侧,有硬果果的为痒子。摸小儿胸部,隆起的为鸡胸。摸小儿头部前头顶有凹陷的为囟门未合。

## 三、对解剖的认识

头骨分七块,即额骨、额瓜骨(顶骨)、后脑壳骨(枕骨)、上哈巴骨(上颌骨)、下哈巴骨(下颌骨)、耳环骨(耳软骨)、鼻干骨(鼻梁骨)。

躯干肢体骨有:扁担骨(肩胛骨)、饭丝骨(锁骨)、葡萄娘骨(颈椎骨)、别鸡骨(肋骨)、胸椎骨(胸骨)、连格骨(肱骨、尺桡骨)、印堂骨(掌骨)、龙节骨(椎体)、鱼尾骨(肱骨)、三叉骨(髋骨)、大脚骨(股骨)、小脚骨(胫骨)、螺丝骨又叫泥鳅骨(内外踝)、脚板骨(趾骨)。

对关节的认识有:掌关节(腕关节)、指关节(指关节)、手拐子(肘关节)、肩膀榫(肩关节)胯骨榫(髋关节)、客膝老(膝关节)、膝盖骨(膑骨)、打脚骨(内踝)、小弯筋(踝关节)、脚趾关节等。

## 四、秘方治验

1. 败火膏

①药物:七叶一枝花、八角莲、木芙蓉、草芙蓉、蒲地龙、地莲花(六月凉)、蕺儿根、罐头尖、黄爪香、香叶

子各适量,八角莲、七叶一枝花量少一点。

②制作方法:将上药晒干,碾成细粉末,加红糖水,开水调成糊状,装入瓶中备用。

③功效:退火、败毒、止痛消肿。

④适宜症:治疗痒子、疱疮、背花、疔疮、手叉、无名肿毒等。

⑤用法:将上药敷在患处,涂上一层薄薄的。一天换药1次,至治愈为止。

2. 跌打损伤膏

①药物:透骨消、风尾草、巴岩姜、活筋草、地雷、巴茅韭菜叶、螺蛳、血汗花(梦花树)、土三七、香叶子、白糖。

②制作方法:将药碾细末,加红糖用开水调匀。装入瓶中备用。

③功效:舒筋接骨、消肿止痛。

④适宜症:多用于骨折、损伤、伤筋、关节红肿疼痛。

⑤用法:将上药适量均匀地敷在患处,然后用纱布包好固定,干后用温水浸湿,2~3天换1次。

3. 替生子治骨折

①药物:替生子(桑树上的替生子)。

②用法:将上药2~4两泡入白酒1斤,7天后内服外涂。

4. 头痛发热

①药物:火葱20个。

②用法:1次生吃,几小时后可退热。

5. 止血

①药物:金毛狗脊、云南一支蒿、景田三七。

②用法:将上药各适量,捣烂,敷在出血之伤口上,立即可止血,并且伤口不发炎,不化脓。

6. 内伤止血

①药物:土狗子(螺蝼蛄)、土螺汉、自然铜、飞蚂蚁、臭虫、蛆(长尾巴)、软螃蟹、癞蛤蟆(给癞蛤蟆腹中填黄豆,填满后将癞蛤蟆埋入土里,使黄豆生芽,把豆芽拔出来备用)。

②用法:将上药各等份,焙干碾成细末,把药粉放在瓦背上7天。白天收晚上放。另用金腰带、五虎进、剥皮树各等份碾末入瓶中备用。内服,每次服2~3克,日3次,特效。

7. 蛇伤

①药物

外用药:四两麻、苦参。

内服药:水木通、白荆条、细辣蓼、蛇盘花、半边莲、铁灯台、八角莲。

②用法:外用,将上2味药用嘴嚼烂,敷伤口上,1天换1次药。

内服,上药水煎,每日1剂,分2～3次内服。

适用于各种蛇咬伤。

**8. 小儿惊风**

外用药:燕子泥(燕子的窝),螺蛳(河中尖的)、青潭(兰丝)、鸭蛋清、石膏、灶心土。

用法:将上药各等份,捣成泥状,用鸡蛋大小一坨,贴敷丹田穴(肚脐)。另用一坨贴敷在手腕内侧,腕上2指处。然后用纱布固定,男的包左手,女的包右手,至惊风已止取下药物。

**9. 呕吐、腹泻**

内服药:木芙蓉叶、荷叶、半边莲、神曲。

用法:木芙蓉叶挤出汁水约2匙子,1次内服,有呕吐的用神曲5克,荷叶4克加冷饭(半碗)捣烂后冲冷水吃,可当即止呕。又呕又屙的,用半边莲捣烂,加红糖用冷水冲服。

## 五、对疾病的预防

春季时用毛耳头、阴阳花、忍冬藤、鸡屎藤、三月泡、椿树皮、水灯草、田草煎水服,可预防感冒、温病、急性伤寒病。冬季时家里常烧松柏树枝、榆蜡树叶,预防传染性疾病及头痛发热。平时屋前屋后洒雄黄酒,防虫、蚂蚁,防湿气、防毒蛇。端午节饮雄黄酒避邪气,不生疱疮,在神堂上挂艾叶,避邪气驱鬼神。

## 六、行医道德

医生是一个崇高的职业,但要有高超的医术,又要有行医道德。当医生不是为了赚钱,他治病收一个基本药费,民族药自己采、自己加工,贫穷的不收费。不收挂号费、不收出诊费,牺牲自己的一切。从不考虑收入多少。一年诊治各种病人4000多人次,在当地享有很高的声誉。

# 第二节 向天明医生访谈录

## 一、基本情况

向天明,男,53岁,土家族,乡村医生,家住保靖县梅花乡大田村,祖传行医已3代。

向医生用土家医的诊治方法为当地群众诊病治疗40多个春秋,年诊治各种病人2000余人次。他医术高明,虚心好学。凭他的脑子死记硬背,把祖传的土家族医术全部继承并加以发挥。除祖传外还跟师学习,服务态度好,不摆架子。治疗方法及药物特殊,疗效好,价格低廉,深受当地群众欢迎。向医生擅长于治疗七十二症、七十二惊风,妇女病及小儿推抹等。他治疗疾病与中西医不同,全是土家医的诊疗特色。

## 二、对病因的认识

人患病都是由于天气突然变化而引起。如天气突然变化,热天突然变冷,冷天突然转温,使人体不适宜气候的变化过程,寒热不均而发病。认为人患病都离不开寒和热,都是由寒热不均而造成身体某个脏器某个部位的寒热不平衡而得病。所以患病离不开寒热,寒有外寒内寒之分。外寒是天之寒气侵入人体肌肤而表现有寒冷气症状,如怕冷、畏寒、怕风、发热、身痛、关节痛等症状。内寒是过食生冷之物或体内脏器功能失调。体内三元之气不足而产生有内寒的症状表现,腹痛、腹胀、大便稀、神疲乏力、四肢不温、腰膝酸软等症状。热亦有外热内热之别,外热是暑热天或高温作业等致热气侵入人体肌肤,使肌肤不断排泄汗液,使之出现口干口苦、大汗不止,重者出现虚脱,发热,头痛咳嗽、流鼻涕等症状,内热是过食辛辣温补之品或体内的脏器失调,虚火内生而出现一系列热的症状,如口干、口燥、大便干结、手足心发热、腹胀、胃中燥热等。

## 三、对疾病的诊断

**1. 诊病主要以问诊为主**

首先问患者哪里不舒服,发病多长时间,怎么发病的,在外面检查用药没有,患者最痛苦的部位在哪里,饮食、二便情况,问生活起居情况,问妇女经、带、产情况,问劳作情况。

**2. 拿脉(切脉)**

向医生拿脉不是像中医拿寸关尺脉,而是按照十二时辰来拿不同的部位之脉象,即子时拿舌根脉,丑时拿眼睛皮上的脉,午时拿手右关节(相当于右寸口脉),戌时拿奶下脉(乳房下),未时拿内关处的脉,寅时拿太阳穴的脉,辰时拿后脑壳窝中之脉,巳时拿虎叉处的脉,申时拿客膝老窝(腘窝),酉时拿足背中间的脉,戌时拿内踝处的脉,卯时拿大拇指尖的脉,亥时拿脚虎口脉,这种拿脉法叫十二时辰拿脉法。这种拿脉法是向医生祖传下来诊断疾病的主要方法之一,是根据各时辰各部位脉象的大小、快慢、有力无力、脉跳的次数来诊断病是哪一部位、哪一脏器,然后确定治疗用药方案。

### 四、对症候与惊症的认识

#### 1. 对症候的认识

土家医民间传说有七十二症,所谓症,土家医认为是病情比较急重,病情易于转化的一类的疾病。他介绍了二十余种症的诊治方法。治七十二症在当地很有名气。常见的症如老鼠症,其症状是在手或足背上起一个像老鼠样的东西,突然起的,有头足向上攻。如不及时治疗"老鼠"钻到肚子里就难治疗了。治疗很简单,用家麻一札捆在老鼠钻动的上端,然后在麻上涂一层烟屎。约半小时到 1 小时症可自行消失。桃花症,突然耳聋无所闻。耳内如打雷似的嗡嗡叫个不停,双侧眉毛痒,喜欢用手抓眉毛,心情急燥。治法:葛藤虫 5 个泡白酒 1 两。饮酒几小时后其症可愈。跳山症(又叫狗蚤症):症状表现为心慌、全身大汗不止、四肢扑地上动弹。治法:灰普虫 5 个,焙干研细末冲水后内服。服后几分钟可愈。其他症有老鼠钻心症、雷火症、马车症、红痧症、霍乱症、蛤蟆症、阴蛇症、飞蛾症、飞蛾扑心症、忙动症、天色蓝症、白喉症、节骨虎症、铁板症、落天专症、百筋错乱症、天罗轰网症、麻脚症、骨头发火症、蚂蝗症、泥鳅症、上马症、红痧症、扑地症、长蛇症、哑巴症、母猪症、麻症、蟛蜞症、珍珠症、羊儿症、蝙蝠症、经滴症、下马症、滴鼻症、风皇症、吹艳症、骡子症、鹿症等。每一种症都有症状及治疗方药,治疗方法及药物均简单,大多数症都是以单味药治疗。

#### 2. 对惊症的认识

认为惊症是一类较危重的症,起症迅速,病情危急,不及时治疗,重者可危及生命。其主要病因是发热或吓着或神志错乱或突发某种暴症所致。向医生治惊症经验丰富,十治九愈。惊症亦有七十二惊,现能口述的有半边惊、蛤蟆惊、侧蛇惊、乌鸦惊、曲蛇惊、鲤鱼惊、落舌惊、压舌惊、反惊、野猫惊、狐狸惊、猪惊、羊惊、牛惊、马惊、蟒蛇惊、猴子惊、泥鳅惊、棒棒惊等。乌鸦惊之症候:患者双手伸直微动,口张开像乌鸦叫,眼睛直视。治疗方法:用火枪筒中的火硝末冲开水服可愈。

向医生治妇女病也有祖传秘方。如干积劳俗称月家劳、摆红、摆白、血崩山等,各有其治疗方药。摆红摆白的秘方,用柏子树上流出的浆,食指大一坨,研末冲开水服,服用时摆红加红糖,摆白加白糖冲服,连用 2～3 次,效果显著。

向医生治七十二症、七十二惊及妇女病有其丰富的经验,得心应手。以上仅举例说明之,至于他诊脉部位主什么病,有待进一步收集整理分析。

## 第三节　杨进武医生访谈录

杨进武,男,55 岁,土家族,祖传、跟师专长,治癫子(精神病),小儿推抹及杂症。家住龙山县洗洛乡小井村。

### 一、癫病

癫病土家医叫癫子、邪气病(相当于西医所述的精神病)。

1. 病因。因悲伤、呕气、打架、扯皮、生活工作不顺心、使情志不舒畅所致,另有认为是某一种动物变成精后附在身上而患病。

2. 癫病的分型。分为五型即轻风癫、神癫、蒙癫、气癫、梅癫。

3. 证治

**神癫**

症状:得病后不打人,室外乱走,有时骂跳,自言自语,精神痴呆,独自一人可坐半天。

药物:岩防风 2 克,邪藤 2 克,八宝花 20 克,大杀 20 克,小杀 20 克,夏枯草 20 克,梦活树花 20 克。

用法:上药水煎,1 副药服 3 天,1 天 3 次,每次约 200 毫升左右。

**蒙癫**

症状:得病后不讲话,头勾着,不乱走,有时睡有时坐,1 天沉默寡言,眼睛看人不转弯。

药物:朝天冲 3～5 根,翻天仰 2～3 根。

用法:体质强状的朝天冲用 5 根,体质差的用 3 根,翻天仰也是一样,体质好的用 3 根,体质差的用 2 根,将二味药切细兑白酒嚼服,每日 2 次。

**气癫**

症状:得病后口吐涎痰,有时乱吼,不打人,有时唱,讲话无头绪,见有仇人就乱吼乱骂讲胡话。

药物:千把刀(刺包头)、满身刀(杉树皮)、回笼草

（牛口嚼的草）。

用法：上药各20克，水煎服，1天服3次，1付药服3天。

他治疗癫病疗效可靠，已治疗各种癫病200余例。有的用药物不好的，用神药两解法，治疗，也有取得很好效果的。

## 二、推抹

小儿发热、头痛、咳嗽、受凉用推抹2～3次可愈。

（1）推眉魂穴

从患儿前额眉中间向上推至发际处，推时用点酒精，医生用右手大拇指推，推21次。

（2）推五宫穴

分男左女右，先从上肢内侧倒拐（肘关节）处向下推至腕关节处，蘸上酒精推7次，再从外侧腕关节处向上推至倒拐子处，推1次。按上法连推3次，内推21次，外推3次。

（3）推中指穴

从手板心向上推至中指末端，推21次。

（4）推虎口穴

从大拇指第二掌指关节向食指关节推至食指第二掌指关节为止。为男左女右，推21次。

## 三、印灯火

印灯火适宜于小儿高热、抽筋、昏迷不醒。

用法：医生用灯草一根蘸上桐油，一头点燃后，医生用左手持灯草把点燃的灯草印在医生的右大拇指肚上，再印在患儿的某一穴位上。

1. 印眉魂穴，以眉间上至发际处，印三灸。

2. 印百会穴，在头顶部的正中处（善处）印一灸，印重一点。

3. 印脑门心，在头部两侧，相当于太阳穴处，一边印一灸。

4. 印鱼尾穴，在龙节骨的最顶点，印三灸。

## 四、验方介绍

1. 红崩白带

药物：杉树浆15克、红糖、白糖各适量。

用法：将上药碾成细末，每次2克，是红崩加红糖，是白带加白糖内服。一般服用3天可愈。

2. 不育症

药物：牡蛎20克、鸡冠花15克、月月红15克、黑

粉10克。

用法：上药水煎服每日2次，1天1付。

3. 月家劳

药物：线鸡尾10克、豆藤10克，桐麻树根皮10克、杀口子10克、猪肉2两。

用法：上药与猪肉一起煮，猪肉切片，煮熟后吃猪肉和汤。一般3付可好。

4. 男的色劳病

药物：牛舌头。

用法：牛舌头全株，焙干，碾细末，体强的一次5克，体弱的一次1克，用白酒吞服，一天3次，吃3～5天。

5. 腰痛伤力

药物：夜牵牛20克、过岗龙20克、夏枯草20克、十大功劳20克、九龙杯20克、八角连10克。

用法：上药水煎后，兑白酒内服，每日2次，每日1付。

6. 一般腰痛

药物：猪腰藤根皮、猪腰子。

用法：猪腰子藤30克与猪腰子煮后，吃汤与猪腰子，可稍加一点盐。

7. 风湿

药物：八宝花、淫羊藿、防风、夏枯草、石韦、仙鹤草、万节根。

用法：上药各20克水煎服，每日1剂，分2次内服。

8. 牙痛

药物：藜芦根皮、淘米水、芹菜根、鸡蛋、盐、酒精。

用法：①藜芦根皮适量捣烂加淘米水，含入口中，1天含5～6次。

②芹菜根50克加鸡蛋煮熟后吃鸡蛋，另用汤漱口。

③盐适量，酒精适量泡后漱口。

9. 肚子痛

药物：杉树尖7个、夜关门尖7个、女儿红尖7个、淘米水适量。

用法：上药加淘米水捣烂后吞服可愈。

10. 小儿走胎

药物：八宝花、鸡蛋。

用法：八宝花10克加3个鸡蛋煮熟后吃汤与鸡蛋。

## 第四节　罗南林医生访谈录

罗南林,男,49岁,土家族,祖传,桑植县五道水乡人氏,专长疑难杂症、妇女病。

### 一、对病因的认识

1. 季节变化使人发病。如冬天多寒冷病,风湿病,热天多烧热病,春天老病易复发,秋天多得燥热病。季节更迭时易得鸡窝症(传染病),如伤寒、流感、温病、霍乱等。

2. 吃东西不注意。过吃生水、吃冷食易患上吐下泻,腹痛;过量饮酒易患肝、肾病;过吃辛辣易患火气病;乱吃野菜、菌子,易中毒;吃东西过饱易伤肠肚。

3. 肩挑重担,背物过重,易得压劳病、伤力劳。

4. 五劳致病。压劳,背物过久、过重得压劳;饮酒过量,患酒劳;饮食过饱,患饭劳。

5. 男女性生活过度得色劳,呛着得水劳等。

6. 怄气,与人打架、争吵而怄气不能睡好觉、多梦、饮食无味,重者得癫狂病。

7. 瘟气又叫鸡窝症。有传播性,来势凶猛。

### 二、诊断

问、看、摸,以问为主。

1. 问诊

问患病的时间,发病的原因,动态,饮食,小便量和颜色,大便形态,问疼痛的部位,疼痛的性质,是怎样个痛法,是隐痛、胀痛、刺痛、阵发性痛。隐痛是虚症,胀痛多为气痛,刺痛多为有瘀血阻滞不通,阵发性痛多为急性痛。问病人以前患过什么病,是否旧病复发。经过其他医生治疗了没有。服过什么药,病情是好转还是加重。问清楚方可对症下药。

2. 看诊

通过眼睛观察病人患病情况。内里有病可反应到人体的外表上来,要仔细观察。如病人面色皮肤是通红的,定是发热病人;皮肤是黄的,眼睛发黄是黄疸;皮肤白的是亏血;皮肤暗淡色的是体虚亏肾;皮肤浸色的病危重。看耳朵,耳朵背后筋凸起带黑的,有惊风,隔食;耳朵干枯的是气血亏虚症;耳朵暗紫色的是病重。看眼睛,眼白珠呈红色的有火气;白珠蓝色的是有风气;白珠有黑点是有蛔虫病或有瘀血;白珠发黄的是黄疸;瞳仁大的是病重;瞳仁小的是有毒气

在身。眼睛跳动的是有风;眼睛发黑的是心肾亏虚。看鼻,鼻翼扇动的是热火生风或肺部有病;鼻流清涕多为伤风着凉;鼻流浓涕的是有火气;鼻塞不通是鼻有火症;鼻流血的是痧鼻子;病中突然见鼻梁偏向一侧是病危,不久将离开人世;鼻尖出汗的是为肺有火。看口,口色淡白的是虚症;口唇红而干的是火气重;口唇起疱疱是胃肠火重;口臭的是胃火或虫牙;口唇发乌的是病重;口吐词不清的是中风病或病危;口的里面有东西肿大的是长蛾子。看面色,面色白黑透红的是正常面容。面色苍白的是气血虚或久病愈后未有恢复正常;面色通红的是火气上冲;面色有斑点的是蛔虫病;面色黑色的是气血不和;面色黄色的是有黄疸。看头发,头发乌黑发亮的是正常;头发黄色的为气血虚;头发白色的是肾气亏虚;头发脱落的是三元正气不足;头发呈块块脱落的是斑秃;头发分叉成条索状的是走胎;或称小儿有疳积病。看牙齿,牙齿是黄色的是肚肠有病;牙齿是黑的是肾虚;牙齿摇动的是亏肾;牙齿痛的是虫牙;牙齿周围肿痛的是有火气。看颈部,颈部两侧有果果的是痒子;颈部前面有肿块的是为长刨颈;颈部活动不灵活的是颈项骨有问题。看疮症凸起红肿,边缘清楚的是黄疮;痛剧烈,皮肤起小点子是疱;夹子窝、颈项、痒子窝有果果的是痒子;长在乳房上的为奶痈;乳头上溃烂的叫奶花;长在乳房中间的为奶绊。疮长在夹子窝呈圆形的是叫夹子疮;疮长在夹子窝的横长着的叫夹痒绊;直长着的叫痒子。看达肩,用手向背摸着的地方长疮的叫达肩,从上达到肩的叫上达;从下达到背的部位的叫下达。疱长在耳下的叫猴儿疱;疱长在颈项前面的叫鸡嗉疱;疱长在深部的叫流痰;巴骨而长的叫巴骨流痰。由骨里长出来的、疼痛部位深、不红肿、不移动,多长在直骨上。流痰还有走气流痰,可以转动,移上移下;冷骨流痰不发热、不红肿、有冷感,疼痛轻,病程慢。火流,红肿发热,不移动,疼痛较剧烈。青皮流痰,皮肤颜色稍与正常的有所不同,色稍带青色有疼痛。癞多长在关节处,以脚弯关节和客膝老关节为主,不红不肿,疼痛,不走动痛,活动时痛。看手指,中指主心,食指(鸡公指)主肝,大指主毛联,无名指(黄鼠狼)主肺,小指主肾。看病人不能太用劲,指至半握状态,要自然光看。看手指色,红、蓝、赤、白、黑。红色多为正常;赤色多为火症;蓝色多为血瘀症;白色多为虚症;极白的是死症;黄色多为湿气病;黑色多为死症。五指同时出现极白的是死症。看妇女怀孕的,妇女小指

红而润华,尺脉呈滑脉。

3. 摸诊

摸皮肤:皮肤滚烫的是有发热病;皮肤湿润的是有体虚病;皮肤冷的是寒气重,有风湿病;皮肤起小团团的是风气病;手心、脚心出汗的是内火旺,五心烧;皮肤干燥裂口的是燥热病;皮摸之有鸡皮疙瘩的为寒气甚。摸压指法:医生用手压病人的指甲壳,看血流情况。压后有血上流不下流,或下流不上流,上流下不流为下半身有病;下流上不流为上半身有病,血流很慢为死症;血流较慢为气虚症。摸脉:人体脉有大脉、小脉、快脉、滑脉、强脉、弱脉、长脉、巴骨脉,均有其症状主治。摸脉一般摸手腕内侧脉,有摸项部脉的、有摸肚筋脉的、有摸阳子窝脉的、有摸夹子窝脉的、有摸脚背脉的。根据病情而摸脉,摸肚子,肚子起坨压之有移动为气痛;压痛不移动在右侧为肝痞;在中间为肠痞。摸肚痛,疼痛剧烈的为肠痈病。摸骨折:轻揉骨折处有声音的为骨折;未有声音的为伤筋或脱榫。摸骨节脱榫,脱榫处压痛明显,亦有肿胀活动不便。

## 三、临床证治

1. 红崩、摆白

①红崩(子宫功能性出血)

病因:多为火热之气,三元火气下降而致。

症状:妇女未在坐小月(月经期)出现阴部流血不止。10天半个月不干净,伴有头昏、无力或有小肚子痛、口干、口苦等。

药物:锯子草 10 克、鸡冠花 10 克、血当归 10 克、火蒿子 10 克、土匠树根 15 克、藕蒂 15 克、毛蜡烛 10 克、笔筒草 10 克、山黄连 15 克、土人参 10 克。

用法:水煎服,每日 1 剂分 2 次内服。忌生冷、辛辣之物和房事。

②摆白(妇科炎症)

病因:由体虚、精气不固,或由湿气过盛,或由火气旺,或由阴虫,或由阴疮,或湿热夹杂,或痨伤过度,或坐大月(产后)同房等因素而引起摆白。

症状:阴部流出浊水,其味臭,随时换内裤,伴有阴痒,小肚子痛,烦躁,神倦无力。

药物:血当归 10 克、红花 10 克、桃子骨 10 克、鸡冠花 10 克、大血藤 10 克、小血藤 10 克、花血藤 10 克、香血藤 10 克、牛克西 10 克、岩防风 10 克、麦门冬 10 克、女儿红 10 克、打破碗花花 10 克、山黄连 10 克。

用法:水煎,每日 1 剂分 2 次内服,服药时可加红糖。忌生冷、辛辣、发物。加减用药,风重的加五加皮。火重的加黄柏皮、刺黄连、苦参各 10 克,阴痒的加苦参、蛇床子各 10 克,阴虫的外用蛇床子、黄连、黄柏皮、夏枯草各等份碾细末外用,每日 1 次。

2. 吊茄子(子宫脱重)

病因:由坐大月(产后)气血虚,或久病体虚所致。

症状:有一坨像茄子样的东西从阴门掉出来,不能自动收回,睡着时可收回去,站起来又掉下来,伴小肚子胀痛,疲乏无力,腰部酸痛。

药物:

内服药:土人参 15 克、血当归 10 克,丝棉皮 15 克、升麻 10 克、黄芪 30 克、枞茯苓 15 克、牡丹皮 15 克、麦门冬 15 克。

用法:上药水煎服,每日 1 剂,分 2 次内服。忌雄鸡、鲤鱼、烧羊肉。

外用药:皮硝 6 克、五倍子 10 克、梅片 8 克、枯矾 8 克、鲫鱼头 1 个。

用法:将前四味碾细末,然后把鲫鱼头捣成泥状与四味粉末调成糊状,将药敷在吊出之物上。1 天换 1 次,一般 3～5 次可愈。

3. 血气病(痛经)

病因:是由气血不和,气血阻滞于小肚子所致。

症状:妇女在坐小月前 1～3 天,或坐小月期出现小肚子胀、痛,有坠胀感伴腰杆痛、心烦。

药物:气行子 10 克、血当归 10 克、狗屎柑 10 克、算盘子 10 克、血藤 10 克、牛克西 10 克、延胡索 15 克、回头青 10 克。

用法:水煎服,每日 1 剂,分 2 次内服,忌酸、冷、发物。

4. 阴冷症(性冷淡)

病因:由体虚,或寒气过重,或伤感情所致。

症状:妇女阴部冷胀,阴部向内有收缩感,对房事不感兴趣,或有厌恶感,拒绝房事,房事时疼痛。

药物:土人参 15 克、衣包 10 克、香叶子皮 10 克、血当归 15 克、黄芪 20 克、枞茯苓 15 克、甘草 6 克、干姜 10 克、酸枣子 15 克、火蒿 8 克。

用法:水煎服,每日 2 次,忌生冷、酸辣之物。

5. 无子症(不孕症)

症因:由体内气血虚或有妇女病所致。

症状:幼龄妇女结婚小产,或多年不生子,有的无症状,有的有腰杆痛、肚子痛、摆红、摆白等。

药物:儿多母苦15克、麦冬10克、黄花菜果15克、糯米菜根15克、子上叶10克、叶上籽10克、紫当归根10克、地枇杷果15克、莽当归15克、气行根15克、白牛膝15克、隔山消10克。

用法:水煎,分2次内服,忌辛辣、发物。

6.水肿痛(急性肾炎)

病因:由淋雨感冒或生疱疮而引起。

症状:先是眼皮肿,继而出现全身水肿,伴腰痛,小便少,人无力,吃饭无味,头昏脑胀,四肢无力。

药物:见肿消10克、青木香10克、大菖蒲10克、蓑衣藤10克、过岗龙25克、节骨草10克、小柑草10克、甘草6克、克马草15克、隔山消10克、水灯草10克、爪子金10克、牛膝10克、大血藤10克、牛皮消10克、被蛇生0.5克、板栗球15克(未有长仁的)、青蒿子15克。

用法:水煎,分2次内服,每日1剂,忌辛辣、发物,吃淡盐,忌房事。

# 第五节　瞿运春医生访谈录

瞿运春,男,48岁,土家族,永顺县石堤镇人,从小随父行医,尤以在民间外治法火功疗法与佩戴疗法中以继其父业,并加以改进与发挥。为无数风湿病患者及胃病患者解除痛苦,现于当地广泛运用,为人民群众的健康事业做出贡献。现将火功疗法与佩戴疗法分别介绍如下:

## 一、火功疗法

顾名思义,火功就是用火的温度来治疗疾病,将火接触人体的患病部位而达到治疗目的。瞿氏祖传有一民谣"火功治疗风湿病,寒热湿痛要分清,寒宜火功必生效,热风用火反损身,问闻望摸辨表里,再忆师训施招绝,不信但看手中火,火到患处病自灭。"

(一)方药

大血藤20克、剥皮血20克、鸡血藤30克、透身汉20克、野烟10克、南木香15克、马蹄香10克、高粱七15克、荞三七15克、五步跎30克(升子花格最佳)。

(二)加工炮制法

将上药切成薄片或小段,置入玻璃瓶中,再加入白酒,酒超过药面5厘米为度,酒要50度以上的包谷酒或高粱酒为宜,密封。浸泡7天后可使用,泡的时间越长其疗效越佳。

(三)使用方法

医生将患者病情诊断清楚,确定为风湿痛症,显露患者病痛部位。将药酒倒入一土碗中,药量根据病情轻重而定。少则50毫升多则200毫升左右,医生用火柴或打火机点燃土碗中的药酒。药酒燃起火焰在碗燃烧,这时医生用左手伸入到燃烧火酒中,取出酒火迅速将手中之酒火焰熨、摸、揉、拍打患部,此时医生右手助之。这样反复取酒火,摸拍打15分钟左右为治疗1次。一般用1~2次可见显效。连用3~7次,轻者可痊愈,重者也可管1~3年不复发,患者用后感觉轻快、舒适、无烧伤、无痛苦。

(四)病案举例

患者胡某,女,年过六旬,长期在地里种菜,日晒雨淋,患了风湿性关节炎,20多年来多方求治,疗效都不佳,病情逐渐加重,依杖而行。1984年7月慕名前来瞿医生处诊治,当时由家人扶着,行动艰难,不能上下楼梯,每逢下雨天,气候变化时疼痛不止,难以忍受。瞿医生为患者诊断清楚病情,认为是风寒湿痹,投以火功疗法每日1次,连用1周后,患者以上诸症基本消失,能弃杖而行,继续用1周,症状全部消失而告痊愈。随后3年未复发。患者临走前做了一面锦旗,上写道"瞿医生华佗在世,妙手回春"救了我一次生命。

我们调查组的几位同志还亲眼观看瞿医生用火功治疗风湿病患者6例,我觉得比较神奇。但掌握不了火功的诀窍,感到遗憾。

## 二、佩戴疗法

佩戴疗法,亦是瞿医生家祖传几代的土家医民间疗法,其方法简便易行,不需要多的药物及方法,药仅一味。主治胃痛、胃胀、饮食无味等症。瞿氏祖传下来也有一民谣:胃府有病了不得,名师援我一枝血,佩戴左胸衣袋里,即日无恙七日灭。"

(一)使用方法

首先选准患者确属胃病患者,有胃脘痛、腹胀者。

把一枝血采回,鲜品药20克左右,切细,用白纸包好,放在患者左上内衣口袋里,放入口袋七天后取出,放在烈火中烧成灰。三日后再按上法佩戴。连用3次,可愈,多年不发。

(二)病案举例

病例1:瞿某,男,40岁,石堤镇向阳村人,胃痛5

年,服西药,中药,疗效均欠佳,现胃痛夜间加剧,伴口干、口苦,饮食无味,时有嗳气,吐酸水。瞿医生给予佩戴法3次而痊愈,至今未复发。

病例2:张某,男,45岁,患胃痛病10年,多方求医问药,服用中、西药无效,经医院检查诊断为胃十二指肠溃疡。找到瞿医生治疗,用佩戴疗法治疗3次,痊愈,至今一直未复发。

瞿医生的佩戴法治疗作用显著,究其原理,是否药物通过体表经络到达病所,是否药物有芳香能穿透肌肤到达患病部位,是否瞿医生另有咒语使佩戴疗法起作用,有待进一步探讨、研究。

## 第六节 向金芝医生访谈录

向金芝,女,30岁,土家族,永顺县砂坝乡人,7岁随父向楚胜行医,以"封刀接骨"为擅长,其父为当地一名医。她心灵手巧,虚心好学,精心钻研,继承祖传"封刀接骨"手法复位、药物及对症处理要领。14岁便独立门户,并在祖传医术上有所创新、发展。将"封刀接骨"的药物制成膏剂、丸剂、散剂、胶囊剂、酒泡剂等,使用方便。将父传下来的"封刀接骨"理论加以总结,编成顺口溜,便于记忆。她态度和蔼可亲,对待每一位前来就诊的患者,都热情接待并认真诊治。10余年来,诊治骨折脱榫及扭伤患者3万余人次,方圆几百里的患者慕名前来求治。家中设有观察病床4张,从没有空过床。方法简单,疗效满意,费用低,副作用少,现将其方法介绍如下。

### 一、对人体骨骼关节骨折、脱榫的治疗

#### 1. 外用药

骨折与脱榫的药物大同小异。药物均以外用药为主,外用药物有八里麻、活筋草、散血莲、大救架、麻兰草、懒泥巴树根、九牛造、千锤打、拐子草、辣蓼草、血三七、鸡大腿、枣子树等。骨折者重用九牛造、八里麻,脱榫者重用大救架、麻兰草,伤筋重用活筋草、散血莲,暑热天有感染溃烂者加竹叶菜、枯矾。

药物配制方法:

根据病情选用5~7种药。其中1种主药用量加倍使用,其余药各等份。洗干净捣烂外敷患处,用纱布包好。药物干后用冷开水浸湿。是脱白伤筋的或有发炎的,1天换1次药,骨折的,3天换1次药。冬天未有鲜药,用干药打成粉子调敷患处,但作用要比鲜药疗效差一些。

#### 2. 内服药

骨折的,用田三七8克、血三七6克、散血莲10克、血当归10克、黄栀子10克、牛打架10克、牛血莲10克、骨碎补10克、三百棒10克、五虎进10克、甘草6克上药水煎,每日1剂,分2次内服。下肢骨折者,加牛膝10克。上肢骨折者,加桑枝10克、自然铜10克。伤筋脱榫者,用润筋草15克、木瓜15克、牛打架10克、散血莲10克、地罗汉10克、血三七6克、打不死10克、伸筋草10克、朱砂莲10克、甘草6克,水煎,每日1剂,分2次内服。疼痛甚者,加延胡索15克、一点血6克、田三七6克。肿胀甚者,加大救架10克、隔山消10克。有瘀血严重者,加田三七10克、血三七6克、土鳖虫10克。

服药期间,忌食牛肉、狗肉、虾子、魔芋豆腐、猪娘肉等。内服药一般服用半个月左右。

### 二、骨折、脱榫手法复位基本方法

#### (一)骨折的治疗

复位。按照基本复位手法有:抬、扯、纠、平、斗、闪、摇、弯等八法。根据骨折的不同部位而采用不同的复位手法。复位后用小夹板固定,小夹板用杉树锯成薄板,宽1.5寸左右,厚约1厘米左右,长度根据部位及人的高矮而定,亦有用杉树皮做成小夹板。一般用四块夹板固定骨折处。然后用软绳子将小夹板固定,一般捆2~4处。不要太紧也不要太松。然后将捣烂成泥状的新鲜骨折药敷在夹板的缝隙里,再用纱布或绷带捆好,3天换1次药。一般21天可拆夹板。如果是粉碎性骨折的,改用软夹板,用葛根制成,做法是将葛根挖来锯成小段,在锅中煮后,去葛心而成。固定时把葛筒剪开,在里面铺一层捣烂的药物,然后固定。5天换1次药,一般48天可拆固定夹板。

#### (二)脱榫的治疗

##### 1. 肩关节脱榫

胯:手臂向下掉,不能上举,手摸不着头,手心向内翻。复位手法是抬、纠、平、斗、弯。

铳:医生将患者肩臂向上顶起来,不能上举,患者肩耸着。复位手是扯、纠、平、斗、弯。

撇:手臂向下掉,不能抬举,手心向外翻,复位手法是纠、扯、平、斗、弯。

##### 2. 颈关节脱榫

复位手法是端、纠、闪三法。

3. 肘关节脱榫

复位手法是推、拨、纠、斗、弯。

4. 腕关节脱榫

复位手法是扑、倒、正、摇、斗。

5. 腰椎脱榫

复位手法是：①挠内（骨头向内错位），患者横扑一个独凳上面，面朝下，前后旋空，另由两名助手一个抓住上半身，一个抓住下半身，医生用膝关节部位压住患者腰部脱榫处，令两助手均衡用力牵拉，拉到一定的程度，医生猛用力向下按一按，即可复位。②挠外（骨头向外错位），腰不能伸直。复位手法是用稍带弧形的扁担1条，放在地上，弧形朝地，令患者面朝下睡在扁担上，两助手1人扯上半身1人扯下半身，医生将膝关节部位压在患者腰部脱臼处，令2人用力均衡扯拉，扯到一定程度，医生用力突然一压即可复位。

脱榫的患者根据病情而定，有肿胀的外敷脱榫药，用纱布包后固定，2天换1次。未有肿胀的不需包药，有肩关节、肘关节脱榫的，可用绷带托起防止再脱榫。

### 三、对人体骨头关节的认识

#### （一）对人体骨头的认识

将人体主要骨头分为二十余块，即后老壳骨（枕骨）、太阳骨（颞骨）、上巴骨（上颌骨）、下巴骨（下颌骨）、鼻梁骨（鼻骨）、额眉骨（额骨）、手筒子骨（肱骨）、手杆骨（尺骨）、盐铲骨（肩胛骨）、手指骨（指骨）、饭丝骨（锁骨）、排叉骨（肋骨）、挑担骨（肩胛峰）、胸堂骨（胸骨）、背梁骨（脊椎骨）、屁胯骨（髋骨）、尾巴骨（骶骨）、大筒子骨（股骨）、穷骨头（胫骨）、斑骨（腓骨）、脚掌骨（跖骨）、脚趾骨（趾骨）。

#### （二）对人体关节的认识

肩膀榫（肩关节）、软腰（腰椎关节）、倒拐子（肘关节）、手腕榫（腕关节）、屁胯榫（髋关节）、客膝老（膝关节）、脚掌榫（踝关节）、颈项榫（颈椎关节）。

### 四、骨折、脱榫的诊断

（1）看诊。如肩膀脱榫分三向即，胯、铳、撤。颈项脱榫有三面：即勾～头向前曲，不能伸，不能后仰；悍～头向后仰，不能伸直；偏～头向左或向右偏，不能伸直。腰杆脱榫分2向，外八字即脚向外翻；内八字即脚向内翻。

客膝老脱榫，脚不能伸直，不能弯。

（2）摸诊。骨折分为四型：即对断、斜断、破裂、粉碎，是经过向医生用手摸触后来诊为哪一型。

（3）听诊。是医生用耳朵直接贴在骨折处，与此同时双手轻挤压骨折两端，可听到骨头的摩擦音，用此法诊断有无骨折。

### 五、病案举例

杨某，男，68岁，永顺县砂坝乡人，不慎从5米高的屋顶上跌下来，当时昏厥，半小时后苏醒过来，但双下肢不能动弹，胸痛剧烈，口吐鲜血，呻吟不止。家人已备后事。听人介绍向医生封刀接骨很有名气，所以就慕名将患者抬到向医生处诊治，经向医生检查后，确诊为双下肢胫腓骨中段骨折，右胸部第六肋骨骨折，口里仍吐出鲜血。向医生给患者煮一个荷包蛋吃，吃后无呕吐现象，说明患者有救的希望。于是就令患者卧床休息，给予复位，上夹板，敷用民族药，经向医生精心医治38天，拆掉小夹板，病情痊愈，自行回家。

## 第七节　夏家培医生访谈录

夏家培，男，46岁，土家族，湖南龙山县桶车乡人，跟师，专长内科杂症。

### 一、医史

很久以前有个药王菩萨，为知道每一味药的性能功效，主治什么病，他尝遍每一味药，有毒无毒，服药后观察药物到人体哪一个部位，然后就知道此药能治哪一个部位的疾病。有一次药王吃了1条滚龙珠（千脚虫，毒性大），把药王给闹到了。药王艰难地走到一棵茶树（饮茶的茶树）下就昏倒了几天几夜，每天清早茶树上的露水滴下来正好滴在药王的嘴里（口张开着的），不久药王慢慢地苏醒过来，中毒也全好了。从此就知道茶能解毒性，同时也解药性。土家医民间传说服药莫饮茶，饮茶作用差。另外，从古至今滚龙珠不入药，这是药王亲身体验经验总结。

### 二、病因

1. 由冷热不均引起。如冷热病、伤寒等。

2. 热天吃东西不当。如屙痢、肚子痛、嗝肚子病等。

3. 房事所伤。如女的在坐小月（月经期）同房，男的得色劳病,因女的坐小月时有一股恶浊之气进入男的身体而患病。女的坐大月(产期内)同房,因坐大月恶浊未尽而同房恶浊加重串到全身所致。

4. 挑、抬、背过重过久引起伤力劳。由久负重而致气血逆乱所致。

5. 天气太热后在水中或吹凉风后患冷骨风病,由贪凉使寒湿之气浸入人体关节所致。

6. 身体本身虚弱,易患各种疾病,头昏无力等。

## 三、诊断

以问、看、摸为主。

1. 问诊

首先问病人哪里有病,不舒服,有多久时间了,是否发热。现在有哪些地方不舒服,屙屎屙尿怎么样。吃东西如何。然后问到某一种病后再过细问。如一身骨头老痛,就要问怎么个痛法,是冷痛还是热痛,是持续痛还是时痛时止,伴有头痛否,有无怕风鼻塞,如有,可能是伤风着凉,如不是,可能是风湿病。又如病人肚子痛,就要问痛在上肚子还是下肚子,吃了什么不干净的东西,解大小便如何,有无呕吐。上肚子痛伴呕吐、屙肚子的可能是霍乱症。仅上肚痛的是胃气痛。下肚子痛腹中起索的可能是蛔虫病或肠气痛或肠痈病。病人讲口苦、右排叉下痛,就要问疼痛的时间、性质,是剧痛还是隐痛,口苦是整天苦还是早上苦、排叉骨下胀痛口苦的是苦胆有病,疼痛剧烈的是胆石症。

2. 看诊

看面容,看面部颜色正不正常,正常人光华有血色。面色苍白的为虚弱病,面色青紫色的为病重难治,面色红红的为火气重,面黄黄的为胃肠有病,深黄是黄疸病。

看眼睛,眼白珠黄,肝病、黄疸病,稍微黄色的是肺上有病。眼白睛上有乌点的考虑为蛔虫病。眼白睛红的是火气重,眼黑珠(瞳孔)上起云色斑块的是长翳子。白珠上长红疔的为火疔,天快黑时看东西模糊的是鸡盲眼。眼睛正常但看东西不清的是青眼瞎。眼皮肿胀的是腰子痛,眼珠向一侧歪起的为惊风病。眼向上翻口吐白沫是羊癫疯。瞳孔扩大的是病危不治。

看耳朵,耳后乌筋发叉,时间久了的患闹脚病(又叫掉魂)。如乌筋起黑团为走脚病。

看舌质,舌质红的为正常。粉红的为内火旺,舌尖红的心火旺,舌面红的胃肠火,舌根红的为肠子火,舌边有黑印的为气血亏虚,舌后胖大的为寒湿重。伸舌时偏向一边的为中风病,舌起疮的为胃肠火。

看舌苔,舌苔白厚的是寒气重,湿气重,舌苔黄的是内火重,舌苔蓝色的有中毒之症,舌苔黑色的高热病。

看喉咙,喉中起泡的为虚火上冲,喉中两侧肿大的为双蛾子,一侧肿大的为单蛾子,喉中有梗阻感的是梅核气。

看指甲壳,指甲乌色的病在里、病重,指甲壳白色的亏血严重,指甲壳黄色的肚肠有病,指甲壳压之马上松手回血慢的是心有病,回血快的为正常。

看指纹,看大拇指背侧横纹的多少,长短可知有儿女或无儿女看得比较准。

看手掌心,生命线的长短可知寿命多少岁,什么时候患重病。

看腰杆,腰杆弯曲不能伸直是腰杆骨有问题,腰杆痛小便黄是腰子病。

看肚子,肚子胀大如鼓、有青筋暴露的,是水鼓症或中板症难治。肚子起坨攻痛的,是胃肠气或蛔虫病。

看关节樺:客膝老肿胀疼痛的,为肿节风,肩膀樺疼痛的,为漏肩风,手指樺肿胀疼痛,为鹅掌风,膝关节樺痛为透骨风。

3. 摸诊

摸皮肤冷热,冷的为寒气,热的为火气。摸疼痛周围是冷的,为冷骨风,热的考虑为长什么东西,如疮、疱、癀等。摸关节有无脱樺,关节樺摸上去有肿胀痛的,加上活动有障碍的,为脱樺,用手轻揉骨头有响声的,是有骨折。摸流痰,皮肤本色,重压处疼痛加剧,是巴骨流痰,压痛有波动感的,是疮已化脓。摸胸部左侧心跳情况,乱跳伴有心慌胸闷的,为心有病。心跳微弱的是虚症。心跳得急有撞胸的感觉,是心火重。摸肚子,肚子上有肿块,推之不动为水鼓症,中板症,病重。

## 四、对症候的认识

大症(屙血)、霍乱症、蚂蝗症、红痧症、乌斑症、中板症、水鼓症、缩阴症、蛤蟆症、阴症、阳症、火症、虚症等。

流痰有多骨流疾,走气流痰,巴骨流痰,火流,寒流等。

劳病有月家劳,伤力劳,色劳,肺劳,停经劳,饭色劳等。

外科有疱,疮,疔,癀,流。

惊风有乌鸦惊,克马惊,蟒蛇惊,蜘蛛惊,反弓惊等。

妇科病有崩红,摆白,月家劳,吊茄子,小肚子痛。

## 五、临床证治

**腰杆痛**

症状:腰杆子痛以隐痛为主,伴下肢无力,小便不正常,尿少或多,有的有水肿。

药物:克马草 15 克、鸡合子 15 克、牛打架 10 克、酸枣子 15 克、白三七 6 克、尿珠子根 15 克、土党参 15 克、牛克西 10 克、蓑衣藤 10 克、过岗龙 15 克、山鲤鱼 10 克。

用法:水煎,分 2 次内服,忌生冷,少吃盐,忌房事。

**漆症**

症状:病人接触生漆或漆树或闻到漆的气味而身上生疮痒,溃烂流水或全身肿胀。

药物:肥皂、软螃蟹。

用法:初期先用肥皂水洗患处,然后将软螃蟹捣烂敷在患处,日换 1 次,一般 2～3 天可消退。

**牛皮癣**

症状:多长于四肢暴露部位。颈头部多长,长出一块块的像牛皮样的疙瘩,痒,起红色小点,有的成片状,有地图形。抓搔后起灰壳,反复发作,经久不愈,可越发越宽。

药物:斑蝥、红娘、人言、香油。

用法:上三味药各等份,焙干碾细末,用香油调成糊状,先将患处用浓茶水洗净,剥去老皮,然后把药涂在患处,每日 1 次,忌内服。一般 3～4 天可消失。

**闹脚病**

症状:多为小儿,感觉无力,拖脚不起,面黄肌瘦,饮食无味,晚上睡觉喜扑睡,磨牙齿,打不起精神。

药物:梦花 20 克、追魂草 20 克、回阳草 20 克。

用法:将上三药焙干,碾成细末。然后做 1 个三角形的黑布口袋,长约 5 寸,宽 2.5 寸,把药粉装进布袋里,将药袋扎紧,挂在胸前,1 周换 1 次药,一般 2～3 次可愈。

**屙肚子**

症状:肚子痛,解大便水样,1 天 10 多次,肚子胀,恶心呕吐,心烦,无力,吃东西无味。

药物①:马齿苋 15 克、三月泡蔸 10 克、海蚌含珠 15 克、百味连 10 克、刺黄柏 10 克、水杨梅 10 克、黄柏皮 10 克、隔山消 10 克、赶山鞭 10 克。

用法:水煎,分 2 次服,忌生冷瓜果。

药物②:三月泡尖。

用法:用三月泡尖 5～7 个,擂烂,冲阴阳水服。

注:阴阳水是将擂烂之药放入一土碗中,然后冲上小半碗开水,马上在碗的上面再盖一个碗,10 分钟左右后服用药汁,为阴阳水。

**受凉病**

症状:发热,怕冷,头身痛,畏寒,清涕,喉咙痛,汗出怕风。

药物:水灯草 10 克、水菖蒲 10 克、紫苏 10 克、水竹叶 10 克、克马草 10 克、香叶子 8 克、毛耳朵 10 克、土茯苓 10 克、青蒿子 10 克、生姜 3 片。

用法:水煎,分 2 次内服,忌生冷。

**跌打损伤**

症状:跌打伤处肿胀疼痛,红肿,重者活动受限。

药物:八里麻、大救架、五加皮、现饭坨、红老鸦蒜、泽兰、青菜七、就地趴、见肿消、散血草、白酒。

用法:上药各等份,洗净,晾干水气后捣成泥状,加白酒适量,调敷患处,日换药 1 次,一般用 2～3 次可消肿。

## 六、医德

用民族药自己上山采的不收钱,不收出诊费,为患者推拿不收费。只要把病治好就是最大心愿,只要有口饭吃就行了。

## 第八节　田景丰医生访谈录

田景丰,男,32 岁,土家族。保靖县隆头乡人,祖传,专长:内儿科、妇科、封刀接骨。

### 一、病因

1. 气候不正常,突然变化使人体不适应气候变化而发病,常见的有感冒发热。风湿病复发。

2. 饮食。吃了不干净的东西,引起拉肚子、腹痛或痢疾。

3. 水、环境影响。湘西的水质硬,饮用时间长了多得结石。

4. 瘟疫,如麻疹、伤寒等。

## 二、对人体骨头的认识

八挂骨、头项骨、枕骨、下巴骨、后颈骨、饭丝骨、别节骨、背肋骨、背节骨、腰以下脊骨、尾根骨、大筒子骨、脚眼睛骨(蹉骨)脚掌骨等。

## 三、诊断

主要有看诊、拿脉。

(一)看诊

1. 看眼睛,肝有病白眼珠发黄,急性的黄的比较深,起血丝。慢性的眼珠黄带绿色。

2. 看耳朵,耳朵黄而干枯的,在小儿为骇着,有虫夹食积。

3. 看鼻子,小儿惊风有鼻翼扇动,病重。

4. 看眼泪,流清眼泪,发热,起疹子,身体是冷的,为小儿出油麻。

5. 看头发,头发黄色,在妇女为体虚、停经。小儿头发黄,八挂骨未长好,有蛲虫病,积食,体弱,走胎。

6. 看口,看舌苔有白衣的为伤寒(寒气入里),看舌尖,舌尖红色如嫩肉的为心里痛。

7. 看舌下两根筋:绿兼紫色的为霍乱症(上吐下泻),看舌上有黏涎膏为不开胃,胃上有毛病。

8. 看小儿手指节骨(内节骨掌侧面),指节处亮黄色为有积食,夹食,疳积,用针刺可出水浆。

9. 看嘴巴皮,带紫黑色为腰子有病,有火,腰痛,尿黄尿闭。

10. 看巴骨流痰,作寒作冷,胀痛,表面皮肤是本色,不肿,压之深处有痛感。巴骨流痰多长于屁堂骨,肉厚的地方。

11. 看瘤,表面是本色,有一坨鼓起来,痛,用针一扎,肿坨走动转移到别处,叫瘤。

12. 看肚痛,在下肚子处起一坨,模起来痛。

13. 看背花,长在背节骨,首先是里面痛,不久就烂到外面,开花开朵,不易治愈。

14. 看瓜藤黄,多长于四肢,治好一个另长一个,与瘤的区别,瘤一上药就走动了。

15. 看蛇皮疮,多长在背心或肚皮上,像蛇皮一样起一条,烧热痛痒。

16. 看搭带疮,过去外出搭带子的地方长疮,一弯条状起红色斑点,起疱,出黄水,灼痛,不痒。

17. 看穿掌,脚掌手掌痛,阴痛,梅痛,长在脚手背上,从骨头里长出来。

18. 看天舌毒,长在手指尖上,疼痛剧烈,肿得亮晶晶的。

19. 看泥鳅毒,长在手指第二关节处,不及时治疗可发展到泥鳅脑壳上(手指尖),重的关节烂脱节。

20. 看风节子疗,长在皮肤上,头头上有个白点(如钉子样而得名)。

(二)听诊

听患者放气(呼吸)的紧松,放气紧多为发热,内热放气松多为肺虚,无力,重病后期。听吼包声,放气有吼声,有带"吼、呵"的为吼包病,难治愈。

(三)嗅诊

放气(呼吸)臭的是胃中有火气或者虫牙,放气是酸的有肝脏病,大便臭难闻的是肚肠有火,小便有腥臭味的是腰子有火气,汗出有臭味的是病情重,腋下有臭味的是狐臭,脚有臭气是汗脚,脚气病。

(四)拿脉

土家医拿脉的方法基本与中医相同。不同点:一是拿脚后跟脉;二是拿颈部前面两侧脉。

## 四、临证治验

1. 摆红摆白(相当于西医的肾盂肾炎)

症状:面部带黑色,屙尿屙红的有时屙白的,有尿闭、尿痛,有涩胀感,小便次数多,日数十次。

治疗:

急性的用克马草、铁马鞭、牛打架、韭菜菀。

用法:上药各适量,水煎分2次内服,每次服1小碗。

慢性的在上方中加益母草、鸡冠花、水菖蒲、黄连、鸡合子。

用法:上药适量水煎,内服,每日2次。忌生冷、辛辣之品。

加减:有尿痛的加八月瓜、搜风藤,有尿闭的加木通、克马草籽、枞茯苓。

2. 小肚子痛(相当于西医的盆腔炎)

药物:山木通、克马草、尿珠子根、青木香、山黄连、锯子草、班鸠窝、无娘藤、桃树叶,体虚的加当归、土党参。

用法:上药各等份,水煎,分2次服,每日1剂。

3. 肺劳(慢性支气管炎)

药物:拿夏合(白及)、毛辣根、毛草根(又叫穿山甲）、刺黄连、籽上叶、夜关门（大的）、土贝母、岩川芎（岩防风）。

用法：上药各等份，焙干，碾细末。每次 3 克，日 3 次，用冰糖加鸡蛋兑服。

**4. 胃气病（胃炎、肠炎）**

药物：刺黄连、水黄连、黄木香、搜风藤、八月瓜、巴蕉心、赶山鞭。

用法：上药各等份，焙干，碾细末内服，每次 3 克，日 3 次。

**5. 疱、疮**

大者为疱，小者为疮，疱（包括癀、流痰、巴骨流痰）。

药物：娘娘藤、糯米菜、野棉花蔸，荞谷、透骨凉、仙人掌、包谷七、一点黄。

用法：上药各等份，捣烂敷患处，每日 1 次。

小疮，用雷公膏叶子嚼后敷患处，第 2 天可愈。

**6. 癣疮**

药物：桐油、红粉、轻粉、老鸦蒜。

用法：上药各等份，碾细末与桐油调成糊状，然后用生姜（大的切成两半）蘸药糊，把姜烤热，然后将生姜之有药面贴在患处，揉擦，反复 2～3 分钟为 1 次。

**7. 烧伤**

药物：

方 1：娃娃鱼皮、鲢鱼皮。

用法：直接将娃娃鱼皮盖在烧伤的创面上，1 天换 1 次。未有娃娃鱼就改用鲢鱼皮，亦有效。

方 2：黄瓜香、透骨凉、牛克西、老鸦蒜、仙人掌。

用法：将上药各等份，捣烂取汁水，用汁水涂敷患处每日 2～3 次，用药前将烧伤处用尿泡一下。

**8. 痔疮**

药物：白胡椒、龙树刺、糯米、公猪肛门。

用法：用公猪肛门 1 尺左右，放入糯米与胡椒 7～9 颗，然后把龙树刺扎在肛门上（11～15 颗）用大火蒸，蒸软后，丢龙树刺，吃肛门与糯米饭，一般吃 2 次可愈。经治 30 多人，无一人复发。

## 五、开刀血位巳时法

开刀血位巳时法，是田医生家祖传下来的秘诀。仅 50 余字，字简意深。它是论述人体在某一个时辰，气血流行到某一个部位，那时某部位就不能做手术，或封刀接骨。如果违背这个时辰做了手术，就会出现危险。

1. 辰时：天边大血到

注：辰时约早上 7～9 时，这时人刚起床，开始活动，人体气血运血到远端（天边）循环充盈于四肢、头顶，所以在这个时辰在四肢末端、头顶（左边）不宜做任何手术。

2. 巳时：冲咽喉

注：巳时约上午 9～11 时，此时气血旺盛于咽喉部、颈部，这时不宜咽喉、颈部动手术。

3. 午时：定八卦

注：午时约中午 11～13 时，八卦指头部八卦穴，这个时辰头部穴位气血最旺盛，所以这时不宜在头部八卦穴处做各种手术。

4. 未时：点心掌

注：未时约下午 13～15 时，心掌指手心、脚心，此时手心、脚心气血极旺，不宜做手足的各种手术。

5. 申时：血冒上

注：申时约下午 15～17 时，冒上是指人体气血从下肢向上至胸腹流动，此时气血充盈于胸腹部，这时不宜胸腹部动手术。

6. 酉时：脚唠金

注：酉时约下午 17～19 时左右，唠金指脚及脚背、脚跟。这时气血在脚背、脚跟处最旺盛，这时不宜动手术。

7. 戌时：脚皆上

注：戌时约 19～21 时，脚背上是指脚以上的气血旺盛，这时除了脚以外都不能做手术。

8. 亥时：尾上根

注：亥时约 21～23 时左右，尾上根是指尾骨以上的骨头，包括腰、颈椎骨（又叫龙节骨）从尾骨到颈骨这时都不能做手术。

9. 子时：腰子边

注：子时约 23～01 时左右，腰子边是指腰部、肾部位，这时腰部气血盛，不能做手术。

10. 丑时：皆堂心

注：丑时约 01～03 时左右，皆堂心是指这时气血充旺心胸部，这时不能在胸心部位动手术。

这十个时辰开刀血位巳时法，是根据古人的阴阳、八卦、子午流注而总结出来的，具有一定科学性、实用性，是田医生家祖传下来的法宝，是否真的到某一个时辰就不能在某一个部位动手术，动后真的会出问题，有待进一步考证和实践的检验。

## 第九节　夏声鹏医生访谈录

夏声鹏,男,45岁,土家族,跟师,专长,民间疗法,内科杂症,龙山县卫生局。

### 一、劳病:俗话讲五劳七伤

1. 打劳

病因:打架、打伤、摔伤、刀枪伤等引起的外伤。

症状:伤处有瘀斑,内部有瘀血,眼睛有瘀斑、瘀点,指甲有青紫,大小便不通畅,局部肿胀,疼痛,有伤口的有出血。

药物1:拐子草10克、强盗草10克、大救架10克、血三七6克、散血莲10克、辣蓼草10克、打不死10克、乌头6克。

用法:水煎,分2次内服,忌辛辣、发物。

药物2:乌头5个。

用法:乌头在童子尿中浸泡七天七夜后取出,晾干打成粉末,内服,每次3克,每日3次,一般用3~5天为宜,不宜久服,久服会中毒(因乌头有毒)。

2. 压劳

病因:因背挑过重或身体未发育成熟而久负重载。土家民间讲"把人压抢了(意为不长了)"。

症状:干瘦,个子矮小,生长迟缓或停滞不长,骨节榫有疼痛,有的干咳。

药物:土人参10克、三百棒10克、牛血莲10克、白三七8克、田三七10克、桃子骨10克、过岗龙15克、山鲤鱼10克、牛克西10克。

用法:水煎,分2次内服,每日1剂。忌牛肉、虾公。

3. 色劳

病因:女的在坐小月(月经期)同床。女的恶浊物反流串到男的身体里去了,男的得病。

症状:腰痛,头晕,眼花,小腹痛、胀,小便红色,涩胀,干瘦,面色黄或灰黑色,人疲倦无力,打不起精神。

药物:穿山甲(丝茅根)10克、儿多母苦10克、牛克西10克、野烟叶6克、丝棉皮15克、斑鸠窝15克、破铜钱15克、九里光10克、西芎10克、百合15克、黄草10克。

用法:水煎,分2次内服,每日1剂,服药时忌房事。

4. 月家劳

病因:坐小月(月经期)同床,坐大月(产期)未满1个月而同床,多为恶浊内积形成内结而成月劳病。

症状:腰痛、腰酸、干瘦、头晕、眼花、小便次数增多、色红,小腹紧,微痛,吃东西无味,坐小月推迟或提前。

药物:女儿红10克、对月草10克、月月红15克、麦门冬10克、丝棉皮15克、牛克西10克、斑鸠窝15克、克马草15克、欢冠花15克、锯子草10克。

用法:水煎,分2次内服,每日1剂。忌同房、发物。

5. 干溪劳(又叫干经劳)

病因:少女坐小月后,再不坐小月或停止几个月后又坐小月,主要是坐小月时调理不当,水中作业或感冒发热而引起。

症状:不坐小月,身体消瘦,发育停滞,小腹胀痛,有刺痛,面黄肌瘦,咳嗽,咳半声,无痰,面色黄带黑色,指甲青紫,有的苍白。

药物:水蚂蟥8克、月月花15克、女儿红10克、爪子金10克、锯子草10克、红花10克、血当归10克、破血草10克、鸡冠花15克、土人参10克、牡丹七10克、打破碗花花10克。

用法:水煎,分2次内服,每日1剂。忌生冷、发物。

6. 咯劳

病因:感受风寒或大热天汗出不止,突然饮用大量凉水或干重活时突然停下就喝冷水而致咯劳。

症状:咯时不止,尤以早上起床时咯阵发性发作,咯劳,是饮凉水而致的,咯吐泡沫痰,是伤风引起的,咯黄痰,咯黄痰伴胸痛、体疲,咯反复发作,经久难愈。

药物:三步跳(用石灰泡1周后,洗净切成片用)10克、厚朴10克、矮地茶10克、枇杷叶10克、枇把花10克、映山红10克、铁包金10克、土贝母10克、蚯蚓10克、小杆子10克、炙麻黄6克。

用法:水煎,分2次内服,每日1剂。忌生冷。

7. 肺劳

病因:房劳过度,或当风同房,或劳累后同房而引起肺劳。

症状:与色劳症状相同,不同的是有咳嗽咯血,有盗汗症状。

药物:金线吊葫芦10克、土贝母10克、百部15克、小杆子10克、映山红10克、铁包金10克、蕺儿根

15克、刺黄连10克、糖罐子15克、野麦子20克、岩防风10克、肉罗汉10克、毛蜡烛10克、藕节20克。

用法:水煎,分2次内服,每日1剂。忌辛辣发物。

土家民间医将多种慢性消耗性疾病都列为劳病等。治疗原则是以活血去瘀,加点滋补药就能扶正。

## 二、闹脚病(多为小儿)

闹脚病又叫走胎病、小儿疳积病、不在行、吵啰连。

病因:饥饱无度或过食生冷,造成饮食积滞而致闹脚病,巫医叫飘魂走胎病。

症状:形像猴子瘦小的叫走猴胎,脸瘦长的叫走马胎,嘴尖的叫走狗胎,清瘦、腹胀、腹泻,不嗜饮食,奔水,烦燥不安,睡觉有惊跳,睡时脚马十字架,磨牙齿,头发分叉,起条索状打绞。耳背后青筋暴露,腹部胀大,叩之有鼓声或水声。闹脚病又叫隔食,分水隔与饭隔,水隔叩之有荡水音,食隔叩之有空响鼓声。望腹部青筋可观察病人的程度。青筋暴露明显,色青紫色的,为病程长,病重。

药物:疳积草15克、甜酒曲10克、水隔的加克马草15克、水灯草10克。

用法:水煎,分2次内服,每日1剂。亦有的将上药打粉与鸡蛋煮吃,亦有的把上药打粉后放入一黑布口袋里挂在颈项上。

闹脚非药疗法:

1. 翻背、捏背脊两旁,从下向上捏提3~5遍,提毕后在盐产骨下掐隔经,两边各1次,听到响声为好。

2. 用瓷瓦针点刺四缝穴,然后挤患儿四缝穴,挤出像鸡蛋清样的液体,有的带黄色,刺后可愈。

3. 烧灯火,用灯草蘸桐油,点燃后点烧患儿耳背后发际头皮(烧青筋的顶端),一次可愈。

## 三、水肿病

1. 水肿病

病因:多吃、多饮,水液停滞而营养不良,或感受风寒、风湿而致病。

症状:头面及眼睛肿胀或全身水肿,肿得发亮,伴腰杆痛,小便量少,人无力,吃东西无味。

药物1:藿麻草200克、黄豆400克。

用法:将藿麻草全草洗净,砍成细末,黄豆用冷水泡半天后与藿麻草一起用磨子推成浆,然后,放入锅中煮熟,连药渣一起吃完,一般2~3次可消肿。

药物2:糖罐子根15克、过岗龙15克、野烟叶8克、尿珠子根20克、腹水草15克、连钱草15克、克马草15克、斑鸠窝15克。

用法:水煎,分2次内服,每日1剂,忌咸盐、发物。

2. 水呛

病因:喝水不注意呛入气管,或游泳时不注意吃水,或溺水后吃水而致。

症状:干咳,喘,咳半声,胸中不适,咳时无痰,呈阵发性干咳,喉中痒,痒时干咳。

药物:水獭肝1副。

用法:将水獭肝焙干,碾细末冲开水服,每次6克,日3次。忌烟酒。

3. 水滞

病因:长期坐卧湿处,尿床或淋雨,水中作业或深山野外露宿,致水湿浸入皮肤肌肉关节致水滞病。

症状:肌肤麻木不仁(局部),关节榫疆化不利,长久不治可引起风湿瘫痪。

药物:鸡屎藤10克、瓜岩香10克、蓑衣藤10克、润筋草15克、艾蒿10克、打不死10克、岩防风10克、藿麻草15克、透骨风10克、枫树球10克。

用法:水煎,分2次内服,每日1剂,忌生冷。

4. 水鼓胀

病因:由水肿失治转化而来,或饮酒过多而致本病。

症状:肚子胀大如鼓,肚子青筋暴露,色紫暗,手脚瘦小,精神差,小便量少,吃东西后肚子胀加重,面黄肌瘦,面色暗灰色。

药物:木子树根15克、过岗龙25克、大通草10克、小通草10克、腹水草15克、猪肝草10克、鸡合子20克、土人参10克、女儿红15克、尿珠子根15克、猪茯苓15克。

用法:水煎,分2次内服,每日1剂,忌酒、酸辣、发物。

## 四、气病

1. 忧气病

病因:遇到不顺心的事,如丧子、丧夫、丧妻、丧父母等,多指女的,吵架、怄气、忧气伤肝所致。

症状:呃逆、胸肋骨痛,善太息,精神沉郁,痴呆,不食东西,日思夜想,头昏脑胀,烦嘈杂音,对任何事不感兴趣。

药物:夜关门 10 克、合欢皮 10 克、郁金 10 克、蛇魔芋 10 克(石灰水泡)、追魂草 10 克、何首乌 15 克、梦花树 10 克、铁树蔸 15 克。

用法:水煎,分 2 次内服,每日 1 剂,调节情志,心情开朗。

2. 岔气

病因:因不慎扭伤或闪着而致气滞不通。

症状:两排叉骨突然发生刺痛,出气时痛加重,偶有不能转侧。外摸压不痛。

药物1:青木香 10 克、田边菊 10 克、大救架 10 克、中搜山虎 10 克、厚朴皮 10 克、狗屎柑 10 克、延胡索 15 克。

用法:水煎,分 2 次内服,忌生冷、发物。

药物2:铧口尖。

用法:将铧口尖在火中烧红后放入冷水中,然后服用铧口水(又叫铧火水)。

3. 胃肠气痛

病因:饮食不调或吃不干净东西或伤风寒所致。

症状:肚子痛,嗳气,肚中鸣,矢气后痛减,轻者伴有屙肚子。

药物:厚朴皮 10 克、青木香 10 克、马蹄香 3 克、地蜂子 10 克、红老鸦酸 15 克。

用法:上药鲜品洗净捣烂,兑淘米水内服,每日 2 次。

4. 疝气

病因:是指阴囊肿胀,肿大明显的,又叫沙鼎罐。由劳累后同房引起,或小儿脾气大、爱哭而引起。

症状:阴囊肿胀时发时消,压阴囊处有水声,小儿好啼哭,走路时有胀痛感。

药物:柑子树叶 20 克、金钱柑叶 20 克。

用法:水煎,分 2 次内服,每日 2 次。忌辛辣。

5. 冷气

病因:身体虚弱,中寒,小儿肚子受凉,晚上睡觉时肚子露在外面凉着所致。

症状:小肚子痛,肚脐冷痛,手足拘急,全身怕冷,见风发抖,遇寒加重,得热痛减。

药物:胡椒 4 克、山胡椒 10 克、马蹄香 3 克、吴茱萸 8 克、香叶树皮 10 克、干姜 8 克、仙灵脾 10 克、鸡大腿 10 克。

用法:胡椒、山胡椒捣烂,然后与上述药水煎,分 2 次内服,忌生冷。

## 五、鸡盲眼

病因:多见于小孩,因小儿调养不当所致。

症状:到了快打麻岔时(快天黑时),眼睛看东西不清,白天又好了。

药物:木鳖子数枚、猪肝 150 克。

用法:将木鳖子去壳,切成薄片,另将猪肝切片,木鳖仁 1 岁 1 粒,与猪肝蒸熟后,将木鳖子仁拿出来,吃猪肝,1 次吃完,可连用 2～3 次。

## 六、风病

1. 头风(又叫虚阳灌顶)

病因:由于高热不退,或三元之气亏虚,虚阳上冲于顶所致。

症状:头昏、眼花、头部空痛,重者站立不稳,昏倒在地,伴口干口苦,心烦。

药物1:麝香少许,艾叶适量,冰片适量。

用法:将艾叶焙干揉成艾绒,麝香、冰片碾成细末,三药拌均匀,然后揉成黄豆大小的艾团,放在患者的百会穴,或涌泉穴,或两太阳穴处,用火点燃后,烧至患者肉皮,有疼痛时医生用大拇指按压艾团,一般用 1 次。

药物2:独脚鸡 10 克、牛角七 10 克、包谷七 10 克、阴钩藤 10 克、肉罗汉 10 克、土人参 10 克、牡丹七 10 克、丝棉皮 10 克、黄柏皮 10 克、山黄连 15 克。

用法:水煎,分 2 次内服,忌辛辣、发物。

2. 羊角疯(又叫羊癫疯、猪婆疯)

病因:认为是痰蒙心窍所致。

症状:突然昏倒,口吐白沫,口中有叫声(声如猪叫者为猪婆疯,声如羊叫的为羊角疯)。一般几分钟到半个小时自己醒过来,醒来后如正常人一样,反复发作,经久不愈。

药物:蛇魔芋 8 克(刮)、三步跳(刮)10 克、狗屎柑 10 克、小杆子 10 克、矮地茶 10 克、铁包金 10 克、映山红 10 克、马蹄香 3 克、东古子果 10 克、枇杷花 10 克。

用法:水煎,分 2 次内服,每日 1 剂,忌生冷、辛辣、发物。

3. 脐风(又叫七风)

病因:妇女生小儿时断肚脐时不干净,毒气从脐带中传入体内而致。

症状:产后 45 天左右出现抽筋,肚子胀,大便不通,肚子起青筋,脸有苦笑面容,呕吐,不乳,烦躁,哭啼不休。

药物:灯草1段,桐油适量。

用法:将灯草蘸上桐油点燃后放在患者百会、印堂、人中、勇泉、脐门(脐周围烧六灸其余如穴位各灸1次),烧时先把灯草上的火吹熄,再点在穴位上,一般用1～2次。

**4. 漆风**

病因:接触生漆或从漆树旁过路或别人漆家具闻到漆的味道,均可发病。

症状:头面部肿胀,身上起疮,有烧灼痒痛,伴心烦口渴,痒痛不止。

药物1:八树(六月凉)100克。

用法:切片,水煎半小时左右去渣,用药水洗患处,每日洗2次,一般3天可消退。

药物2:野油菜50克、螃蟹3～5个。

用法:上二味药捣烂敷患处,每日1次,忌辛辣、发物。

**5. 产后风**

病因:妇女产后产门张开,风寒之邪内侵所致。

症状:怕风怕冷,寒战,突然昏倒,不省人事。

药物:血当归10克、儿多母苦10克、土人参10克、衣包10克、麦门冬10克、牡丹七10克、黑木耳10克、香叶子树8克、蜂糖20克。

用法:除蜂糖外其余药水煎分2次内服,在服药时加入蜂糖服用,忌风寒、生冷。

**6. 风湿病**

病因:由劳累后当风或久住潮湿之地,致风寒之邪滞于体内关节而致病。

症状:遍身关节痛,有游走性疼痛,随天气变化时而疼痛复发加重,严重者,关节肿胀瘫痪。

治疗:凡是藤类药物都可以治风湿病,多半叫风药,刺类药物如五加皮、风藤、巴岩香、五爪风、三百棒,多用酒泡,内服外用,有用灸法的。

药物1:五爪风10克、风藤10克、巴岩香10克、三百棒10克、五加皮、岩防风10克、鹤麻草15克、地枫皮15克、地枇杷10克、艾蒿10克、阴钩藤10克、鸡屎藤10克、乌蛸蛇10克、黑蚂蚁10克。

用法:水煎,分2次内服,每日1剂,忌风寒、生冷。

药物2:狗鞭2条、乌头30克、乌蛸蛇50克、四两麻15克、风藤50克、三百棒50克、鹤麻草50克、岩

防风50克、黑蚂蚁30克、一蔸钟50克、枞树针50克、血三七50克、半截烂10克、阴钩藤50克、巴岩香30克、枫树球50克、蜂窝30克、金腰带30克。

用法:上药切成片或小段,用密封罐子装好,再加白酒(50度左右)5升,浸泡半个月后,即成药酒,可用。外用:用此药酒,擦揉患处,1天1次;内服此药酒,每次20毫升左右,不能多服用,每日2次。

**7. 风螃**

病因:接触外面的毒气或花粉等而致病。

症状:全身起螃螃,痒,越抓越发,起初只有一螃螃,然后越发越多,可致全身起螃,痒甚烦躁不安,几个小时后可自行消退,不留痕迹。

药物:阴钩藤10克、九里光10克、野菊花10克、六月雪10克、犁头尖15克、黄柏皮10克、苦参10克、金银花15克、岩防风10克、紫草叶10克、鸡呀嘶壳10克。

用法:水煎分2次内服,每日1剂,忌辛辣、发物。

**8. 风气**

病因:昆虫爬在皮肤上,或蜘蛛尿在皮肤上而致毒邪之气入皮肤而发病。

症状:皮肤起小螃螃,色红,痒甚,重者面部肿胀,抓搔后流水溃烂。

药物:蛇泡草10克、地胡椒10克、九里光10克、芙蓉叶10克、野麻蔸10克、野菊花10克、蛇不过10克、山乌龟10克、蜂子窝10克、九龙胆10克、蛤蟆草15克、一支黄花10克。

用法:水煎浓后,去渣,用药水洗患处,每日2次,忌辛辣、发物。

**9. 半边风**

病因:因喝酒过量,或劳累过度,或怄气而致气血上冲于脑所致。

症状:突然昏倒抽筋,继面半边瘫痪,有的不能讲话,有的耳朵听不到声音,有的自觉耳朵像打雷样叫,有的大小便不能自控,有的一直昏迷不醒,重者死亡。

药物:血三七10克、土人参10克、透骨风10克、阴钩藤10克、桑树枝10克、土牛膝10克、何首乌15克、黄芪20克、蜈蚣2条(去头足)、蚯蚓10克、蚕蛹15克、白三七8克。

用法:上药水煎分2次内服,每日1剂,忌辛辣、发物、烟酒。

**10. 冷骨风**

病因:在寒冷水中作业时间太长,或感受风寒未

有及时治疗,寒气入骨所致。

症状:风湿中寒气重的,为冷骨风,骨头浸冷关节冷痛,冷浸骨髓,遇寒冷痛加剧,遇热痛减,冬天严重,夏天缓解。

药物1:药酒2两。

用法:火功疗法,把药酒到入碗中,用火把碗中药酒点燃,然后医生手取燃烧之药酒火,在患者疼痛部位迅速拍打,反复10余下为治疗1次,治疗后患者即有舒服感,痛减轻,连续治疗4~6次,病情轻者可愈,病情重者也明显减轻。

药物2:水獭皮1张或狗皮1块。

用法:用水獭皮包关节疼痛处,或用狗皮1块包关节疼痛处,可缓解疼痛。

药物3:乌头(制)10克、铁灯苔10克、香叶子树皮10克、鹤麻草15克、雷蜂窝8克、野花椒10克、三百棒10克、干姜10克、包谷七10克、七加风10克、一支箭10克、山胡椒根15克。

用法:水煎,分2次内服,每日1剂。忌生冷、发物、五爪。

11. 伤风

病因:在外面露宿(打地铺盖)或衣着单薄而致风寒之气浸入体内所致。

症状:头痛发热、流清鼻涕、吐白痰、怕冷、怕风、喉咙痛。

药物:薄荷10克、焊菜15克、荆芥10克、岩防风10克、小杆子10克、矮地茶10克、生姜3片、鸳鸯花10克、毛耳朵10克。

用法:水煎分2次内服,每日1剂,忌生冷。

12. 惊风

病因:小儿高热过后痰热蒙心窍所致。

症状:高热不退,突然出现惊厥,四肢抽筋,眼睛向上翻,喉中有痰声,时惊跳,呼之不应。

药物:灯草1段、桐油适量。

用法:用灯草蘸桐油点燃后,在患儿百会穴、印堂穴、太阳穴、水沟穴点烧,一般烧1次,大部分患者可止惊,未止惊的,掐人中、合谷、内关穴。

## 七、火症

病因:由于全身火气上冲,火热内盛,烧灼体内精气而致。

症状:口干、口渴、眼红、咽燥、大便干结、小便少而黄、心烦、肚中有灼热感、手心脚心出汗。

药物:黄柏皮10克、山黄连15克、生石膏15克、青蒿子15克、水灯草10克、浮萍10克、水牛角10克、连钱草15克、山豆根30克、开喉剑10克。

用法:水煎,分2次内服,每日1剂,忌辛辣、发物。

## 八、尿急病

1. 热尿急

病因:由于天热劳累过度,致水分不足所致。

症状:小便时有灼热、涩胀、不易解出,排出不利,伴小肚子胀痛,小便时尿道有灼热感,小便黄,大便干结。

药物:蛤蚂草15克、刺茄菜10克、水灯草10克。

用法:上三味药均为鲜品捣烂,服汁水,每日2次,一般2~3天可正常。冬天可用上药干品,水煎分2次内服,每日1剂,忌辛辣、发物。

2. 血尿急

病因:劳累后同床,或房劳过度而致。

症状:屙血尿,尿是红色伴腰痛、头昏、口苦、心烦,小肚子隐痛,有的小便时有痛感,尿急不通畅,屙尿点点滴滴。

药物:牛克西10克、蛤蟆草15克、血当归10克、线鸡尾15克、锯子草10克、毛蜡烛10克、过岗龙15克、藕节子20克、糖罐子根15克、夜关门10克。

用法:水煎,分2次内服,每日1剂,忌辛辣、发物。

## 九、发痧

病因:热天在太阳下暴晒,或汗出过多未喝水而致。

症状:突然心里痛,昏倒在地上,人事不知,出气急促,呼之不应。

药物:生黄豆3粒。

用法:在未昏倒之前咀嚼三粒生黄豆,如不知道黄豆的腥味的,是发痧。

急救:将患者抬到阴凉通风处,叫一名童子给患者肚脐上屙尿,另用大蒜籽捣汁灌服,可苏醒。有的用刮痧,在颈部两侧、额前、四肢关节桦处,用凉水拍一拍,然后手指(医生的中指)刮,皮肤被刮出紫黑色痕迹为度,再用瓷瓦针在刮的地方刺出血为止。

## 十、关门杀

病因:是疾病过程的一个症状表现,久病或热病所引起。

症状：大便不出、肚子胀、想解解不出来，小便不通或小便时涩胀。

药物：土狗子5只。

用法：将土狗子（活的）3至5只捣烂，用白酒20毫升左右吞服，可连用1～2次。

## 十一、长疮

病因：火毒壅塞肌表所致。

症状：初起漫肿，皮肤红色疼痛，2天后成形，局部疼痛加重，5～6天成脓，久之疮的头可自行溃破，流脓水出来。

药物1：芙蓉花或叶30克、懒泥巴树皮30克、牛大黄30克。

用法：将上药捣成泥状，敷在患处，将疮的头留出来不敷药，1天换1次药，如已溃破，可用手挤压，将脓根挤出而愈。

药物2：九里光10克、野菊花10克、山栀子10克、芙蓉叶10克、一支蒿10克、路边黄10克、山黄连10克、散血草10克、尿珠子根15克、鸳鸯花15克、血三七8克。

用法：水煎1日剂，分2次内服，忌辛辣。

## 十二、夏医生对土家药的认识

药物的性能分寒药（又叫凉药）、热药（又叫温药）两大类。

药物的性味为苦、酸、咸、辣、甜、麻、涩7种。

药物的功能分表药、赶气药、赶火药、赶食药、下气药、补养药、赶风药、赶血药、散寒药、消隔药、喜药、怕药、和气药、蛇药、火疤药、打胎药、消水药、止咯药、止痛药、止屙药、止汗药、打伤药、打虫药等23类。

表药，有发表、散风、祛寒作用，使邪从皮肤肌表散发出去。如香叶子、毛耳朵、火葱、岩防风等。

赶气药，把体内不顺畅之气赶出体外。使体内气血和畅，如四两麻、马蹄香、厚朴皮、野花椒等。

赶火药，将体内的火热之气消除。如黄连、百味连、朱砂连、十大功劳、山黄瓜等。

赶食药，由饮食而引起的不消化之物得以消除。如云木香、麦芽子、甜酒曲、赶山鞭、隔山消等。

下气药，凡气血阻滞不通的，用下气药把气血向下赶，至气血顺畅为止。如隔山消、狗屎柑、一支箭等。

补养药，使气血亏虚之体通过补养药而恢复正常体质。如土人参、衣包、地螺汉、土党参、枸杞子、白三七等。

赶风药，使停留人体的风寒湿热之气通过赶风药治疗而消失。如鹤麻草、地枫皮、阴钩藤、乌头、乌蛸蛇等。

赶血药，使体内瘀积之血或皮肉内瘀血通过赶血药治疗而消除。如血三七、打不死、大救架、散血连、三百棒等。

散寒药，从肌肤侵入体内的寒气或体内自身产生的寒气，通过赶寒药治疗，把寒气消除。如香叶子、干姜、黄芪、乌头等。

消隔药，使体内阻隔之水气通过消隔药治疗而通畅。如水灯草、克马草、蓑衣藤、过路黄、九牛造等。

喜药，使无生子能力的妇女通过服喜药可生子。如儿多母苦、土牛西、丝棉皮、黄花菜果、月月红等。

蛇药，因毒蛇咬伤内服外敷蛇药可使身体恢复正常。如辣蓼草（红色的）、蛇不过、铁灯台、背蛇生等。

火粑药，使烧烫伤病人通过火粑药的治疗或治愈或少留瘢痕。如大刺茄、桐子球、线鸡尾等。

打胎药，是指怀了小儿不想生出来，把胎儿打散后排出来。如牛克西、蚂蝗、牛文子、麝香等。

消水药，使全身水肿病人通过消水药治疗，使水肿消退。如尿珠子根、路边黄、过岗龙、蓑衣藤等。

止咯药，是指咯病患者通过服止咯药而使咯止。如铁包金、映山红、小杆子、枇杷叶、矮地茶等。

止痛药，是人体某一个部位或某一个脏器疼痛，经服止痛药而痛止。如半截烂、白三七、杜根、四两麻等。

止屙药，是指因饮食不慎而致屙肚子或上吐下泻或屙红白膏的，用止屙药而屙止。如蒜盘子、水杨梅、三月泡、刺黄连等。

止汗药，是指人体白天出汗不止，或晚睡着后出汗，服用止汗药后，汗可止。如野麦子、岩防风、炒白术、煅龙骨等。

打伤药，是指不小心打伤，或摔伤，或被别人打伤，或刀枪伤的，用打伤药治疗后伤愈的。如八里麻、锯子草、金腰带、一点血等。

打虫药，是指体有蛔虫或肛门或阴部有虫，用外用或内服打虫药后可把虫打死。如南瓜子、苦楝皮等。

识别药物常识：见黑止血见红破血，味甜有补养作用,味苦有泄火作用,水边生长的药物有泻火作用,味辛有赶气作用,根茎有通经活络作用,藤类药有通经络祛风湿作用,外用箍药都是有咸味的。口水是一种好的箍药,土家医生外用药都加点口水进去,起治疗作用。表药多用嫩药苗,借自然的生气,如薄荷、荆芥、紫苏、一支黄花等。有光滑粉腻起涎的,多为通药,如大通、小通、水灯草。一般热性药气味大。见刺即祛风,如五加皮、刺包头、三百棒。性味强烈的有赶气破血作用,如半截烂、白三七。生打、熟补,意即生用有活血通络作用;熟用有补养作用。根苗水分多的性味凉,有利水作用。药味甜的平性的药,多用参、七之名的,多有补养作用,如人参、沙参、白三七、包谷七、牛尾七等。有带浆汁的如奶浆藤、何首乌、隔山消有补养作用。

用药口诀:

苦凉辣打麻赶气

锥舌治嗽治伤力

酸燥治泻甜补脾

香药除风湿圣医

眼看用药口诀

藤木空心应祛风

对枝对叶可祛红

叶上有刺百毒攻

性香定痛祛寒湿

# 第十节 向家湘医生访谈录

向家湘,男,48岁,土家族,永顺县勾哈乡胜利村人氏,祖传,擅长秘方治疗七十二症。

1. 治白睛血衣包珠

药物:熟大云9克、萝卜子9克、北防风9克、正西芎9克、鸡呀嘶9克、克马草9克、四两麻6克、鲜红花6克、黄栀仁6克、菟丝子6克、广木香3克、石膏9克、灯心草7节。

用法:水煎,分2次内服,每日1剂。

2. 治猴儿疱

药物:元参9克、荆芥9克、北细辛3克、北防风9克、香叶子树皮6克、豆根3克、柴胡9克、黄连6克、花粉6克、滑石6克、蘘衣藤6克、黄柏皮6克、石膏9克。

用法:水煎,分2次内服,每日1剂。

3. 男女浊白

药物:铁蒿子150克、金耳环15克、鸡蛋3个。

用法:上药煮鸡蛋后吃蛋和药汤。

4. 治鱼鳃

药物:钓鱼杆、古锤子叶、酒糟。

用法:上药各适量,煮酒糟内服。

5. 长蛾子

药物:食盐、扬尘、泥蜂窝。

用法:上药水煎,时时嗽口。

6. 治奶痈

药物:大猪母娘藤、刺冬尖根、酒糟。

用法:上药各适量捣烂,外敷患处。

7. 生小孩后大崩

药物:鹤麻草根、红糖、蛋。

用法:上药适量,煮蛋,食蛋和汤。

8. 妇女小月不调

药物:月月红、地枇杷、小血藤、芭蕉树根、洗衣棒。

用法:上药各适量,水煎服,每日1剂,分2次内服。

9. 月家病

药物:四块瓦、女儿红、小血藤。

用法:上药各等份,水煎内服。

10. 治穿掌

药物:小血藤、家麻根、蓖麻子。

用法:上药各等份,捣烂敷患处。

11. 治掌花

药物:毛耳朵、九道箍、大猪娘藤、大铁马鞭、戢儿根、小血藤。

用法:上药各适量,捣烂外敷患处。

12. 治清水疱

药物:过岗龙。

用法:适量,捣烂外敷患处。

13. 治烂疮

药物:雄黄、硫黄、花椒。

用法:上药各等份,打成粉末,调菜油外敷患处。

14. 治疔疮痈

药物:苍树叶、芙蓉花。

用法:上药各等份,捣烂外敷患处。

15. 治蛇伤

药物:细辣子、烟屎、赤可根花。

用法:上药各等份捣烂外敷患处。

16. 治小便不通

药物:桃子骨、克马草籽。

用法:上药各等份,捣烂外敷患处。

17. 治腰痛方 1

药物:夜火木根。

用法:适量水煎服。

18. 治腰痛方 2

药物:丝棉皮、猪腰子。

用法:将丝棉皮一段切细,猪腰子 1 对切开把药放在腰子上,用火蒸熟,不放油盐,蒸熟后吃猪腰子和药汤。

19. 治水痢

药物:柚子树叶。

用法:适量水煎内服。

20. 治心气痛

药物:灶心土 10 克、克马草 10 克、萝卜籽 10 克、川芎 12 克、灯草 7 段。

用法:水煎,分 2 次内服,每日 1 剂。

21. 治狗咬伤

药物:紫竹头、地榆、八宝散。

用法:上药各等份,捣烂敷患处。

22. 治吐血方

药物:地枇杷根 10 克、童便 20 毫升。

用法:将地枇杷根捣烂放入童便中内服。

23. 治舌满口肿方

药物:生蒲黄 10 克、苦参 10 克。

用法:水煎分 2 次内服,每日 1 剂。

24. 治小儿身肿生疮方

药物:鸡蛋清、茶油。

用法:鸡蛋去黄把蛋清炒成末,用茶油调敷患处。

25. 治小儿头生清水疮方

药物:破铜钱 15 克、雄黄 6 克、乱头发 15 克、茶油。

用法:上药水煎后,用药汁涂患处,每日 2~3 次。

26. 治月劳洗药方

药物:黄连 10 克、岩防风 10 克、苦参 15 克、铜绿 6 克、薄荷 15 克、甘石 15 克、五倍子 15 克、酸枣子 15 克、黄瓜香 15 克。

用法:水煎分 2 次内服。

27. 治迷心症方

药物:桑树皮 15 克、蚯蚓 1 条、糯米 1 杯、雄猪肝 4 两。

用法:将上药焙干碾成粉末,用干姜水冲服。

28. 治穿腮方

药物:黄连 6 克、胆南星 6 克、百草霜 6 克、青蛤蟆 1 只。

用法:上药焙干碾细末,调敷患处。

29. 治伤胃呕不止方

药物:黑姜 6 克、灶心土 6 克、门兜灰 3 克。

用法:上药冲开水服。

30. 治眼睛亮方

药物:柑子皮 10 克。

用法:上药煨水当茶饮。

31. 治隔食方

药物:蕺儿根 3~5 节。

用法:上药用生药,嚼碎用冷开水吞服。

32. 治病气方

药物:枯桃子树根 10 克。

用法:水煎内服,分 2 次服。

33. 治呕血方

药物:老川芎 15 克、北细辛 3 克。

用法:水煎,分 2 次内服,每日 1 剂。

34. 治小儿呕吐不止方

药物:老生姜 1 克、人乳半匙、黄连 1 克。

用法:将老姜与黄连焙干碾细末,加入人乳灌服。

35. 治小儿屙肚子方

药物:克马草 10 克、焦米 15 克。

用法:水煎分 2 次内服。

36. 治禁口痢方

药物:甜梨 1 个、蜜糖适量。

用法:把梨挖一个孔,放入蜜糖在孔里,再盖好用纸把梨子包 5 层,然后浸湿在火中烧熟后,吃梨和蜜。

37. 治小儿上吐下泻方

药物:枇杷叶 6 克、胎高粱 6 克、柿蒂 6 克、灶心土 3 克。

用法:水煎分 2 次内服。

38. 治小儿急惊风方

药物:蜘蛛 3~5 个。

用法:将蜘蛛焙干碾细末,用开水冲服。

39. 热惊风方

药物:蚯蚓 10 条、白糖 50 克。

用法:将蚯蚓洗净后,放入白糖,用碗装好盖好,待蚯蚓溶化成水后取汁内服,惊止停服。

40. 治小儿高热方

药物：黄连 3 克、乌梅 10 克。

用法：水煎分 4 次内服。

41. 治小儿高热神迷目闭方

药物：马齿苋 30 克、雄黄 6 克、蛋清 1 个，米醋适量。

用法：将马齿苋与雄黄捣成泥状，再加米醋蛋清调成糊状，然后把药放在纸上铺均匀后贴在心窝处，2 小时即可。

42. 治小儿脐出血方

药物：白糖适量。

用法：将白糖敷在肚脐上用布包好，即可止血。

43. 治小儿肌肉肿胀灼热奇痒方

药物 1：灵仙 50 克。

用法：水煎，放冷后洗患处。

药物 2：白头蚯蚓 10 条、香油 50 克。

用法：将蚯蚓放在瓦上焙干碾细末，用香油调敷患处。

44. 治小儿鹅口疮方

药物：麝香 0.3 克、梅片 1 克、朱砂 1 克、血竭 2 克、青黛 2 克、硼砂 2 克。

用法：上药用钵子擂细，用适量吹入口中（口先洗干净），日 3 次。

45. 口舌生疮方

药物：吴茱萸 10 克，醋适量。

用法：将吴茱萸焙干碾细末，用醋调后贴两足心。

46. 治外痒方

药物：梅片 3 克、田螺蛳半斤、黄连 10 克。

用法：先将田螺蛳用盐水洗干净后放入盆中，再将黄连、梅片碾细末，待田螺吐出涎水，用涎水调药粉，敷患处，每日 1 次。

47. 治对口疮方

药物：水桐树皮适量、麻油适量。

用法：将水桐树皮焙干碾细末，用麻油调敷患处。

48. 恶性肿毒方

药物：活鲤鱼 2 只、松树内皮 15 克、麻油适量。

用法：将前二味药捣烂，用麻油调敷患处。

49. 蛇头毒方

药物：雄黄 10 克、白芷 10 克、大蒜 10 克。

用法：捣烂外敷患处。

50. 天蛇毒方

药物：隔山消 10 克、葱头 1 个、生三步跳 3 个、醋适量。

用法：上药捣烂，调醋外敷患处。

51. 牛皮癣方

药物：紫草 15 克、当归 3 克。

用法：焙干碾细末，用桐油调敷患处。

52. 治癫子方

药物：黄柏皮 20 克、大枣（去核）30 个、雄黄 15 克、猪胆汁 1 个。

用法：将黄柏皮碾细末，与大枣用纸包好后上面再包黄泥巴，大火烧干，去黄泥，再加入雄黄碾细末，用猪胆汁调擦患处，每日 2 次。

53. 治坐小月腹痛方

药物：当归 50 克、猪肉 100 克。

用法：当归切片与猪肉同煮，肉熟后吃汤与猪肉。

54. 经血不止方

药物：锯子草 50 克、打火草 50 克。

用法：锯子草用酒炒后，与打火草一起水煎服，每日 2 次。

55. 妇人倒经方

药物：韭菜 20 克、打火草 20 克、童便 20 毫升。

用法：韭菜与打火草捣烂绞汁，与童便一起用开水冲服。

56. 干血痨方

药物：白鸽子 1 个、血竭适量。

用法：将鸽子杀后去毛与内脏，将血竭（一年一钱，根据病情而定）放入鸽子内，用瓦罐煮后，吃肉与汤。

57. 血崩方

药物：荆芥炭 10 克、棉花子 15 克、韭菜子 50 克。

用法：上药焙干共同碾细末，分 3 次开水冲服。

58. 难产方

药物：水酒 50 克、麻油 50 克、蜜糖 50 克、童便 20 毫升、鸡蛋 3 个。

用法：上药合并调匀后，内服。

59. 月劳方

药物：斑蝥 10 克、糯米 500 克、土茯苓 50 克。

用法：将糯米加入斑蝥，在锅中炒黄糯米后，去斑蝥，与土茯苓碾细末，加水调匀，做成黄豆大小药丸为宜，内服，每次 3~5 粒，每日 2 次，小便下血即愈。

60. 血气病方

药物：苦瓜蔸子 3 个、鸡蛋 3 只。

用法：上药与鸡蛋煮后，吃蛋和药汤，特效。

61. 妇人吊茄子方

药物:鲜鲫鱼头 1 个、白酒适量。

用法:将鱼头焙干碾末,用一半涂在茄子上,另一半用白酒适量冲服,即时收止。

62. 乳房红肿疼痛方

药物:蒲公英 50 克、橘子叶 150 克、清水酒适量、酒糟适量。

用法:前二味药水煎,去渣兑清酒内服,另用药渣捣烂,加酒糟炒热后敷患处,一般用 2～3 次可愈。

63. 治诸虫入耳方

药物:生姜 1 坨。

用法:用生姜擦猫鼻子,猫尿自出,用猫尿放在耳边,其虫自出(猫尿不要入耳内)。

64. 治误吞铜钱方

药物:生草荠(野慈姑)。

用法:绞汁服之可化。

65. 打胎方

药物:红娘 1 个、巴豆油 1 克、乌头 3 个、明砂 4 分、麝香 3 分。

用法:上药碾细末,每次 3 克,用开水吞服。

秘诀:"一个红娘两个巴油下,三个乌头四明砂,麝香碾末水送下,铁打孩儿不留他。"

66. 治打伤方

药物:救兵粮根适量、白荆条适量。

用法:岩打伤的,用救命粮根捣烂外敷患处,树打伤的,用白荆条捣烂外敷患处。

67. 治心痛方

药物:过岗龙 1 把、水灯草 1 把。

用法:水煎内服,每日 2 次。

68. 治蛤蟆证或黄蛇出洞方(此症舌伸出口外寸多长)

药物:雄黄 1.5 克、朱砂 1.5 克、白鸡冠血适量。

用法:前二味药碾细末,另用白鸡冠子的血调药末涂在伸出之舌头上,可愈。

69. 治筋骨疼痛方

药物:尿珠籽 100 克、五加皮 100 克、松节 100 克、丝棉皮 100 克、土牛膝 100 克、木瓜 100 克、香叶子树皮 100 克、骨碎补 100 克、虎骨 2.5 克、白术 2.5 克、当归 2.5 克、白酒 3 斤。

用法:上药切碎泡入白酒中,1 周后可内服外用。

70. 治九子痒方

药物:狗芽子适量、下山虎适量。

用法:上药捣烂外敷患处,特效。

71. 提钉子方

药物:地牯牛、口袋虫、蓖麻子、杉树尖、柏子树尖。

用法:上药各适量捣烂后敷患处。

72. 跌打损伤方

药物:银线草、四天王、杨梅、对腊、算盘子、五爪龙、山棉花、猕猴桃、夜关门、苦爹草、肠合藤、一支香、丹参、仙鹤草。

用法:上药各适量,捣烂外敷患处。

73. 小儿百日咳方

药物:千日红花、南天竹、瓜子草根、地枇杷、岩防风、对对花、大叶薄荷、汉马兰、长叶沙参、地胡椒、大蒜、黄豆。

用法:上药各适量,水煎内服,每日 1 剂。

74. 治心痛方

药物:蒲公英适量、蜂蜜适量。

用法:蒲公英晒干碾细末,加蜂蜜做成小丸子内服,每次 6 克,每日 3 次。

75. 治打伤肿胀方

药物:松树尖 7 个、杉树尖 7 个、地胡椒 7 个、辣子草 7 个、子草 7 个。

用法:上药捣烂外敷患处。

访谈时间:1985 年 9 月 11 日,地点:向医生诊所。

## 第十一节　彭运香医生访谈录

彭运香,女,58 岁,土家族,永顺县塔卧镇三家田乡牛角村人。专长:外伤疱疮、流痰。

1. 穿掌

症状:长在脚背上,头乌色,有指头大小,疼痛较剧,如流脓后将脓根挑出来,约有半寸长。在脚背有一个头,但足底部亦有一个头,严重时可以穿过。

药物:牛王刺、老丫泡、散血草、下骨、梅片。

用法:上药各适量捣烂,外敷患处,日换药 1 次。

2. 脚背花

症状:初起在脚背上有一个像乌钉子样的东西,下地不能走,24 小时后就不能走路,可迅速发展到 2～30 个头子,如蜂子窝。像被子花一样,疼痛不止,每一个头子上有一个脓点。

药物 1:(初期)六月雪、夏枯草。

用法:上药捣烂外敷患处,每日换药 1 次。

药物2:(溃烂后)被子树花、梅片、土露蜂窝。

用法:上药各适量焙干,碾细末,开水调敷患处,每日换药1次。

**3. 黄膳打田坎**

症状:长在脚的边上,无头,疼痛,如果灌一个点接连灌几个点,肿痛不止。

药物:茶枯、石灰。

用法:茶枯适量烧热一下,与石灰适量捣烂,外敷患处,每日换药1次。

**4. 阴蛇**

症状:长在脚趾旁边,疼痛,如鸡啄米样痛,长到3～5只时就可以见到有香烟粗的一条红杠,有向骨头里钻痛,7天后变成猪肝色。

药物1:烟屎、雄黄、独大蒜、人头发、桐油。

用法:先将头发热成灰,与上药各适量捣烂,外敷患处,每日换药1次。

药物2:灯草1段、桐油少量。

用法:用灯草蘸桐油点燃后,点烧红杠的两头,也就是头足,烧后使阴蛇不能再走动。

**5. 木蛇**

症状:长在脚、手指(趾)上,像扎一根刺样痛,挑又没有刺,有木痛,胀痛感。

药物:雄黄、梅片、五倍子。

用法:上药各适量焙干碾细末,用桐油调敷患处,每日换药1次。

**6. 天蛇**

症状:长在手、脚指(趾)的正尖上,疼痛,指(趾)头发黑,不治疗会烂掉一节指头。

药物:猪苦胆1个。

用法:猪苦胆倒出胆汁留约5毫升胆汁,再将苦胆剪掉多余部分,留约3厘米左右,套在疼痛之指(趾)上,用线捆紧,一般3天可愈,未愈再换一个苦胆,一天换1次。

**7. 蓝蛇**

症状:多长在皮肤上,长在腰上或背心上,看到一根杠约2寸左右,有一个圈,色红,起亮亮的小水泡。痒,燥痛,心慌。

药物:灯草一段、桐油适量、茶枯一块、雄黄10克。

用法:先用灯火烧起杠处,然后将茶枯与雄黄碾末,调敷患处,每日换药1次。

**8. 螺骨肌**

症状:长在脚的螺丝骨的周围,红肿疼痛,整个脚都肿。

药物:散血草、黄瓜香、夏枯草、六月凉、满天星。

用法:上药各等份捣烂,外敷患处,每日换药1次。

**9. 巴骨肌**

症状:长在杆骨上,疼痛,长出一个约1寸多长,凸出皮肤,红肿,不治疗则穿破流脓水,久烂不愈。

药物:蒲公英、夏枯草、散血草、六月凉、黄瓜香、满天星。

用法:上药各适量捣烂,外敷患处,每日换药1次。

**10. 挂骨阴蛇**

症状:长在八挂骨上,表面不红不肿,本色,用手一捏,疼在什么地方,病位就在什么地方,不治疗则八挂骨会烂翘起来。

药物:同阴蛇。

治法亦同阴蛇治疗。

**11. 疔疮**

症状:长在大骨榫上、鼻子上,初起患处有一香把大小黑头,如钉子样,外长一个内里长七个,心慌,心烦。

药物:细野芥菜(牵藤子的)20克、铁马鞭20克。

用法:上药适量捣烂外敷患处,每日换药1次。再用铁马鞭20克水煎分2次内服,每日1剂。

**12. 流痰**

有走气流、火流、冷气流、巴骨流、转骨流、鱼口流等。

症状:长在骨节榫上,不红肿。只有火流一两天就出现红、肿、疼痛,动不得。

药物:铁灯台、独大蒜、麻菀、刺包藤根、铜钱草、檀木叶、螺蛳、牛大黄、收山虎。

用法:上药各适量捣烂外敷患处,每日换药1次。

**13. 阴蛇流**

症状:长在骨缝里,疼痛,有一个长果。

药物:野魔芋、半截烂、雄黄。

用法:上药各等份捣烂外敷患处,每日换药1次。

**14. 阴蛇转骨**

症状:长在大腿或手膀子上,起杠杠,不红,有时痛,有时不痛,咯时牵引骨头痛。

药物:土狗儿、铁灯台、野麻藤、野葡萄根。

用法:上药各适量捣烂外敷患处,每日换药1次。

**15. 腰杆痛**

症状:腰杆两边痛,伸不得腰,四肢无力。

药物:蓖麻子2粒、生姜2片。

用法:先用银针刺腰杆两边,然后将蓖麻子烧出烟子,冷后放在针刺处,再用生姜片压上去,用力压,可用2~3次。

**16. 手搭**

症状:用手向后一搭手摸到之处长的疮,从上向下长,疼痛,红肿,不想吃东西。

药物:九里光、黄瓜香、六月雪、地枇杷叶、喇叭花叶、夏枯草、血藤。

用法:各等份捣烂外敷患处(适宜于初期未成脓时),流脓后开刀挤出脓根,可愈。

**17. 背花**

症状:长在背心上,红肿,痛,开始有香大一个头子,仔细看有一个像鱼眼睛样的疮疮。

药物:蜂子窝、梅片。

用法:上药各适量,焙干碾细末,调敷患处,每日换1次,如流脓后,挑头子挤出脓根。

**18. 手摸**

症状:长在两个腰部背后,反手摸到之处,疼痛,红肿。

药物:芙蓉叶、野麻苋、蓖麻籽、土槿皮叶。

用法:各适量捣烂外敷患处,每日1次。

**19. 对口**

症状:长在后颈窝或心窝上,头子不大是乌色的,疼痛难忍,说明病情危重。

药物:猫爪刺、叉口虫、倒勾刺、鲜牛屎。

用法:用猫爪刺、倒勾刺、鲜牛屎各适量捣烂外敷对口的周围,另用叉口虫捣烂外敷在头子上,每日1次。

**20. 肚痈**

症状:长在肚子上,头子是乌色的,大的有碗口大,疼痛,红肿,热痛。

药物:克马草、蒲公英、散血草、夏枯草、四方草。

用法:上药各适量捣烂外敷患处,每日1剂。

**21. 奶疮**

症状:长在乳房上,红肿,奶胀痛,手摸着痛加重,可瞥起痒子。

药物:克马草、蒲公英、六月凉、夏枯草。

用法:未流脓时,将药各适量捣烂外敷患处,每日

1剂。如流脓穿口后,用药焙干碾细末,加入梅片敷在溃脓处,先用淡盐水洗后再上药,每日1次。

**22. 瓜藤痒**

症状:长在颈项两侧,少者一个,多者十几个,摸起来有大小不等的果果,可推动,表面不红肿,不痛,久不治疗可溃烂。

药物:毛芋头、桐油。

用法:用毛芋头1个洗干净后在磨岩上磨成糊状,再加桐油少量外敷患处,每日1次。

**23. 耳寸**

症状:长在耳垂下面,可使耳朵向上撑,红肿,有一个坨坨,吃不得饭,溃烂后有一个洞,疼痛。

药物:毛耳头尖、空心泡尖、夏枯草、芙蓉叶。

用法:上药各适量洗净,捣烂外敷患处,每日1次。

**24. 猴儿疱**

症状:长在耳下,红肿,疼痛,发热,多长在一侧耳下。

药物:青黛粉。

用法:适量,调成糊状外敷患处,每日1次。

**25. 剪刀夹**

症状:长在耳根上,红肿疼痛,口张不开,筷子都放不进去,吃不得东西。

药物:家麻苋。

用法:适量,洗净去皮,捣烂外敷患处,每日1次。

**26. 耳疔**

症状:长在耳朵里头,久不治可流汁,不痛,有流脓,臭。

药物:黄连、茶油。

用法:将黄连适量焙干、碾细末,加茶油调匀后涂入耳内,每日1次,先用浓茶水洗耳,然后上药。

**27. 耳流**

症状:长在耳的上方,疼痛,红肿。

药物:铁灯台、散血草、克马草、野麻苋、檀木叶。

用法:上药各适量,捣烂外敷患处,每日换1次。

**28. 鼻疔**

症状:长在鼻子上,红、肿,有乌头子。

药物:野麻苋、野葡萄叶、蓖麻籽、一支黄花。

用法:上药各适量,捣烂外敷患处,每日换药1次。

**29. 火眼**

症状:眼睛起血丝,红肿,见不得太阳,疼痛。

药物:黄瓜香、满天星、鸡蛋清。

用法:前二味药洗净捣烂,加鸡蛋清调敷在眼睛上。在敷药之前,先用淡盐水把眼睛洗一下再敷药。

**30. 占翳**

症状:眼睛不红不肿,有压痛,眼中有辣椒末大小的一个白点,疼痛,睁不开眼睛,怕光,分占前、占后、占左、占右、占上、占下不同,如不治疗,眼珠可凸起来,可流水,眼睛可瞎。

药物:内服药:铁马鞭、夏枯草。

用法:上药各20克左右,水煎,分2次内服,每日1剂。

外用药:克马草、夏枯草、鸡蛋清、满天星、黄瓜香。

用法:上药各适量,洗净捣烂,调鸡蛋清外敷患处,日换药1次。

**31. 蛾子**

症状:长在咽部两侧,红肿,疼痛,吞口水时有阻感。

药物:开喉剑、梅片。

用法:上药各适量碾细末,用小竹筒吹蛾子处,每日2～3次。

外用法:在下颌处烧一灸灯火。

**32. 蛇伤**

不慎被毒蛇咬伤,有猪儿蛇(最毒)、鸡公蛇、青竹飚、眼镜蛇、银环蛇、金环蛇、土窝蛇、烂角蛇、棋盘蛇、烙铁头等。

症状:咬处红肿,疼痛,有的不痛而麻木,重者,几个小时可死人。

药物:一支蒿、铁灯台、木子树根、辣蓼草、半边莲。

用法:先将伤口用瓦针刺出血,然后挤压伤口将毒血排出来,再用凉水冲抹半小时,然后将上药捣烂外敷伤口处,每日换药1次。

**33. 怕药**

症状:见到什么都怕,怕人、怕动物、怕响声。

药物:白荆条、过岗龙、千年不烂松柏树根、牛打架、鸡蛋。

用法:上药各适量,加入鸡蛋10个,煮后吃蛋,1天3餐,一餐吃1个蛋。

**34. 崩白**

症状:白带多,味臭。

药物:杉树上的浆、鸡蛋、红糖。

用法:将杉树浆擂成粉末,用3～5分打1个鸡蛋炒熟,加点红糖内服,服用1～2次可愈。

**35. 外伤出血**

症状:因打伤、或摔伤、或砍伤,身体某个部位出血不止。

药物:狗屎泡尖。

用法:上药捣烂外敷患处,可当即止血。

**36. 火巴伤**

药物:钓鱼草、地朵、鸡蛋清。

用法:先用鸡蛋清在伤处涂一层(可退火),再将上二味药捣烂,加蛋清调敷患处,每日换药1次。

# 第十二节　杜启明医生访谈录

杜启明,男,47岁,湖南龙山县洗车乡老洞村人,跟师,专长,疑难杂症,封刀接骨等。

## 症候诊治

1. 霍乱症

病因:饮食不当,卫生条件不好而引起。

症状:上呕下泻,泻后腹痛,不发热,口淡无味,嘴巴发乌,有时昏倒,心烦,只屙不吐的是水霍乱,只吐不屙的是干霍乱,可呕出苦胆水。

治疗:①外治法:用瓦针扎双手腕外拐子弯中间扎一针,在十指、十趾(甲壳)内外中间各扎一针。在脚拐子弯内侧各扎一针,在委中扎一针,以放出血为宜,在舌下两边绿筋各扎一针,轻症只扎舌下即可,重的扎全身几个部位。

②药物治疗:川耳子尖3个、辣蓼草(红色的)尖3个、地枇杷根尖3个。

用法:上药用口嚼后,用温开水送服,日用2～3次。

2. 闷头霍乱

病因:也是由饮食不当引起。

症状:与霍乱症不同的是伴有头昏头重。

治疗:①外治法:仍以扎瓦针为主,先扎舌下绿筋,再扎百会穴,以出血为宜,接着对前额发际至印堂扎三针,最后在两侧太阳穴各扎一针。

②药物治疗:三月泡尖5个、雷丸子6克、山黄连6克、海蚌含珠6克。

用法:上药洗净,捣烂,冲温开水服,可连用2～3次。

**3. 麻症**

病因：由于气血不通，血脉不过关而引起。

症状：双手双脚发麻，重的可抽筋，心烦不安。手足有像蚂蚁爬样麻木，行路不灵活。

治疗：在手腕中间足踝关节中间各用瓦针扎出血，再用一片新鲜麻皮蘸水（水中放赤火灰）哪里麻赶哪里，从近侧端向远端四肢赶，赶后医生用右手大拇指压一下放血处。赶完后把麻皮烧成灰，放碗中冲阴阳水，冲开水后在碗上再盖一碗，待水温后，给患者每次服3口，过十几分钟后再服3口，以服完为止，吃一次可好。如不愈可转成盐老鼠症。

**4. 盐老鼠症**

病因：同麻症。

症状：心慌意乱，头像有箍子箍紧一样，双手抱腹，肚子里像什么抓的一样痛，痛哼不止，四肢乱舞，肚子有跳动。

治疗：①用食盐、火柴头、扬尘三种各适量，拌匀擂细末，在扎瓦针处放一点，再有就是哪里跳用药抹哪里，一次可痊愈。

②药物治疗：用猫骨头2～3两，煎水内服，每日2次，亦可将猪头骨2～3两烧成灰后冲水内服。

**5. 老鼠转筋**

病因：由于吃东西不注意所致。

症状：突然呕吐，腹痛，大便如淘米水样，双手足的末端像有一个老鼠向上攻，有头足，如从四肢攻入肚子里就难治疗了。

治疗：①扎瓦针与盐老鼠症相同。

②药物治疗：生姜3片、回头青3个、南木香6克、萝卜籽10克。

用法：上药水煎内服，每日1剂，分2次服。

**6. 泥鳅溜沙**

病因：由于三元之气不和，气阻于胸腹部所致。

症状：腹痛，痛得在地上打滚，心里不快活，大汗出，用手打胸部，见有如包谷大的坨，气从两边向中间挤，叫泥鳅溜沙症，如气往两边走的为蚂蝗症。

治疗：①外治法：在肚子上起坨坨处，用手掐一下，再从肚子处扎针三下并扎三排，可愈，再在胸部排叉骨缝里扎几针，扎出血为宜，再在扎针处放点烟油（烟屎）。

②药物治疗：苦胆子、茶枯水、陈石灰各适量。

用法：上药用开水冲泡后，待温时服药水（苦胆子要先烧一下）。

**7. 老鸦症**

病因：由于食生冷之物后而引起发病。

症状：腹部痛，痛后心烦，睡到铺上眼睛闭着，哼声如老鸦叫一样，是为老鸦症。

治疗：①外治法：先在两眉窝各扎一针，再扎百会穴。

②药物治疗：鸟枪中之火药末。

用法：用少量水冲鸟枪筒，然后把水倒出，再兑点开水加点冷水，温后服用，一次服3口，2小时后再服3口，如有呕吐，吐后再服（水从枪口灌进，要从枪口倒出来才有效）。

**8. 鸡窝症**

病因：由于肚肠气不和所致。

症状：腹痛，痛得满铺滚，打圈圈，痛时肚子胀鼓。

药物治疗：斑鸠窝根、万两银根各5两。

用法：水煎内服，1剂分2次内服。

**9. 磨盘症**

病因：由于肚肠气不顺所致。

症状：腹痛、肚脐周围打圈圈痛，就像推磨样痛，伴腹胀、嗳气。

药物治疗：磨心一块。

用法：把磨心放在火里烧，燃烧到一多半后，把烧的磨心放在碗里，然后放点冷水，去磨心，服药水，1次服3口，半小时后再服3口。

**10. 红痧症**

病因：由于发热引起血管破裂。

症状：流鼻血，双侧鼻孔流，把一侧鼻孔塞住，另一侧流出来，双鼻塞住从口里流出来，量多，有流1～2瓢的，重的可死亡。

治疗：①小儿生下来时剪下的脐带，切一段，用鼎罐盖焙干，碾末冲开水，温后内服，特效。

②用本身流的血，用干茅草把血一裹后烧成灰，放在碗中用开水冲后，待温时内服（以血止血）。

③药物治疗：高粱籽10克、红包谷籽10克、生石膏大拇指大一坨、灶心土大拇指大一坨、茅草尖5个（未出土的最佳）。先将高粱籽与红包谷籽烧成灰，把茅草尖捣烂，将上5种药用布包起来捆紧，然后放在碗里用开水冲后再加少量冷水内服，可当茶饮。

**11. 苦胆病**

病因：由湿热郁于苦胆所致。

症状：厌油腻，怕吃肥肉，吃后有恶心呕吐，心烦，面色黄，眼白珠发黄，重者全身发黄，黄如橘子色，小便如浓茶样。

药物治疗：喇叭花根 50 克，地胡椒 50 克，田边菊 50 克，黄瓜香 50 克，铜钱草 50 克，天青地白 50 克，猪肝 500 克。

用法：上 6 味药焙干，碾成粉，猪肝切成条状，与药粉一同用少量茶油或猪油炒熟，一般于 5 天内吃完为一疗程。每日 2 次，用 2 个疗程可好。如服用 14 天未见好转的，再加一味小鱼腊树叶，用法同前。

### 12. 瓜藤疡

病因：由气血不和，气血阻滞于颈部所致。

症状：长在颈部两侧，有数个呈串珠状，如瓜藤上结瓜样，故名瓜藤痒，高出皮面，初期不红，如不治疗久之溃烂，经久不愈。

药物治疗：①外用药：乌头、中搜山虎、石猴子、千年老鼠屎、蛇包谷各适量，用酒在磨岩上磨成糊状，敷在患处，干后又敷，效果特佳。

②青皮树尖 50 克、甜酒 20 克。

用法：先水煎青皮树尖，再加入甜酒，每次吃 3 调羹。

### 13. 长黄

病因：由火热上冲于头面而生黄。

症状：多长在头部、颈部，初起红肿，痛，高出皮肤，摸之有灼热感，溃烂后是黄色，因面黄而得名。

药物治疗：万年青、倍子花、梅片、野葡萄根、野麻根、芙蓉叶、鸡矢藤。

用法：上药各适量，捣烂外敷患处，每日 2 次，若已溃烂，则将上药焙干碾细末，调香油外敷患处，每日 2 次。

### 14. 耳背

病因：火气过重所致。

症状：耳后生疮，初期不红，2 天后红肿，若不及时治疗，就会灌脓溃烂。

药物治疗：野草烟、苦进中、野麻根。

用法：上药各适量，洗净捣烂外敷患处，日换药 1 次。

### 15. 耳寸

病因：火气上冲于耳所致。

症状：长在耳垂下，症状与耳背相同。

药物治疗：五爪龙、苦进中、野草烟、麻根。

用法：上药洗净，捣烂外敷患处，每日换药 1 次。

### 16. 耳环

病因：火气上冲于耳部所致。

症状：长在耳前的，初期红肿痛，久后溃烂流脓。

药物治疗：荞当归、生米、生石膏。

用法：上药各适量，洗净后捣烂，用药棉蘸药涂患处，干后又涂，3 天可痊愈。

### 17. 鱼鳃

病因：火气上冲于面部所致。

症状：长在张口有陷窝处，肿痛，初起不红，几天后红肿痛。

药物治疗：①闹鱼花叶、茶树叶（油茶）、黄荆条叶。

用法：上药各适量，洗净捣烂外敷患处，每日换药 1 次。

②用茶枯 50 克煎水洗患处，每日洗 2～3 次。

### 18. 手叉

病因：由火气上冲于手所致。

症状：长在双手指间叉处，初起不红，肿，起坨，一般 2～3 天后出现红肿疼痛。

药物治疗：磨架草、地胡椒、鸡蛋清。

用法：上药各适量，洗净加蛋清捣烂外敷患处，每日 1 次。

### 19. 穿掌

病因：由火毒之邪引起。

症状：长在手心上的为手穿掌，长在脚心的为脚穿掌，初期肿痛，中期红肿，痛甚，晚期溃烂。

药物治疗：半边莲、小对口、黄瓜香。

用法：上药各适量，用口嚼后外敷患处，每日 1 次。

### 20. 扁担疮

病因：毒气入肩部所致。

症状：长在肩部挑东西压扁担处，初起不红，3～4 天后才发红、疼痛。

药物治疗：刺包蔸根皮、麻根、蛇包谷、白酒。

用法：上药各适量，洗净与白酒捣烂外敷患处，每日 1 次。

### 21. 手搭

病因：毒气上攻肩背所致。

症状：长在手反过去能摸到背部的部位，红、肿、热痛。

药物治疗：见肿消、懒篱笆根皮、朗皮、铧口草、蛋清。

用法：上药各适量，洗净与蛋清捣烂外敷患处，每日 1 次。

22. 背流

病因:由毒邪停于背部肌肤所致。

症状:长在背中间的,发热较重,不红,肿痛,作寒作冷,手不能近。

药物治疗:山鲤鱼、牛王刺、血当归、赤芍、鸳鸯花、东古子根、岩防风、橘子皮、土贝母。

用法:上药各适量,水煎服,每日1剂,分2次内服。

23. 背花

病因:由火毒引起。

症状:长在背脊骨的两边,初起红肿,起白头,有一粒米大小,白头烂后如筛子样,有很多眼。

药物治疗:葵花盘、蜂子窝、小酸筒杆、臭牡丹花、大小刺加、香油。

用法:上药各适量,洗净焙干,碾细末,先用茶水洗患处,然后涂一层香油再上一层药粉,一天1次。

24. 胸堂流(又叫排骨流)

症状:长在胸肋骨部位,初起一个坨,越长越大,不红不痛,久之溃烂流脓。

药物治疗:刺黄柏、梅片、芙蓉花、葵花盘、倍子花。

用法:上药各适量,洗净捣烂,外敷患处,每日1次。

25. 腿疽

病因:气血阻滞不通所致。

症状:长在大腿前面的,初起不红,肿痛,发热,行路时痛加重,久之溃烂。

药物治疗:梅片、龙串泡叶、路边黄、马桑叶、夏枯草。

用法:上药各适量,洗净,捣烂外敷患处,每日1次。

26. 团鱼围沙

病因:火热之邪所致。

症状:长在肚脐下捆裤带处,红肿,痛,发热,久之溃烂。

药物治疗:①蛇魔芋、乌头(在火中煨一下)、野棉花。

用法:上药各适量,捣烂外敷患处,每日换药1次。

②溃破后,用虎溪草、蜂窝草、五爪龙、炭汁菜、黄瓜香、铧口草、何首乌叶。

用法:上药各适量,捣烂外敷患处,每日换药1次。

③溃破出水的用马桑叶、龙串泡叶、路边黄、救命粮、梅片。

用法:上药各适量,焙干碾成粉末,先用香油涂患处,然后上药末,每日换药1次。

27. 鲤里造塘

病因:肚肠气阻滞不通所致。

症状:肚子中间痛,痛不可忍,心烦不安,肚中胀气,矢气后痛减轻。

药物治疗:狗屎柑、回头青果、南木香、东古子果、朝天椒、香叶子皮、萝卜籽。

用法:各适量,水煎分2次内服,每日1剂。

28. 飞蛾扑心

病因:中元之气阻滞所致。

症状:痛在心窝部,鼓气样痛,手足像飞蛾样震动。

治疗:双侧腕横纹中间用瓦针各扎一针出血,再扎心窝部痛处一针,然后用灯火烧扎针处,再用红纸泡青油拔火罐,哪里痛拔哪里。

29. 懒蛇症

病因:由气阻中元所致。

症状:中肚子痛,痛时舌头不自觉的从口中伸出来。

药物治疗:大蒜、雄黄。

用法:上药各适量,捣烂冲开水内服,可连用2~3次。

30. 绞肠痧

病因:由于气血逆乱所致。

症状:整个肚子都痛,肚里面像有绳子绞起痛,从胸部扯到肚脐痛。

药物治疗:老蒲扇一块、生石膏大拇指大一坨、纺棉花的绳子2尺左右。

用法:上三味药均烧成灰后放在一瓦碗中,再用开水冲后,盖上碗,待温时服用药水(此法叫盖碗茶)。

31. 铁蛇穿心

病因:肚肠气不顺,气上冲所致。

症状:心窝子痛,牵扯至背部痛,肚子胀气。

药物治疗:铁钉一颗、老蒲扇一块、牛屎大拇指大一坨、铁马鞭10克。

用法:将铁钉在火中烧红放入一碗中,老蒲扇烧成灰,牛屎皆烧成灰,铁马鞭捣烂,四味药放碗中冲开水服,连用2~3次。

32. 牯牛症

病因:肚肠气不顺所致。

症状:中肚子痛,病时肚子胀痛不止,矢气后减轻。

药物治疗:牛鼻桊1个。

用法:上药烧成灰,冲开水服,连用2～3次。

33. 母猪症

病因:中元之气混乱所致。

症状:肚子痛,肚子鼓坨坨,疼痛时呻吟如母猪叫。

药物治疗:猪食槽中之垢。

用法:将猪食槽中之垢铲一层下来,约2两左右,烧成灰,冲开水内服,可连用2～3次。

34. 哑巴症

病因:上元之气阻塞不通所致。

症状:突然不能讲话,但心里明白,指着肚子有肚子痛表现。

药物治疗:皂角树所结之荚。

用法:适量,焙干碾细末,用葱管或稻草管将药吹入患者两侧鼻孔中,一般1分钟可讲话。

35. 上马症

病因:中元之气不和所致。

症状:肚子痛,痛时一只手向上举起来,像上马之势,口中咳嗽有声。

治疗:手放下,中指靠腿外侧之处(相当于风市穴)用瓦针扎出血。

36. 走马症

病因:肚中气不和所致。

症状:肚子痛不甚,坐态,双手打膝盖,双脚随时动。

治疗:①先在倒拐子窝、手腕外侧、客膝老前部、螺丝榫内侧放血扎针。

②牵马绳子1段2尺左右。

用法:上药烧成灰,冲开水服用,可用2～3次。

37. 蛤蟆症

病因:气阻于中元所致。

症状:肚子痛,摸肚子可摸有东西起坨,脚手趴地。

药物治疗:搜山虎半寸长一节、克马草七兜、水灯草根一节。

用法:上药捣烂冲开水内服。

38. 天蛇毒

病因:火气过盛冲于手指尖所致。

症状:长在十指末端,初期红肿、疼痛,中间有一根红丝,外皮有一点乌。

药物治疗:白刺嫩叶、喇叭花嫩叶、空心泡嫩叶、三月泡嫩叶。

用法:上药各适量,医生用口嚼后敷患处,每日1次。

39. 泥鳅毒

病因:火热邪毒所致。

症状:双手指的中间疼痛,红肿,屈伸痛甚。

药物治疗:茶枯、泥鳅串、黄瓜香、牛盖草、夏枯草。

用法:上药除茶枯外,其他四味药放入口中嚼后调茶枯外敷患处,每日1次。

访谈时间:1985年7月2日,地点:杜医生家中。

## 第十三节　鲁开生医生访谈录

鲁开生,男,42岁,土家族,湖南龙山县他沙乡七星村人。祖传,专长治七十二症、七十二流及疑难杂症。

### 一、对流痰的证治

1. 瓜藤流

症状:生长在颈部,像瓜一样的一根藤上生几个,大者鸡公指头大,小者包谷子大,不痛,本色,摸之活动,质稍硬,可高于皮肤。

治疗:新鲜的白及适量,捣烂敷患处,敷几次可痊愈。

2. 耳流

症状:长在耳朵的后方,本色,易溃烂流汁,大约1周左右流汁,疼痛,连及头部痛,有的半边头痛,有的伴有发热、耳鸣。

治疗:万年青、血当归、散血草、竹根七、香树叶各等份(以上均取鲜品)捣烂敷患处,未成脓的可打消,成脓的可使脓排出来。

3. 牙流

症状:长在牙根边,从里面长出来一个坨。

鉴别:牙流,口中不扯丝,不变色,有肿胀痛;牙环,口中扯丝,变色;鱼鳃,不扯丝,不肿。

治疗:①牙流:三百棒、糯米草、绿青、葫芦藤、土大黄各等份,捣烂后贴患处。

②牙环:黄瓜香、犁头草、金线吊白米、九头狮子草各等份,捣烂敷患处,每日1剂。

③鱼鳃:鱼腊树、线鸡尾、苦楝根各等份,捣烂敷患处。

4. 节骨流(长在四肢节骨上)

症状:发热、寒战、不红肿、本色,一般发热后3～5天才表现出来,疼痛,关节活动不便。

治疗:先服表药,用荆芥、薄荷、鲜荷叶各10克,水煎分2次服。

外用药:鸟不站、千锤打、散血草、夏枯草、三百棒捣烂外敷患处,每日1剂。

5. 肚流

症状:肚子胀不适,约1周后在肚子周围有一坨,大的有鸡蛋大,小的有拇指大小,七个,如用表药服用,七个小坨都出现。不变色,不红,半个月到1个月后酿脓。初起,用牛茎根20克煎水内服,每日1剂。溃烂后用虎耳草、司命草、斑鸠窝、梅片各适量捣烂后外敷患处,每日1剂。

6. 内流(又叫疡流)

症状:长在疡子窝(腹部沟处),皮肤色呈本色,头尖部稍红,疼痛甚,发热,不能行走。

治疗:大通、牛克西根、香叶树叶子、乌头、血当归、三加皮、见肿消各等份,捣烂外敷患处,每日1剂。

7. 流痰

症状:长在大腿内侧,呈一块板,本色,不红,痛甚,发热,不能行走。

治疗:夏枯草、金钱草、雷胆子、千年老鼠屎、黄瓜香、一匹落、铁箍散各适量捣烂外敷患处,每日1次。

内服药有:大血藤、青木香、一杆茎、赶山鞭、矮地茶、铁箍散各10克水煎分2次内服,每日1剂。如流汁后应提脓,药物有锯子草、夏枯草、何首乌各等份捣烂外敷患处,每日1次。

8. 奇流

症状:长在大腿外侧,本色,1周内无疼痛,晚上发热,1周后长出一个坨,有鸡蛋大小,疼痛。

治疗:①烧灯火,用灯草3寸长一段,一端蘸桐油,在火上点燃后,闪烧在患处。烧5～7壮为宜。

②踩油火,把铧口烧红,将桐油喷在铧口上起火,用火烧患处(注意温度,莫烧伤皮肤)。

9. 吊流

症状:长在臀部,疼痛,不能坐,摸起来有一个大坨,有小碗大,第1～2天不觉疼,3天后开始疼痛,不能走路。

治疗:连钱草适量捣烂后敷患处,每日1剂。

10. 走气流痰

症状:有一坨,痛无定处,有走动,硬而不散,本色,发热。

治疗:鸟不站、钓鱼杆、小血藤、散血草、葫芦根、水黄连、六月雪、铧口尖、野麻苑各适量捣烂加甜酒汁外敷患处,每日1剂。内攻药,有西芎、当归、紫胡、麻黄、苦参、山鲤鱼、鸡爪、黄连、杜根、乌头各适量,水煎服,每日2次,每日1剂。

11. 火流

症状:色红,发高热,来势快,一天左右就加重,疼痛甚,一般生长在下肢,上肢少见。

治疗:初期用人尿加入紫末灰(烧红的),浸泡后用一块黑棉布将紫末灰铺在布上,贴在患处,每日2～3次,敷后皮肤起粟米大小疹子,就表示病情稳定。如未好转,改用外敷药,大黄、猫儿苑、野萝卜根、野葡萄根、野麻根,捣烂外敷患处,每日1次。

12. 巴骨流痰

症状:多长在下肢,巴骨与关节而生长,手压外面不觉痛,重压方可感疼痛,久压患者自觉骨头里是冷的,疼痛,不能走路。

治疗:龙胆草、山黄连、芙蓉叶、竹叶茶、十大功劳、散血连、一支黄花、黄柏皮等各适量,水煎,分2次内服,每日1剂。

## 二、临症治验秘方口诀

1. 人生坐板疮方

屁股生起坐板疮,令人行走不端状,胡椒细辛与黄豆,水煎内服可安康。

2. 养老长寿方

老年人来莫心焦,听我细言方巧妙,芝麻、黑豆与桑椹,甜酒蒸服寿限高。

3. 咯喘方

咯喘病难也不难就是白矾做成丸,姜汁麻油蜂蜜煎,半夜吞下是神仙。

4. 风火牙痛方

世界最苦一种病,风火牙痛痛死人,我有一方真对劲,细草叶与盐巴哈,用后牙痛全去达。

5. 筋骨疼痛方

筋骨疼痛不能行,苍术黄柏牛膝根,三味碾细为丸子,每服二钱甜酒吞。

**6. 肚痛急用方**

肚腹疼痛心不慌。灶内热灰用碗装,橙子叶子盖碗上,熨在肚上即安康。

**7. 小儿惊风方**

小儿惊风用雄黄,蚯蚓焙干打成面,薄荷煎水来吞下,惊风一刻就愈痊。

**8. 铁蛇穿心方**

铁蛇穿心也不难,雄黄水漂下白矾,胡椒合起来碾细,吃下一时得安然。

**9. 经水先期方**

经水先期是血热,牛膝、茜草是妙诀,香树醋炒对月草,服上两次就对月。

**10. 经水后期方**

经水后期是血虚,牛膝、茴香用得处,老姜烧黑加胡椒,医用好多称仙丹。

**11. 小儿蛔虫方**

小儿蛔虫其可难,头发热灰油炒饭,吃后不怕蛔虫来,吃下一时虫方见。

**12. 小儿疝气方**

小儿疝气月人膏、夏草一根与黄精、鸡屎藤同蕨根张,诸药炒后熬成汤,另加猪油1～2钱,服后疝气去无边。

**13. 小儿咯呕方**

小儿咯呕药难投,藿香叶根一起用,灰煨姜竹黄,参与灶土灰,开水冲糖服自解。

**14. 小儿脱肛方**

脱肛症,实在难,倍子生加过生矾,猪苦胆来调茶上,升麻桑皮捣烂敷肉上,脱出肛门能收回。

**15. 妇人无子方**

妇人无子知受弧,世人笑我没功夫,我有奇方益母草,熟音久服接香炉。

**16. 头风疼痛方**

头风疼痛一方佳,羊角、川芎与天麻,每服3钱冲酒下,管叫一生永不发。

**17. 腰杆痛方**

肾虚损伤腰杆痛,牛膝、茴香、棕树根、故子一两盐水炒,四味熬服断其根。

**18. 久灌蚕耳方**

久灌蚕耳臭难堪。一个验方用白矾,点入芭油入耳内,不久黄水会自干。

**19. 汤烫火烧方**

汤烫火烧也不难,蚯蚓麻油灯碗盖,煎黑蚯蚓碾成面,将油调擦病自痊。

**20. 单双蛾子方**

我学此方多少钱,理论不该这样传,半夏、蜜蜂、火葱包,内合细辛与白矾。

**21. 久年疱疮方**

脚上疱疮多年,生地5钱,草草5钱,八即5钱,共三味药煎水来冲成并久贴之,时久溃烂得安康。

**22. 癞头症方**

头上癞子人厌烦,白矾一两用火锻,硫黄、花椒、蛇床子,烟屎对茶油擦安。

**23. 天舌头方**

指上生疮痛难当,白矾独蒜各一两,猪苦胆笼指头上,来捆定只要一宿得安康。

**24. 诱耳虫疮方**

诱耳虫疮因家盗,蚌壳肉兑白矾一两,百草霜与蜡烛油,擦上两次黄水干。

**25. 冷酒停胃方**

酒痛症来不开交,老姜炮制,丁香烧,胡椒六粒用酒炒,碾末冲服有功劳。

**26. 夜多尿方**

老年之人夜尿多,爬起放倒睡不着,流尿狗加白果烧,再加石连贴肚脐,连贴几次夜尿停。

**27. 血皮风症方**

老年之人肉皮痒,夜夜都要开水烫,附片花椒与盐面,火酒调擦得安康。

**28. 脑晕方**

晕病症来也惊人,突然倒地也死人,白猪脚跟、石菖蒲,天麻半夏煎水吞。

**29. 小便不通方**

小便不通胀坏人,快找木通、石冬根,再加桃仁共三味,煎水内服尿自通。

**30. 便秘方**

大便不通其是难,萝卜籽、丑牛子、牛膝、姜皂、角米、垂柏子根,煎水吃下便自通。

**31. 火淋下血方**

火淋下血痛不堪,丑牛、木通与车前、韭菜四味煎甜酒吃下之后得安然。

**32. 虚虚下白方**

小便下白是虚症,野花椒根、大浮萍、岩百合同线鸡尾,甜酒煎吃痛自干。

**33. 风七方**

甚痒风七就是难,又痒又痛心内烦,旧铁烧红桐油抹,蚯蚓泥对擦上良。

**34. 瘘头包头方**

瘘头睡痛也难当,冰片进入螺蛳装,待化清水擦上疮,心皮外含笑。

**35. 刀伤止血方**

刀伤止血苎麻尖,生性还用泥鳅串,黄构叶与柏子树,口嚼多刮喂 3 天。

**36. 流口水方**

人流口水流得多,这个方子用得着,麦冬、玄参合白糖,煎水吃后口水缩。

**37. 跌打损伤方**

跌打损伤有妙方,地乌壳与西连子,姜螃蟹和洋泽兰,牛膝煎水冲酒吃,损伤瘀血病自安。

**38. 心气痛方**

心胃气痛不用怕,一杯白芝麻瓷锅炒得白不见,吃下即得安。

**39. 盗汗方**

夜出盗汗心才烦,白芷泡参乃得草乌,毒乌又用鱼去甲。烧起吃,盗汗即刻消除了。

访谈时间:1985 年 7 月 2 日,地点:鲁医生家中。

# 第十四节　蒋衡甫医生访谈录

蒋衡甫,男,57 岁,龙山县兴隆乡新坪村人,跟师,专长,疑难杂症。

## 一、医史

认为神农尝百草就是指药王,药王为草医的老祖宗。因治病神验而成为仙,变成药王菩萨。现有很多民间医生仍在神堂上供有药王菩萨,每次诊治疾病时,都要想到药王菩萨,治病才灵验。

## 二、病因

1. 天气变化使人对寒热不均不能适应而发病。

2. 吃东西不注意卫生而患病。

3. 不讲卫生,环境脏乱等致病。

4. 经期同房叫碰头病。男的得病耳干面黄肌瘦,小肚子痛,有硬块。坐大月同房或满月后体虚而同房叫月家劳,干瘦无力、干咳,要是脸上开土花(脸上颧骨一时红,一时白,一时黄,一天几变)为无救。

## 三、对人体的认识

1. 头骨分四块即额眉骨、牙巴骨分上下二块、后脑壳骨、颈杆骨、饭丝骨、肋巴骨、胸堂骨、盐铲骨、腰杆骨、背梁骨、手杆骨、屎胯骨、大骨、客膝包、内外螺丝骨。

2. 关节:肩膀榫、倒拐子、手颈、软腰、大胯,客膝老、脚颈。

3. 手指命名:大拇指、鸡公指、中指拇、无名指、小手拇。

4. 人体内脏区分法

从肚脐以上到心窝处,叫大肚子,从肚脐以下叫小肚子,从心窝以上叫心口,背心(指整个背部)软腰(指腰部),肺长在胸堂里,独心长在心窝里,连贴(又叫毛联)长在大肚子的左边,肚子长在心窝里,肝长在大肚子的右边,苦胆长在肝的下面,腰子长在软腰后面有两个,大肠小肠长在大小肚子里,尿脬长在小肚子里,养儿肠(子宫)长在小肚子里,小便(又叫阴道、阴茎)长在胯骨下,蛋子(睾丸)长在胯骨下,喉咙、小舌头(腭垂)。

## 四、诊断

以问、看、摸、闻为主。

1. 问诊

内里病、腰痛不痛,屙不屙、咯不咯、吐不吐痰。问腰痛是否有劳伤或体虚是否腰子虚。屙红是屙痢,上吐下泻是霍乱症。屙稀无血的的是消化不好。问吐痰,吐泡泡痰是吼病,吐籽籽痰或带血为伤力劳,咯痰带黑色为肺劳病。问出汗,夜间出汗是内阴虚,内火重。口苦是苦胆、肝有病。问吃东西,吃东西后呕吐的是肚子有病,肚子胀气的是胃肠气,吃饭无味的是肚子寒湿重。问小便,黄的是内火重,小便多的是腰子亏。小便少而涩痛的是尿泡火热重。大便干如羊粪的是大肠火,大便如水样的是饮食所伤。大便带血的是痢疾。大便几天一次的是便秘。

2. 看诊

看脸,是黄的,亏气亏血或黄肿病;发热,脸上是红的;脸上黄如柑子色是黄疸病、肝病;脸上起白斑、乌斑的有蛔虫病;脸上起土斑是病情重。嘴巴发乌的是独心有病。看眼睛,眼睛黄是黄疸病。白眼珠上长疔叫翳子,以瞳孔为中堂(堂屋)翳子在瞳仁以内就在堂屋里,翳子在瞳仁以外、黑眼圈内的,指神堂后头,前面,左右但没有出房屋。翳子长到白眼珠就到屋外了出阳沟了。如果是钉子占的,翳子很小,如是贴的一块纸,翳子就是一大片。如果堂屋是放的东西,翳子是一条杠。瞳仁上方指神堂上头一方。瞳仁下面指神堂下方。看舌头,白苔为湿冷病,黄苔火重,舌尖红,独心火重。

看小儿喉咙肿不肿,肿有火气。流口水有奶口疮。

看疱疮:

①天疱疮,全身都长,起大小不等的疮,颜色呈乌色或白色。

②腰带疮,长在捆裤带的地方,横长的疱泡,团圈红,红盘盘,黑顶顶,有灼热痒痛的,为腰带疮。

③看鱼籽疮,小泡泡中有黏液带糯性,泡久后不流水,色白,团圈红,多为热毒,热毒生疱疮,全身都长。

④清水疮,多先从头部开始长,再蔓延到全身,水流到哪里疮就长到哪里,发病迅速,起米米,溃烂痒,喜抓搔。

⑤黄水疮,症状与清水疮样,不同的是流出的水是黄色的。多生于小儿。

⑥龙灌疮,大多从手脚叉上长起,起大小不等的疮,顶上是白的,团圈红,痒甚,痛,大的有大拇指大,小的1个小脓泡泡。治好后疤子是乌色的。几年后才能退掉。

⑦痔疮,分内痔外痔。外痔可看到,内痔大便时下血,大便时掉下来一坨,痛。

⑧干疙闹疮,多发于腰部、大腿内侧,起粟米子大的疱疹,痒甚,全身都发,有传播性。

⑨癣疮,有铜钱癣、夹桃癣、黄癣。

夹桃癣多长于颈部,起白壳,皮肤干燥,高出皮肤,痒甚,抓搔,长久不愈。

黄癣(又叫癞子),多长于头部,壳带黄色,流黄水,经久难愈,长癣地方头发脱落,再不长头发。

⑩小儿白口疮,从舌尖开始蔓延整个口腔,起泡,有红色的,白色的,泡有黄豆大小的,重者烂成片,红色为火,白色为寒。

3. 摸诊

摸头额部有无发热,摸肚子有无压痛,有无包块。摸疱疮流痰有无灌脓,膜颈项及疡子窝、夹子窝有无疡子肿大。推不推得动。推不动的为病重。摸脉,摸手腕脉,相当于中医的寸口脉,摸足背脉,摸太阳脉,

摸疡子窝脉,观察脉的大小,沉细、强弱,脉大、快、为火气盛,脉沉的为三元之气血亏虚。小细弱无力为病重,体虚。脉无根乱跳是三元衰败之症,难治。

4. 闻诊

闻声音。声音低弱无力的是久病气虚无力,声音极弱,语言不清的是三元之气将绝之象。声音高昂,乱吼乱叫,语无论次的,为风癫病。闻气味,闻到口臭的一是肚内有火;二是牙病。夹子窝有狐臭味的是狐骚臭。小便有辛味的是阴门火重。大便恶臭的是肚肠火盛或隔食。吐痰有腥臭味的是肺痨病。

## 五、对疱疮流痰的认识

1. 流痰

有走气流痰、巴骨流痰、双牛拉车、寒流、火流,流痰长于身体内侧的是阴疽,长于外侧的为流痰。流痰不肿,本色不变,在10天半个月内不红肿,半个月后有肿胀,不能行走,形状呈长形,有发热,疼痛甚,日夜不安神,外摸不痛,压下去痛甚。流痰,多体内气血不通而引起。走气流痰有走动。双牛拉车系双大腿都同时长,不能动,大小便要坐着解,病情较重。

2. 疱疮

①鸡嗦疱:长在头部,多发生于小儿。鼓起一个坨,无头,愈后留一个疤子,不长头发。

②五背不长疮:即手、脚、背心,多长花疮。

五肚不长疮:即手脚,小肚子,多长花。

③对口疮:长在哑门穴,周围痊愈一个又长一个。疮就是只有一个头,有几个头的叫花。

3. 花:有背花、腰花、肚花、手背花、脚背花,背花一个疮多头,一个正头子米米,有五六个小白泡,烂后有五六个眼,不治疗,眼与眼之间烂通,疼痛像虫样爬。

4. 疔:多长在硬肉处,肌肉多的地方不长,疔长皮下,根深,有一个头,如钉子样,一出现就有头,有火疔、水疔、红丝疔、羊毛疔、镰刀疔等,红丝疔多长于口舌周围,有一根独血丝走动,男的从疔上向人中穴,上冲百会。女的从哑门穴上冲百会穴。到了百会穴后,下坐毒气攻心,这时无救了。到达百会穴就无救了。火疔头是红色的,水疔头像脓泡疮。

## 六、验方

1. 天疱疮

药物:河白草、蛇不过、糯米水。

用法:将前二味药各适量洗净,切成细末,放入糯米水中泡 4 小时后先内服,再外敷患处。

2. 鱼籽疮

药物:茶枯。

用法:用开水泡后,外擦患处,每日 2 次。

3. 清水疮

药物:铁包金、雄黄、花椒、茶油。

用法:前三味药各适量,焙干碾细末,用茶油调敷患处,每日 2 次。

4. 脓灌疮

药物:九里光、五爪龙、大路边黄、龙骨、轻粉、红粉、少粉、梅片、狗胞菌、墨鱼骨。

用法:先将前三味药各适量水煎过滤,再煎浓缩成膏状,再将后七味药碾细末,各适量与水煎好的膏状药合并,再煎开一下就取下,放在地上,加桐油外涂患处,每日 2 次。本药可治陈疮烂疮,男的开蜡烛花,女的阴梅疮等。

5. 痔疮

药物:刺桐木根、猪大肠连肛门。

用法:将前一味药适量切片,水煎 3 次,然后将猪肛门一段切细,加入药水中炒,把药水炒干后吃肠子,一般 1~2 次可愈。

6. 干疙闹

药物:硫黄、花椒、茶油。

用法:硫黄和花椒各适量,水煎成膏状后再加茶油外擦患处,再用茶油适量加入开水洗澡,几天后可痊愈。

7. 牛皮癣

药物①:巴豆、米醋。

用法:巴豆加米醋磨后外擦患处,在擦药之前,先将患处粗壳刮掉再上药,擦后有流脓、发热、痛,就可痊愈了。冬天治最佳。

药物②:牛大黄根、米醋。

用法:牛大黄根与米醋磨后外擦患处,每日 1 次。

8. 小儿白口疮

药物:小鱼蜡树叶、麻脚树叶、天青地白、五爪龙、大路边黄叶、铁马鞭、白蒿果果、三月泡叶、韭菜苑、梅片、红糖、红粉、茶油。

用法:上药各适量焙干,碾细末,茶油调成糊状,敷患处,每日 2 次。

9. 流痰

药物:扣子藤、杨桃根、刺包头根、懒篱笆根、五加皮、麻根、甜酒。

用法:上药各适量,捣烂外敷患处,每日 1 次。

10. 背花

药物①:小葡萄藤、首乌。

用法:上二味药各适量,口嚼烂后敷患处,疮头子上莫敷药。

药物②:溃烂后用药,葵花盘、五倍子、蚂蚁窝、梅片。

用法:先用葵花盘煎水洗患处,再用五倍子与臭蚂蚁窝适量,烧成灰后加梅片涂患处,可生肌。也可碾成粉子涂患处。

11. 黄肿病

药物①:鸡公肝、大黄、甘草、戢儿根。

用法:先将公鸡肝切片焙干,再将后三味药焙干碾细末,与鸡肝拌匀,放在饭上面蒸熟,不加盐,分 2 次吃完,然后再用一个一斤多的公鸡加药煮熟吃鸡,(去鸡内脏),用整个鸡。连吃 2~3 个可痊愈。

药物②:青矾、苦荞、米汤。

用法:上二味药碾细末,加米汤水做成小指大小丸子,一餐吞服 7 个,一日 3 次,7 天可愈,亦可加点红糖,焙干服。

## 七、医德

家中困难的不收分文,有的来诊病在医家住的,吃饭住宿不收钱,方便群众,积德,少花钱治好病,就地取材。

## 八、对民族的建议

国家要重视,要进行挖掘整理民间很多治疗病人的方法、方子,国家要采取措施,要挖掘,不能失传,绝迹,都带进棺材里去了,太可惜。

# 第三篇　疗法、方药

第四章

# 土家医传统疗法

自称"毕兹卡"的土家族,是一个勤劳勇敢,历史悠久的民族,是我国五十六个少数民族之一,千百年来土家族人民在与疾病、瘟疫的斗争中,积累了丰富的防病治病经验,民间疗法就是土家族人民治疗疾病行之有效的常用方法。其特点是,不需要复杂的器械,方法简便易行,对于治疗惊症、急症及慢性病效果都很显著,副作用小,安全可靠。病者易于接受,为了继承与提高民族医药学术水平。在收集整理土家族医药过程中,收集到流传于土家族民间的一些医疗方法,现整理如下。

## 第一节 传统外治法

### 一、封刀接骨

封者,闭合也。刀者,金刃之所伤。接者,吻合也。骨者,人身之支架也。意即能使外伤骨折,关节脱臼,刀枪之患者痊愈。其治疗外伤骨折的方法如下:

1. 疾病的诊断

①问诊:患者就诊,先问伤在何处,因何而伤,伤之时间长短,疼痛之程度,是否经他医治疗,饮食,大小便是否正常等。

②望诊:观察病者所伤部位,有无红肿瘀血,有无畸形,运动有无障碍,望患者的脸色,如色黑,表示瘀血严重,色白,表示外伤失血过多,黄色,则表示内损肝胆。

③摸诊:医者用双手轻轻摸捏病者伤处,摸出骨头有无断裂,肌肉有无撕破,筋骨有无损伤,患处的皮肤温度高低,知有无发炎,并轻摸轻摇患处,观察患者痛的程度,以确定是骨折还是伤筋。

④听诊:医者用耳朵直接贴患处,同时用手轻摇患肢伤处两端,可确诊有无骨折,也有医者用一节长尺许的竹筒,一节稍小,大端紧贴患处上部,小端贴医者耳朵,再用右手轻叩击患处下端,边叩边移动竹筒,闻声清晰者无骨折,音重浊者为骨折,是粉碎还是单纯性骨折皆可诊出。

2. 脱榫与骨折治疗基本手法

摸:通过摸可知有无骨折,骨折是怎样断的,关节是否脱臼。

捏:指骨头破损所致的微突起。医者用手捏平。

端:医者用双手拿患者骨折两端,稍用力端平到原来的位置。

拍:指复位后未完全对准位时,医者用手轻拍患者骨折处,到完全对齐位为止。

拉:骨折后,骨头位移,相互交错,在复位时医者用力拉骨折两端,拉到对准骨折位。

揉:医者轻揉骨折处,使之筋脉柔和以免复位时剧烈疼痛。

拐:关节脱臼,医者采用向内或向外突然一拐的手法,便脱臼关节复位。

挤:骨折已复位,但稍有少许未对齐,医者用双手挤压患者骨折处,以助全部复位。

歪:错位,已畸形愈合,医者重新将畸形愈合处打断而后再复位。

摇：关节脱臼，在复位前先摇活动，再复位。

压：骨折断后，向上突起，医者用双手轻轻向下压平复位。

抵：骨折处向下凹出，医者用双手向上抵，以致复位。

骨折与关节脱臼均选用以上基本手法复位。①骨折复位后用杉树皮四块固定，然后在杉树皮之缝穴处上敷上一层捣烂的草药，再用纱布包扎捆紧。如药物干后，再用凉开水浸湿，3 日换一次药，有瘀肿者3 天后可消肿，一般 21 天左右拆掉固定的杉树皮，21天左右可愈合。②关节脱臼的复位法，应根据不同的脱臼部位，采用各种不同的复位手法。如上肢肩关节脱臼，其复位手法是，医者用双手握住病人患侧手臂先轻摇活动一下，再将病者到拐子弯曲 90°，并将患侧手臂向侧用力拉，拉到一定的程度，猛然用力向内一拐，听到"呵啰"一响，说明脱榫已复位。最后用皮带将手臂托起来，有的可不用托；有肿胀者用草药外敷脱臼部位。另一法是：用木梯一架，将病患侧手臂放入梯子横方上，人悬空。下面由二人用力拉患者侧手腕与双脚，直到复位为止。此法病者有些痛苦，故按本法复位者不多见。③挫伤，摔伤，伤及皮肉筋脉的不用手法，仅用草药外敷。

3. 治疗药物

骨折、伤筋脉，皮肉，所用药物大同小异。民间一般都是用药物鲜品捣烂敷患处，很少内服。外敷主要药物如下：

①骨折脱臼用药有：接骨木，刺包菀，麻菀根，懒篱笆，三百棒，千锤打，四两麻，八里麻，打不死，大救驾等。其功效有续筋接骨，祛瘀，消肿赶气止痛。

②伤皮肉，筋骨，用药有：四两麻，脚踏莲，九龙角，铁灯台，穆桂英，岩泽兰，见肿消，打不死，三百棒，懒皮树等。民间传说："打到地下趴，离不开四两麻。"岩打的用岩泽兰，木打的用穆桂英等。

其封刀接骨方法甚多，以上尚属初探，还有待于进一步整理完善。

## 二、扑灰碗

是民间流传甚久的熨烫疗法，对伤寒而致的肚子痛，肚子胀、隔食，妇女小肚子痛等有缓解和治疗作用。

方法：瓷碗一个，盛一平碗 80℃ 左右的灶中或火坑中的灰，再用比碗宽的湿巾一条，盖在碗上，将碗包好打结，并令病者仰卧，再将碗面翻转倒扑朝下，置于患者腹部，医者持碗从上至下来回推动，几分钟至半小时，有温肠，赶气，除胀满，止痛之效。

## 三、放痧（又名刮痧）

是民间用之最广的一种方法，几乎人人皆知。

方法：先用铜钱，亦有用调羹，木梳背或饭碗等物（用铜钱者居多），蘸桐油，姜汁，酒或冷水等，在病者体表经络循环部位，从上至下的重刮，刮至局部变红起点为止。一般每次反复刮 30～90 次左右，边刮边蘸桐油等物，根据病者的病情，病情不同，所刮的部位亦不同，如伤寒受凉，医者在病者背部盐铲骨下缘，从第七排叉骨向左右分刮，起于脊梁骨，止于夹子窝后，反复刮起红点后，另从第七排叉骨下，在脊梁骨旁开2 寸，从上至下分刮，刮成一个"介"子形，一般刮 1～2次可愈，又如失枕，刮颈部二侧，从后颈部两边发际处向肩部刮，方法同上。

放痧能使许多短时发生的气血壅滞、经气不能循常道运行而发生的急性病症，获得缓解或治愈，一般常用于伤寒受凉，落枕，昏倒，肚子痛，呕，拉肚子，头痛，出鼻血，发热等病症，方法简便，效果明显。

附：①拍痧：用于夏天酷热暴晒而致的流鼻血。方法：医者用井水或泉水，打湿手后，拍打病者后颈窝，前额，足弯到拐子弯处，拍打数下，可当即止血，小儿吃饭或喝水不慎而呛着，用手拍胸、背部可使异物咳出。

②提痧：用于伤寒受凉，隔食等。方法：医者左手拇食二指夹住病者的某处皮肤或筋膜用力向上提拉数次，使提拉处充血变红为宜，如受凉后，提前额部，鼻根等处，可止痛去寒气。

③放血：用于发热，发痧，暴症等。方法：医者用针尖或瓷瓦片刺病者表浅静脉，使之出少量乌血为度，如发热，刺舌下小血管可退烧。

以上所附三种手法与放痧有相似之处，故列入放痧疗法之中论述。

## 四、烧灸法

有烧艾、药灸、烧灸法三种。烧灸法要求较高，必须懂得医理和人体筋脉的分布流行情况，否则乱烧乱灸会烧反筋，使病情加重，或转为难治之症。

1. 艾：①艾的制作，先将艾叶适量焙焦，揉成艾绒。另将麝香、梅片、樟脑，雄黄等药物适量碾成粉末，拌入艾绒中放入艾瓶备用，医者诊断病情后，选用某一个或数个穴位，将艾绒蘸点盐水沾附穴位上，以火引燃，边烧边轻吹，待艾将要燃烧完时，病者有疼痛感觉，医者多用大拇指蘸点水马上压在艾团上，为一灸，亦有用薄姜一片放在穴位上，艾绒放在姜上烧，艾烧完为一灸，如客膝老痛，灸外膝眼穴，头痛，灸八挂穴、后颈窝等处。

2. 灸（又名天灸）。方法：用刺激性药物，如威灵仙、毛茛叶、野棉花叶等，捣烂敷关节处或穴位上，使敷处发泡从而达到止痛的目的。如到拐子痛有寒气，药敷在倒拐子上，有祛寒赶动气血之功。

3. 烧灸法：以烧酒浸棉布，或在酒中加入某些药物裹在关节处，直接燃烧。例如客膝老痛，有温经散寒之功用。

此三法常用于治疗风湿病，慢性劳伤病，伤寒受凉，哮喘，红眼病，疱疮，罗汉挂珠，妇女坐小月小肚子痛，腰杆痛，脑壳痛，头痛等多种疾病，有祛寒气，赶湿，退火，止痛等功效。

## 五、熏蒸法

熏，有熏烤，烟熏之意。蒸，有加温蒸发之意，实为两种疗法。

1. 熏法：①药物制备："九条龙"由医者自制，或在药店或市场上买，是用百余种有祛风气，除湿，赶气，止痛，通血脉，消积食，退肿等功效的中草药组成，药物各适量，焙干合并放入碓中舂成细绒，然后用一张红纸蘸桐油，将药物放纸上卷成一个圆筒状，长约15～30厘米不等，直径约2厘米左右，即成。②用法：医者把九条龙点燃（应无火焰）。用一块浸入桐油的青布包在烧燃的九条龙头上（由于九条龙无火焰，燃烧缓慢，又有一层灰，故布不着火），直接烧点患处的某些部位或关节处，有不用青布包者，点燃后用烟熏患处5～15分钟，常用于风气病，肚子痛，脑壳痛，小儿肚子胀，小儿黄肿包，有散寒气，镇痛等功效。

2. 蒸法：医者用某几种药，量大者几斤，量小者几两，将药放入大锅内煮浓，然后用一个木制的甑子（能站下一个人为宜），放在大锅上，锅上横搁两块木板，人站在板子上，将甑子罩在人周围，人头露出，顶上盖好，小火煎蒸，蒸1～5小时。亦有不用蒸法，改用煎浓的药水直接熏洗或坐浴，温度能使患者耐受得住为止。此法常用于风气病，关节痛，风气麻木，半边

瘫痪，腰痛，大腿一边筋痛，伤寒受凉，闹疮（疥疮），湿疹，荨麻疹，痔疮等。此法对风气（风湿痛）有特效，有赶气，散寒止痛，除风气，逐湿气之功，所用药可根据病情而选用，如风湿痛，多用三加皮，五加皮，七加风，红藤，风藤，鸡屎藤，枞树尖，包谷七等药。

## 六、拔罐疗法（又名拔火罐）

此法为土家族医常用的方法，亦有患者在家自行采用。

1. 罐的制作：用直径2～5厘米的竹子锯成3寸左右的短筒，一端留竹节，削除外面青皮刮光滑，备用，亦有用陶瓷空心瓶或小酒杯者。

2. 用法：将竹罐放在盛水的锅或罐内煮沸几分钟，拿出来，甩几下，速覆在患者体表肌肉丰满的某一部位，用手将罐底部叩几下，以致吸紧不脱，亦有用陶瓷和比较大点的竹罐，不煮沸，用点碎纸片（民间多用钱纸），点燃后放入罐中燃烧几秒钟，待火将熄之前速覆患处。亦有用烧酒少许入罐中点燃后几秒钟速覆于患处，时间几分钟至半小时左右，前者称"水罐"，后者称"火罐"。拔罐能使局部充血或吸出瘀血，瘀毒，使气滞血瘀通达，有消肿胀、止痛、去瘀血之作用，本法常用于慢性扭伤，挺伤，瘀肿腰痛，关节痛等症。如有瘀肿者在拔罐之前，在瘀血胀处，用瓷瓦片的尖端，连刺几处使出少量血，再行拔罐，可使局部瘀血全部吸入罐中。此法除常用于上述几种疾病，还可用于伤寒（外感）而致的脑壳痛，因寒气而致的肚子痛，毒蛇咬伤等，方法简便，见效快，无副作用。

## 七、翻背掐筋法

方法：先让病者面向靠背椅之椅背坐或俯卧位，医者用拇食二指从患者脊梁骨两旁尾骶骨处向上逐步用重力翻转皮肤至颈部为止，连翻5～10遍，翻转毕，在两侧下摸到隔筋，用双手重力猛掐1次。此法有消隔食，止痛作用。常用于治疗黄肿包，隔食，肚子痛，另有强身健体之功。

## 八、麝针法

土家医者都备有此针，麝针即香子的前门齿，一只香子有一对长牙，捕后敲取前齿便得，长约1.5～2寸，呈半圆形，前端尖利根部稍大，内空，在空隙内放入麝香。用此针代替刀针，穿脓疱，刺穴位，局部放血，不用消毒，不发炎。例如疱疮，流痰在成脓期切开

引流,这时可用麝针挑刺疱、流痰头部,使脓排出。稍加挤压,俗话说"疱穿火散",脓排出,病可愈。又如某部位扭伤或瘀肿疼痛用麝针在患处快刺几下。有生疱疮者,在初期可用麝针刺几处疱疮的头部,可使初期之疱疮自行消散。麝针有退火,止痛,舒经赶气之功,其机制有待研讨。

## 九、烧灯火

烧灯火,也是土家医用之较多的一种方法,对各种疾病都可治之,尤其是小儿患病用之最广。方法是:医者先诊断清楚患何病,然后根据病情而选用一定的穴位,可选一穴或多穴,用灯草一段,蘸上桐油,点燃直接点烧某穴位,动作要快,这叫做直接灯火,如小儿走胎,烧双耳后筋各一灸,听到像一粒米炸的声音,为效果最佳,没有声响,过六七天后再烧一次可愈。

附:①印灯火,此法适用于3岁以下小孩,避免烧伤皮肤而发炎。方法:医者诊断病情后选定穴位,将点燃的灯草点烧在医者自己的大拇指腹部上,然后再印在小儿某穴位上,这叫印灯火,如小儿脐风,印肚脐,肚子痛印肚脐两边。

②隔纸灯火:此法用于某些顽固性疾病的治疗。方法:医者诊断病情后,用一张薄红纸抹上桐油,贴在患处,用灯火点烧在红纸上,一次可点燃数灸。如某处肌肉扭伤,可烧某处数灸。

烧灯火常用于惊症,黄肿包,肚子痛,伤寒受凉,发热,脑壳痛,风气麻木,扭伤,疱疮初期,烧灯火对以上疾病都有较好的治疗作用。

## 十、挑背筋

方法:医者用一根鞋底针,在火焰上烧一下,然后在患者背部寻找一根白色、细小的长约几分的筋,找到后用针从筋的中部将其挑断,病可痊愈,如肚子痛,痔疮等可用此法。

## 十一、揉油火

方法:医者用犁铧口放在火中烧红,取出,将茶油或菜油喷在铧口上,油当即起火,用燃烧之火烧烤患处,达到治疗的目的。如风气病、肚子痛、寒气而致的骨关节痛等,都可用此法治疗。民间另有一种,水师先念一串经符,然后把烧红之铧口踩在脚下,或用手拿给病人治疗疾病。此法带有迷信色彩,不予采用。

## 十二、推抹疗法

土家医用之最广,效果可靠,不用药能使疾病消除,推抹常用于小儿,但成人亦用。方法:医者先诊断病情,尔后采用推抹手法进行治疗,各医家推抹方法不同,有的是祖传十几代的技巧,有的是跟师学的,有自阅古医书学的。推抹与中医的推拿有相同之处,但是也有很多不同的地方,有其独特的手法。如铁板症用推抹治疗,医者用双手大拇指从心窝部位往下推至小肚子,推20～30次,再提肚子两侧腰筋和板筋,提后放屁排气可愈。又如老鼠症,医者可用双手大拇指从前额两侧之间向上推至发际,未愈的掐总筋,脚后跟筋,客膝窝,然后再提几次,病即愈。

## 十三、蛋滚法

方法:用鲜鸡蛋一个煮熟,放置不烫皮肤,医者诊断病情后,在某一部位将蛋来回不断的滚动15～30分钟,而后将蛋打破去壳,可见到蛋清上有紫黑色斑点,说明毒气已全部吸入蛋中,病就会痊愈,如肚子痛,煮蛋滚肚子上,此法有温里赶寒气,消食、吸毒之妙用。

## 十四、火功疗法

火功疗法也是民间医生用来治疗某些疾病的一种方法,作用快,疗效满意,独具一格。现介绍如下:

1. 药物配制:大血藤20克,剥皮血20克,鸡血藤30克,透身汉20克,野烟10克,青木香15克,四两麻10克,高粱七15克,荞麦七15克,五步蛇30克(可用银环蛇小者1条或三七6克代之)。上药均为干品,切成薄片,放入广口瓶或瓦罐中,加入烧酒(60度左右),1天震摇2～3次,浸泡10天后即可使用。

2. 使用方法:医生令病人患部显露,将浸泡好的药酒倒入碗中,药量根据病情而定,少则50毫升,多则200毫升,用火点燃碗中之药酒,这时医生用右手伸入药碗中取出酒火,速将手中之火焰在患部及周围烫、摸、揉、拍、打,并以左手助之。反复取火烫、摸、揉、拍、打约15分钟左右,每日1次,患者治疗1次后就感患部舒适轻快,疼痛减轻。一般用1～2次可见到明显效果。若不间断用3～7次,轻者可痊愈,重者可管1～8年不复发。

3. 使用范围:本疗法以治疗风气病为主。适用于风湿麻木、冷骨风、骨节风、寒气内停、半边风等。

4. 作用分析：本疗法的作用机理可能是给皮肤直接加温，汗窍舒张松开，使药物经皮肤毛孔透达病处，再加上揉、烫、拍、打能使局部风寒湿气走散，达到行气血，舒筋止痛之疗效。

## 十五、雄鸡贴胸疗法

1. 使用方法：取1只1斤重的雄鸡，剖开肚子，去掉内脏，将事先预备好的药粉，撒在鸡肚子内，趁热贴敷于患者胸部，半小时即可。如病未减轻，过4～8小时再贴1次。

2. 药物：雄黄10克，梅片10克，石膏50克，鸳鸯花30克（焙干），麝香3分。上药研细末备用。

3. 适应证：本疗法治疗心跳无力（心衰）、气短、胸闷，亦可治疗高热患者。

4. 作用机制：热鸡加上药物速贴于胸前，一是借助于鸡的热度与药物的作用，将体内毒气吸于鸡身上；二是药物有退火、通筋脉之功，贴敷后高热退下，心跳好转，身体慢慢恢复健康。

5. 注意事项：不是因毒气或高热而致的心跳无力、气短、胸闷，用雄鸡贴胸疗法后效果不显著，应改用其他方法治疗。鸡使用后不能吃，要埋掉或烧掉。

## 十六、发泡疗法

发泡疗法是用某种刺激性药物，放在肢体的某一部位，而致起泡，达到治疗某些疾病的目的。

1. 药物：毛茛、大蒜、野棉花、仙人掌、箭麻、半截烂等药。

2. 使用方法：将几种或一种药，适量捣烂，贴敷在患者内关穴或其他穴位上（男左女右），贴敷药后，用胶布固定，时间半小时至几小时不等，患者感局部瘙痒、疼痛、灼热即可去掉药物。敷药处起一个大水泡或几个水泡，不要刺破水泡，发泡处莫沾冷水，不要摩擦以防发炎。穴位选择，据病情而定，如倒胆症，敷内关穴；咯吼的，敷天突穴或丰隆穴；肚肠气痛，在足三里穴位上敷药起泡；腰痛者在两肾俞、足三里穴位上敷药起泡。

3. 适应证：多用于倒胆症（黄疸型肝炎）、咯吼、气痛、腰痛、骨节痛、风气痛等疾病，特别对倒胆症、咯吼病效果较好，永顺县石堤乡一民族医用此法治疗倒胆症100多例，收到满意疗效。

4. 作用机制：发泡法的作用机制不太明了，可能是通过发泡使毒气排出，或者是药物从筋脉到达病处，起了治疗作用。

## 十七、佩戴法

佩戴法是一种将药物研末装入小布袋或纸袋中，再佩戴于患者胸前内衣口袋里，起到治疗某些疾病的方法。

1. 药物：佩戴药物根据病情而定，可选用猴子头骨（焙干）、油菜籽（焙干）、青木香焙干）、追魂草（焙干）、麝香、雄黄、梅片、蒙花树（焙干）等。

2. 方法：上药各适量研成细末，一般用药20克左右，用小布袋或皮纸包好，放入胸前内衣口袋里，或用细麻线套在颈项上，悬挂在胸前，睡觉也不用取去，一般佩戴1周左右，有的带1个月，或更长时间。如小儿走胎，用猴子头骨、油菜籽、青木香各适量研末装入口袋，佩戴在胸前，半个月后可取下。小儿骇着，晚上睡觉时惊醒、喊叫，用追魂草10克研末佩戴7天，惊叫可除；小儿走夜路身上佩戴一根针或银制品可避免病气。妇女不想要小儿，在身上佩戴麝香1克，可以不孕。

3. 适应证：本方法对小儿走胎、骇着，黄肿包、妇女避孕、肝病、咯劳、伤风头痛，某些妇女病如白带多、月经不调、痛经等均有一定的疗效。

4. 作用分析：佩戴法的作用机制大体有以下三个方面：其一，药物渗透作用，经肌肤筋脉到达病处。其二，药物经鼻吸入体内达到安神定魄，调理气血之功。其三，药物气味芳香，有醒脑、活血通筋、阻滞胎孕之作用。

## 十八、提风法

提风法是一种治疗小儿风寒、风热以及伤食等疾病的外治方法。

1. 使用方法：用一鲜鸡蛋煮熟，在蛋的中间开一小圆孔（约1.5厘米），把蛋黄取出，尽量保持蛋壳不破损，在小孔中镶入一大小与蛋孔适宜的银盖，在盖内放入捣烂的大路边黄、蛇泡草适量。另取一白纸卷成漏斗形纸筒，筒内倒入适量桐油，点燃纸筒，这时纸筒中之油滴入蛋内。量约10几滴即可，然后医生用拇指堵住蛋孔，待温度适中时，即将蛋孔紧贴敷于小儿肚脐上，贴30分钟左右，6个月以上的小儿时间稍加长些。半小时后取出银盖，在银盖背面可见黑色斑点，这说明寒气或热气已提出。用此法1次痛未好转，可继续再用1～2次。

2. 适应证:此法主要治疗小儿因风寒、风热而致的发热,抽筋或屙肚子,肚子胀,肚子痛及消化不良等症。

3. 作用分析:用热蛋、桐油与药物贴敷在肚子上,达到吸风寒,风热的效果。放入银片起观察风气、毒气是否提出的作用。

## 十九、放血法

放血法是一种用瓷瓦针或瓜子刀刺破人体某部位的小血管,以致出少量血,达到治疗某些疾病的方法。

1. 适应证:本法多用于急症、暴症;如老鼠症、霍乱症、蛇咬伤、痧症、晕死、小儿走胎等多种疾病。

2. 治法:如老鼠症,在老鼠攻窜的头部用瓷瓦针或小瓜子刀在火焰上烧一下或用热桐油擦一下,然后刺出血,稍加挤压;霍乱症,上吐下泻,在舌根正面将一绿筋刺破出血;小儿走胎,刺四缝穴出血稍加挤压;蛇咬伤后将伤处刺出血,用力挤压,使毒气随血而排出;有晕死患者,刺食指尖出血。

3. 注意事项:放血法有排毒、泄热、消气的功能,要注意瓷瓦针或瓜子刀的消毒,用前一定要在火上烧一下或用桐油擦。现在,可用酒精、碘酒消毒,以免引起感染。放血时不要刺得太深,防止流血过多。有出血倾向的患者不宜施用。

## 二十、药浴疗法

药浴疗法是一种用药水浸泡、擦洗身体而起到消除疾病的治疗方法。

1. 使用方法:根据病情选用不同的药物,每味30～100克(鲜品),用大瓦罐煎浓,然后将药水倒在水桶、脸盆或脚盆中浸泡擦洗患部,每次30～60分钟左右,每日1次,如全身骨节痛将药水倒在脚盆中,浸泡擦洗全身;半边瘫痪麻木的,药水倒入小脸盆里,擦洗患肢;如只有手脚痛的,用小桶装药,将患脚或手伸入桶中浸泡擦洗;蚂蚁不过节(坐骨神经痛),可将药物倒入脚盆中,人坐在里面泡擦,用酒或醋泡药物亦可,但孔窍、阴部不宜用酒浴法。

2. 适应证:本法多用于风湿骨节痛、肢体麻木、中风偏瘫,骨节肿大胀痛,肢体浮肿,蚂蚁不过节,皮肤瘙痒症。

3. 药物组成

(1)赶风的药物有丝毛根、爬岩香、朝天针、遍身

刀、岩风藤、水菖蒲、枫树球、阴钩藤、牛打架、鸡屎藤、五加风、七加风、马蹄香、八角风、岩防风等。

(2)散血、赶气、止痛药有见肿消、散血连、大血藤、血蜈蚣、狗屎柑、三百棒、五虎进、岩泽兰、四两麻、润筋草等。

4. 作用分析:药物通过浸泡擦洗被肌肤吸收后,循经脉到达病变部位,调节机体内气血,从而达到治疗疾病的目的。

## 二十一、吸负法

吸负法是人体被虫、兽咬伤或疱疮不愈,医者或其他动物用口吮吸或用舌舔,使毒气吸出的一种外治法。

1. 方法:人被蛇或蜈蚣咬伤后,医生马上将自己口里含些桐油;对准伤口用力吮吸,吸后吐掉再吸,反复十余次,可使毒气减轻。被刺扎伤,挑出刺后,在伤口上吮吸几口,以免发炎。月里的小儿,大人每天口中含浓茶水用舌吸舔一次眼睛,可去胎毒,使眼睛乌黑发亮,避免膨眼屎,起火眼。长疔疮或疖子,用活蜘蛛一只,放在疔疮或疖的头部,蜘蛛会自行吸毒,蜘蛛肚子胀得鼓鼓的,吸后病情会慢慢解除。

2. 适应证:本法多用于虫兽咬伤、疔疖,陈疱烂疮,火眼、刺伤等病。

3. 注意事项:医生在吸负伤口时,口中一定要含桐油或其他药物,吸后马上吐掉。

## 二十二、蒸法

1. 药物:蒸疗药物由三加、五加、七加风、红藤、风藤、鸡屎藤、老龙针、包谷七、爬岩香、大小血藤、过岗龙、五爪风、双花藤、打火草、岩防风、乌头、透骨风等几十种药物组成,每味药的量少则10余克,多则80克左右。

2. 使用方法:将上药切成小段或小片,放入一大锅内煎煮,待药物煮沸30分钟左右,锅上放一木制的甑子,甑子内面以能站下一个人为宜,将锅上横搁几块木板,人站在木板上,将甑子罩在人身上,人头露出,甑子顶端用毛巾或布盖好,然后用小火蒸,时间约1～3小时不等。在蒸时要特别注意温度的高低,高后会灼伤皮肤,温度低了达不到治疗作用,一般以保持38～40℃左右为宜。蒸时医生要随时在病人身边,以防病人蒸久了产生虚脱。要多问病人,能否坚持住。观察病人脸色,如脸上通红,大汗出为正常;面

色苍白,出虚汗,应马上停止蒸。出甑子后用糖冲一杯开水口服。蒸法有的不用甑子,而用厚布或塑料布盖住身体,将脸露出进行。蒸法对比较顽固的风湿麻木、关节肿大、行走不便的患者有很好的效果,一般1天蒸1次,10次为一疗程。

3. 蒸法禁忌证:熏蒸疗法是用药物在温度的作用下,熏蒸于人体表面肌肤,使毛孔开出,促使风寒、湿气从汗而散,使筋脉瘀阻,气血阻滞能达到通畅。对于一些火热高热、火眼、火牙痛、痔疮出血、崩漏、大便干结,呕吐、咯血、流痰、疱疖等不宜用熏疗法进行治疗。还有气血亏虚、大病之后、头昏目眩、心慌、胸闷、气急等病也不宜熏蒸。熏蒸后要加强营养,不要食寒凉之物,避风寒、忌房事。

## 二十三、扎瓦针疗法

扎瓦针也是民间医生常用的一种外治方法。由于医学的发展,现民间医生大多改用三棱针、银针、瓜子针等,也有医生仍用瓦针。

1. 使用范围:本疗法多用于打或摔伤,局部出现肿胀瘀血疼痛,毒蛇、蜈蚣等咬伤,疱疮、疔疖、癣疮等疾病。

2. 使用方法:用打破的饭碗(细瓷碗为佳)渣一块,选一小块一头锐利的即为瓦针,扎瓦针后再行拔罐,有利于毒气、瘀血拔出。又如蛇咬伤,在伤口处闪刺几下,以便毒气恶血流出。

3. 注意事项:扎瓦针应注意不要让瓦针断入肉内,扎时要将瓦针放在火焰上烧一下;扎时不要过猛,以免刺伤筋脉,引起大出血。

## 第二节 土家医传统外法小结

民间疗法是土家人民防病治病的经验总结。其法简,其效速,民间常用之,从古传至今。如民间的封刀接骨,就是对外伤骨折、脱臼的一种很好的治疗方法。其治疗方法与中医、西医大都不同,对骨折、脱臼的复位手法特殊,其主要手法有:摸、端、挡、拐、崴、拉等10来种,用药有异,将药外敷在固定的杉树皮上面,愈合快,副作用少。又如推抹,挑背筋,扎瓦针,拔罐,放痧,翻背掐筋,麝针等疗法,不用药而在病者肌表筋膜上的一定部位进行机械刺激,能疏通脉气,使气血通调,使人体阴气和阳气平衡,使脏腑安和,有扶正祛寒气之功,使毒气,恶血从体内向外排出,达到治疗目的,只要诊断准确,选用方法得当,可得满意的疗效。再如烧灸法,烧灯火,熏蒸,採油火等疗法,用少量药物,在人体经脉循环部位或全身皮肤表面採取一定的药物加温刺激的方法,使药物通过一定的温度,从经脉而达到病所,使病能治愈,此几种方法有温中散寒止痛赶气,破瘀血之功效。

## 结语

1. 民间疗法对各类疾病都有很好的治疗效果。千百年来,民间疗法在土家人民中广泛流传至今,仍在为人民的健康事业发挥着重要的作用。

2. 民间疗法是民族医药的一个不可或缺的组成部分,它不同于中医,更不同于西医,有其特殊的治疗方法。为了发挥民间疗法这一医药遗产,丰富医药内容,使民间疗法发挥其应有的作用,应当着手于民间疗法的搜集整理工作。土家医对民间疗法缺乏理论上的认识,只知道某种方法治哪几种病,而不知其理由是什么,要从理论上加以探讨。

3. 民间疗法中夹有一些封建迷信的东西,在整理过程中应当取其精华,去其糟粕。

在整理搜集过程中得到各县卫生局及有关民族医药人员的大力支持。秦汉尧、王芝秀、彭欣荣参加部分调查,一并致谢!

此文载于《民间外治大全》

注:田华咏、李璞参予调查编写。

# 第四篇  临床证治

# 第五章

# 土家医临床研究

## 第一节 疾病的命名

土家医对疾病的命名和分类的主要特点是,形象生动,易于掌握。并有一定的规律性和鲜明的民族特色。

**根据发病部位命名:**

如疱疮长在耳后的为耳背;耳下的为耳寸;长在背后的为背花、背痈;长在虎口处的为手叉,长在肩上的为担肩。流痰长在大腿下面的为吊肚;长在肚子上的为肚流;附骨而长的叫巴骨流痰。痈长在奶上的叫奶痈。疗疮长在鼻子上的叫鼻疗,长在嘴巴上的叫唇疗;长在关节处的叫节骨疗。疮长在阴门的叫衙门疮,长在胸前的叫对口疮。脑壳痛,病在头;气痛病在肚,心气痛病在心;腰痛病在腰,脚麻叫麻脚症等。

**以临床表现命名:**

某些疾病是根据病人的临床表现而命名的。如突然昏倒,不省人事叫扑地惊。解小便时痛,尿见红色的叫尿急病。体虚而解小便色白的为虚积下白。妇女不在坐小月时来血水叫摆红。衙门流白色肮脏物叫摆白。血来如潮的叫血崩山。长期咯或咯半声时而痰中有血的叫肺痨。七窍出血叫红痧症。半边肢体瘫痪的叫半边风。肚子肿胀如鼓的叫水鼓症,又叫撮箕扑肚症。阴囊肿大的叫气囊脬。睾丸肿大的叫判罐等。

**以动物形象命名:**

土家族世世代代居住山区,这里崇山峻岭,森林密布,动物成群,飞禽走兽遍地皆是。人们常上山打猎,对各种动物的生活习性及形态比较了解,所以土家族药匠将一些疾病与动物联系起来,用动物的形象来命名。如惊症类,绝大部分是以动物来命名的。如惊风时在地上打滚,手足动的叫泥鳅惊,四肢在地上爬的叫螃蟹惊;双手伸展扇动的叫飞蛾扑心惊,口张开像乌鸦叫的叫乌鸦惊;手举起,脚向上抬如上马之势的叫上马惊。痧症也多以动物形象命名。如狐狸痧,兔子痧、母猪痧、蚊子痧、青蛙痧等等。某些风症,如突然昏倒,口吐白沫,嘴像猪叫的为猪婆风,象羊叫的是羊癫风等。若患者的头左右看,口中像斑鸠叫为斑鸠症。还有鸭子症、鹊雀症、猪儿症等。在临床上以动物形象命名的病名最多。

**以病因命名:**

有一部分疾病,是按致病因素来命名的。如因打压伤的叫打伤、压劳。因房事过度的叫色劳。产后未满月而同房的叫月家劳。由喝水或游泳时呛着水的叫水呛。由寒湿浸入关节的叫冷骨风。因痰湿而致身体某部位肿胀痛的叫流痰。由风气而致病的,就有脐风、风湿、中风、风螃、冷节风、漆风等几十种。因火而致病的,有火眼、火牙痛、火流,火巴疮、火疗等。因霉气而致病的有霉症类,如阴霉,湿霉。因气而致病的有气肿,气胀、隔气、肚胀气等。

**以发病季节命名:**

有的疾病命名是按发病季节来取名的,如桃花症,在春季桃树开花时发病;芒种症,是在夏季芒种时发病;秋燥症,是在秋季发病;伤寒症,多在冬季发病。

**按疾病的性质命名：**

土家医对于某些疾病是按病的性质命名。如肚子胀而硬的叫铁板症；小儿干瘦不食的叫走胎；肚子痛如刀绞的叫绞肠痧症，上吐下泻的叫霍乱症；大便有膏冻带血的叫屙痢症；口突然不能讲话，但能张开的叫哑巴症等。

## 第二节　疾病的分类

土家医在长期的医疗实践中，随着对疾病认识的不断深入，在疾病的分类上：也有一定的规律可循。主要分类方法有：

1. 按十月太阳历计时法对疾病进行分类

十月太阳历，它是产生于上古时期的一种历法。其基本特征是，一年分为十个月，各月均有 36 天，每月的日期不按 1、2、3……序数记日，而是用虎、兔、龙……鼠、牛等生肖轮回记日。三个属相同为一个月，三十个属相同为一年，即十个月 360 天，十个月终了另加 5 天为过年日，每到第四年，增一润日，这一年的过节即为 6 天，这样平均一年为 365.25 日，非常接近于回归年。土家医对疾病分类的顺序上，同十月太阳历的记时法。如 36 症，倍之，则为 72 症，十之则为 360 大症，36 症加 72 症为 108 症等。

2. 以七症、八类、三伤进行分类

将内，外、妇、儿等科的疾病都归属在七症、八类、三伤之中。七症有惊症，疾症、尿疾症、火症、寒症、虚症、闭症；八类有水病类、气病类、风病类、劳病类、流痰类、痨子类、疱疮类、霉病类；三伤有跌打损伤、刀枪伤，虫兽伤。有的症疾在疾病演变中，互相转化或多病同患。如寒症，纯属于寒病的少见，也挟杂一些风症，如冷骨风、关节寒冷等。虚症也是如此，许多病在后期都可成为虚症，如咯劳、色劳、停经劳，都是虚损疾病。所以虚症的范畴应更宽一些。

3. 按土家族医学的传统方法分类

土家族医学将疾病用一定的数字加病名来分类。便于记忆，也便于掌握。如 72 症，就知道有 72 个病症；72 劳亦了解到劳病有 72 种。根据土家医这一传统方法进行分门别类，共分为一十八大类，即七十二症、七十二风、七十二痧、七十二惊、七十二劳、七十二窍病、七十二流、七十二疗疮、七十二痒、二十四气病、二十四痫、二十四伤疾、二十四妇女、二十四霉、二十四疡、一十二癫痫、一十二走胎、一百单八杂证。

实际上有的病种超过七十二、二十四这个数。有的病没有那么多种，由此可知，这些数是一个虚数。

4. 按科分类

内科疾病、外科疾病、皮肤科疾病、五官科疾病、妇产科疾病、瘟疫疾病。

## 第三节　分症论治

### 一、内科疾病

（一）七十二症

**七十二症病种**

七十二症的病种，远远超出七十二这个常数，计有乌鸦症，喉症、长蛇症、哑巴症、蛤蟆症、母猪症、麻症，恶蛇穿心症、泥鳅症、铁板症，斑鸠症、上马症、下马症、珍珠症、羊儿症、蝙蝠症、凤凰症、混脑症、吹艳症、兔症、骡子症、鹿症、驼症、猛虎症、水趴虫症、地车子症、蚯蚓症、九心痛症、蚕症、脑心症、马喉症、利力方症、鸭子症、喜鹊症、蜜蜂症、四脚蛇症、蜈蚣症、血涌心症、血沫心症、蝎子症、蝎虎症、秋蝉症、蚊子症、扒腿症、脚鱼症、金钱症、筲箕症、缩阴缩阳症、肚痛症、胁病症、白虎症、马熊症、麻雀症、鸡窝症、红杀症、铁蛇盘肚症、老鼠钻心症、飞蛾扑心症、三分症、盐老鼠症、磨盘症、鲤鱼造塘症、懒蛇症、团鱼围砂症、鲤鱼拍子症、红虎症、烧热症、阴火症、跳山症、桃花症、阴蛇症、马杀症，雷火症、土狗儿症、翘翘症、鬼症，地虱子症、蚕丝症、鸡蓬心症、猪儿症、鹿兰症、莽蛇症、蚂蟥穿心症、软蚂蟥症、麻脚症、木马症、青蛇症、牛症、骇倒症、吞燕症、呕吐症、夜啼症、中隔症、偏头症、羊毛症、蟾虫症、鸡皮症、无汗症、蒙心症、羊羔症、马壁虎症、骑马症、阴马症、拦救症、土猪坐堂症、雷蜂症、铜板症、血水症、反筋症、转筋症、风瘫症、木鼓症、乌云症、猴疳症、遗尿症、鲤鱼破肚症、鱼腥症、反肛症，胎黄症等 122 症。

**病因病机**

1. 病因

①病气入里。如风气，寒气、火气、湿气，瘟气、水气等外来的气进入人体，破坏三元脏器功能平衡而产生疾病。

②情绪致病。如怄气、悲伤，性情刚躁等因素所致的病症。

③饮食致病。如多饮、暴食，过食腥辣酸苦之物

或吃不洁之品,嗜食生冷等可导致疾病的发生。

④体质因素。由于本身体弱,先天不足,或后天缺少调养,在某种外气的作用下,易患疾病。

⑤劳伤所致。过度地挑、背、抬或久做重活,损伤精气,而致疾病的发生。

⑥气候变化。天气突然变化,影响人体的正常功能而生病,或患者平时有旧病,一旦气候反常,旧病易复发。

总之,七十二症的病因较多,上述几点为主要致病因素。

2. 病机

七十二症由外来病气作用于人体某部位,使人体三元气血失调,而产生各种病症。亦有因人体脏气失和或久病大病之后而形成各种病症。

**证治**

1. 乌鸦症

主症:头痛,眼睛发黑,四肢无力,上呕下泻,不能言,叫声像乌鸦声,指甲青色,小便时微疼痛,不能饮食。

辨析:由于素体亏弱,或误食酸腐之食物,毒气上串,上于头脑而见头痛,眼睛发黑。毒气入肚肠而见上呕下泻。毒气下走,见小便疼痛。气血亏损,血不入指见指甲青色,四肢无力。气血不足则不能言,不能饮食。

治法:补虚败毒。

方1　杉树皮50克。

用法:水煎,每日1剂,分2次内服。

方2　土人参15克,火硝0.3克,铁马鞭10克,十大功劳10克。

用法:水煎服,每日1剂,分3次内服,忌食生冷。

2. 喉症

主症:咽喉肿痛,喉中如物梗塞,痰多,不欲饮食,口干,或头痛身痛。

辨析:由于感受火热病气,灼炽喉中,故咽喉肿痛,喉中如物塞。火热久煎而成痰,故痰多。火灼肚肠故不欲饮食,口干。火热上冲于脑,弥散肢节,则头痛身痛。

治法:退火,利喉。

方1　泥蜂11个,煅硫黄0.5克,猪湩水三滴。

用法:泥蜂焙干,加煅硫黄研末放入碗中,加猪湩水三滴,冲开水服之。每日2次。

方2　田边菊10克,开喉剑8克,双蝴蝶10克,

上搜山虎10克,糯米菜15克,生石膏30克。

用法:水煎服,每日1剂。

3. 长蛇症

主症:肚肠疼痛难忍,辗转不安,肚子阻梗如蛇盘肚,食差,头额冒汗。

辨析:患者喜食生冷不洁之物,或用力过猛,肚肠牵拉而见肚肠疼痛难忍,辗转不安。亦有食不洁之物而致蟮虫内生,阻于肠中,而见肚中起梗如蛇盘肚中。痛甚则不思饮食,头冒汗。

治法:打虫止痛。

外治法:在肚脐挑3针,左右脚心各1针,挑出血为止,然后用烟屎擦针挑之处。

方药　苦楝树皮10克,三棵针10克,生南瓜子50克,核桃树内皮10克,青木香8克,回头青10克。

用法:水煎,每日1剂,分2次内服。

4. 哑巴症

主症:突然发病或久病后出现,患者心中明白,口哑不能言,常做恶梦,面色灰白或精神忧虑或形体瘦弱。

辨析:患者由于突受惊吓,脑筋功能失常,故声哑不能言。神气散乱,而见恶梦,面色灰白。亦有久病上元亏损,气血不足,而见口哑不能言,形体瘦弱。

治法:补脑定神。

外治法:①立即掐人中、印堂穴,至病人能言为止。②克马草50克,五爪风50克,路边黄50克,铁马鞭150克。用法:上药捣烂外擦,男左女右,从脚趾开始,一直到手腕处为止,每日2次。

内治法:

方1　上搜山虎10克,双蝴蝶10克,开喉剑10克,灰包菌10克,山豆根10克,追魂草15克,鸡呀嘶8克,震天雷10克。

用法:水煎;日服1剂。

方2　臭牡丹皮15克,土当归10克,糯稻根10克,儿多母苦10克,瓜蒌根12克,小人参20克。

用法:水煎服,日分2次内服。

方3　七爪风15克,五爪风15克,木阴爪10克,枫树球15克,猪衣胞(头胎的)15克,水菖蒲10克,土人参10克,天麻10克。

用法:水煎,每日1剂,分3次内服。

5. 蛤蟆症

主症:肚肠痛,肚子胀如蛤蟆,小肚子起点子,高出皮肤,大便干,饮食不振。

辨析:过食辛辣、干燥之品,滋生内火,火迫肚肠,而出现肚肠痛,肚子胀如蛤蟆。火盛故大便干。由于大便结于小肚子,故小肚子有点子。大便难解,而见饮食不振。

治法:败火通便。

方1 黄皮树10克,刺黄连10克,蜂子窝10克,百味连8克,白三七8克,土大黄6克,山苦瓜10克,鸳鸯花10克,克马草10克,肉罗汉10克。

用法:水煎,日服1剂。忌食辛辣之品。

方2 蜂蜜100克,黑芝麻100克。

用法:先将黑芝麻研成糊状,加入蜂蜜,搅拌均匀,1日分3次服完。

### 6. 母猪症

俗名:蟪虫钻心

主症:肚子里鼓坨,胀痛,时起时消,痛时汗出不止,面色黄,哼声如母猪哼音而得名。

辨析:由于乱吃东西,蟪虫内生,蟪虫增多,虫喜攻窜,有时攻窜成堆,阻塞肠道,故肚子里鼓坨,胀痛,时消时起。疼痛厉害,哼声如母猪,迫汗外出。虫居肚中,谷气被虫所摄,气血精化生无源,故面乏喜色,面色黄。

治法:杀虫止痛。

外治法:用瓷瓦针挑舌根下青筋,挑出血为止。再刺双手食指、中指、无名指、小指出血。

方1 用猪食槽中的层垢10克。

用法:将猪食槽中的层垢烧存性,冲开水服,每日2次。

方2 苦楝树皮15克,毛耳朵15克,一窝蛆10克,红藤根15克,南蛇根10克,北瓜子20克,家花椒10克。

用法:上药煎服,每日1剂,分2次内服。

方3 麦门冬10克,六月凉10克,五花血藤10克,包谷七10克,萝卜七10克,猪娘藤3克,黄草10克。

用法:水煎,日服1剂。忌食辛辣,腥燥之品。

### 7. 麻症

主症:周身麻木,如蚂蚁在身上爬,甚则手足活动不便,心烦躁,坐卧不安。

辨析:血气损伤或血脉不过关,肢体失养故周身麻木,如蚂蚁在身上爬。脑筋失养,神志不宁则心烦、坐卧不安。

治法:养血通脉。

外用法:用家麻皮根2根,醮凉水刮四肢,每日1次。

内用方药 散血莲10克,飞龙掌血5克,四两麻3克,水菖蒲10克,狗屎柑10克,牛克西10克。

用法:水煎,日服1剂。

### 8. 恶蛇穿心症

主症:心窝及左胸前如恶蛇穿心样刺痛,时痛时止,甚则大汗湿衣,胸部闷胀。

辨析:过食甘肥之品或活动少或怄气等,使心胸脉气不通,故见心窝及左胸前刺痛,时痛时止,胸部闷胀,阻塞甚则见大汗湿衣。

治法:赶气赶血。

外治法:在百会穴上揉按数十次。

内治法:方1 雄黄0.2克,大蒜瓣10个。

用法:两药合并捣烂,冲凉水内服,每日2次。

方2 香叶树皮10克,狗屎柑10克,野葱头20克,梅片0.5克,东古子果10克,牛血莲10克,大血藤15克,一点血2克。

用法:水煎,日服1剂。忌食甘肥之品,少怄气,适当加强锻炼。

### 9. 泥鳅症

主症:肚子痛,痛得在地上打滚,大汗出,在患者背部盐铲骨(肩胛骨)处用食指轻轻向下刮几次,可出现一条像泥鳅样的红杠。

辨析:由于寒气入肚,寒停则气不行,故见大肚子疼痛,痛得在地上打滚。用食指刮盐铲骨处,可见到一红杠,是泥鳅症的特点。

治法:温里赶寒。

推抹法:在肺俞,肩井穴及腋窝的筋处,腰筋(腰两侧处)各掐3次,再将天突穴掐3下,每日2~3次。

内服方药 茶枯50克。

用法:用茶枯放在火中烧存性,冲开水内服,日2~3次。

### 10. 铁板症

主症:肚子硬如铁板,膨胀,用手扪肚子胀痛加剧,屙、呕,四肢发凉,不食,口苦,头昏。

辨析:本病多由血气挡于肚中,未及时治疗,或天气反常,乱吃腥辣之物,使老病复发而见肚子硬如铁板。膨胀,气不过四肢,故全身发凉。血挡肚中,肚肠之气多伤,故不吃东西或屙或呕。

治法:破血散气。

方1 桐子仁7个。

用法:将每个桐子仁用温开水各磨一点,内服,每日2次。

方2　五爪风15克,铁马鞭15克,克马草25克,路边黄30克,地罗汉10克,血三七5克,大血藤30克,斑鸠窝30克,见血散15克,九牛造8克。

用法:水煎,每日1剂,分3次内服。

**11. 斑鸠症**

主症:头部向左右伸,肢体冷,起鸡皮疙瘩,浑身打战,四肢无力。

辨析:患者因调摄失宜,寒气入于人体内,出现肢体冷,起鸡皮疙瘩,浑身打战等。寒气上冲头部,故头部向左右伸。

治法:赶寒、宣汗窍。

方1　斑鸠窝二根。

用法:将上药烧成灰,用黄酒适量送服。

方2　毛耳朵10克,野花椒8克,四两麻4克,小柑子10克,生姜10克,香叶子10克,土荆芥10克。

用法:水煎服,日分2次内服。忌食生冷。

**12. 白虎症**

主症:突然惊骇,昏仆在地,10余分钟后见抽筋,牙关紧闭,不语。

辨析:本症多见于幼童,突发惊骇,脑神紊乱,神魂无主,气血逆乱,而见突然仆地,约一杆烟久时间后,见抽筋、角弓反张、牙关紧闭、不语等症候。

治法:立即急救,掐鼻沟(人中穴),数分钟不醒,另重掐手腕部外侧凹陷处5~10分钟。

**13. 红杀症**

主症:起病急,七孔出血,而以鼻血为重,流血不止,烦躁,心跳,头昏闷,小便黄。

辨析:由于瘟气、火气作用于人体,使体内气血逆行,见七窍出血不止,尤以鼻出血为重。因鼻为人体之气窍,瘟热火气,首先侵入鼻孔。火气攻心冲脑,故烦躁、心跳、头昏闷。火重见小便黄。

治法:败火止血。

方1　高粱籽60克,红包谷籽50克,衣胞30克,生石膏30克,灶心土30克。

用法:将高粱籽、包谷籽烧焦,衣胞烧存性,上药放入碗中,用开水冲后,待沉淀后,服上清药液,日4~5次。

方2　用脐带一段,焙干,研末,冲开水内服,服1~2次可止血。

**14. 中板症**

主症:先肿肚子,然后从中间向上下肿,最后全身肿胀,肚中有硬块,四肢软弱无力,不想吃东西,小便时多时少。

辨析:患者因饮食不洁,或劳损过度,损伤脏器,导致功能衰败,血挡于肚中,故见肚子肿,从中间向上下肿,肚子中间有硬块。中元气衰,故不想吃东西,四肢软弱无力。

治法:赶血消肿。

方1　下搜山虎15克,中搜山虎15克,大路边黄20克,牛打架蔸15克,田边菊根20克,隔山消25克,葡萄根20克。

用法:水煎,日分3次内服。

方2　童溲300毫升,鲫鱼7个。

用法:将童溲用瓶子或钵子装好,将鱼放便中泡七天,晾干后,用火烧熟鱼,在服方1最后1剂药时,服一口药吃一口鱼,吃后永不复发。此药方,药匠称为断根药,意为有效之方。

方3　土柴胡15克,山鲤鱼10克,尿珠子根30克,大血藤30克,草泽兰15克,腹水草15克,饭豆籽50克,石竹子花15克,中搜10克。

用法:水煎,日分3次内服。

**15. 麻脚症**

俗名:麻筋脚

主症:突然手脚麻木疼痛,手脚倦成一团,站立不稳。

辨析:患者由于气血亏损或因寒内停,血不养筋,故见手脚麻木,手脚倦成一团,站立不稳,风寒阻于肢节,故见四肢疼痛。

治法:补气血,赶风寒。

方1　家麻10克,丝瓜瓤10克。

用法:将上二味药烧存性,放入碗中,冲阴阳水内服,每日2~4次。

方2　青木香15克,土狗1只。

用法:将二味药焙干,研末,开水冲服,每日2次。

方3　家麻2匹,生姜30克。

用法:生姜与麻捣烂,使生姜汁浸入麻中,然后用麻赶四肢,以赶红为宜,每日2次。

**16. 虚阳灌顶症**

主症:头顶或前额疼痛不休或闷胀,鼻常流脓浊涕,鼻塞不通,口干燥。

辨析:脑壳为神气所居之地,外来病气,入侵头部,故见头顶或前额疼痛不休,闷胀。病气入鼻窍,浊气不化,故鼻流脓浊涕,鼻塞不通,口干燥。

治法:通窍,止痛。

方1　岩豇豆50克,鸡蛋油10毫升。

用法:岩豇豆焙干,研细末,鸡蛋7个,去蛋清,将蛋黄在锅中煎,蛋黄煎焦,油自出先将蛋油少许滴入双侧鼻孔中,再将药粉适量吹入,每日2次。

方2　野茄子20克,上搜山虎15克,开喉剑15克,岩防风15克,岩麻菜15克,山黄瓜15克,藤杜根8克,土荆条15克,黄珠子10克。

用法:水煎,每日1剂,分3次内服。

**17.老鼠症(附老鼠穿心症)**

主症:起病急,手或足部先起一长形坨,分头足,形如老鼠,从远端向心走窜,疼痛伴作呕吐,屙肚子,便如米泔水,如不及时治疗,攻窜致心就成危症,叫老鼠穿心症。

辨析:本病多发于春季,发病突然,是由于风气从四肢末端侵入,血气停于手或足,故见手或足起坨,形如老鼠。停留之气循筋脉向上攻窜,故疼痛。气入肚肠,故见呕或屙米汤水,如治疗不及时,气入心,就变成老鼠穿心重症。

治法:赶气散血。

外治法:急用家麻一匹,捆在坨的上端,在麻上面涂些烟屎,然后烧灯火。初期烧耳前上方,双耳前各烧一灸,隔一层薄姜烧,坨不消再烧。坨处只烧头部,忌烧尾部。中期用推抹疗法,医生双手大拇指从印堂穴向上推至头顶处,1～3岁推16次,4～8岁推24次,9～17岁推38次,18岁以上推48次。晚期(老鼠快入心),急掐总筋、脚后根和客膝老窝处,用力掐3～5次;最后提几下。

方药　见风消15克,青木香10克,四方消15克,山胡椒10克,桑树皮15克,牛克西10克,血当归10克,猫儿骨20克,百味莲10克。

用法:水煎,每日1剂,分3次内服。

附:老鼠穿心症,其病与老鼠症相同,只是在后期,病人心,出现心跳,胸闷痛如刀绞,大汗出。

外治法:用一块银片固定在患者肚脐上,再用雄鸡一只剖开取出内脏,将鸡敷在肚子上,如半小时后,鸡肉变成乌黑色,再换另一只鸡,直至鸡肉不变色为止。

**18.雷火症**

俗名:炉火症

主症:身如火灼,全身发乌,突然眼睛看不见东西,昏仆不知人事,手脚像打摆子样发抖,起鸡皮皱,心口发凉。

辨析:本病由于瘟热,火毒所致,有较强的传染性。瘟热火毒入内,灼烧精血,故身如火烧。精血已衰,目无血养,故眼睛突然不见东西。脑神失养,故昏倒,不知人事,手脚像打摆子一样发抖,起鸡皮皱,心口发凉。如不及时治疗,一两天后致人于死地。

治法:败瘟清火。

外治法:医生用双手提掐颈后两侧的筋,从上向下提掐,反复多次,至患者眼动人醒为止。

方1　大蒜头20克,锅末烟子20克。

用法:水煎服,每日1剂,分3次内服。

方2　水竹叶15克,生石膏100克,刺黄连15克,土大黄15克,铁板蒿2.5克,东古子果12克,野葛头20克,黄皮树10克,水牛肉30克,荞麦三七65克。

用法:水煎,每日1剂,分3次内服。

**19.马杀症**

主症:突然发生头痛,如刀劈,心里痛,发热不退,昏睡,手足凉,头颈硬,或呕吐,不吃东西,目赤。

辨析:火毒缠身,上扰人头部,故突然头痛如劈,心里痛,入内见发热不退,扰神,见昏睡。火气入里,四肢失于通达,故见四肢不温。火旺伤筋,故见头颈强硬。火入肚肠,故有呕吐,不欲饮食,亦有人认为本症是阴马咬伤而致。

治法:退火败毒。

方1　青木香15克,酸岩10克,五爪风15克,酸酱草20克,克马草20克,小酒100毫升。

用法:上药捣烂,泡入小酒中,揉患处,另用酸岩(如包谷子大小)磨水内服,日3次。

方2　龙骨香10克,酸酱草15克,香木10克,小酒200毫升。

用法:上药捣烂后加入小酒,每次30毫升,兑开水服,日3次,或用药水外搽患处,日3～4次。

**20.阴蛇症**

主症:肚子胀,心里痛如针刺,面色铁青,手足发乌,冰凉。

辨析:多由饮食不洁,毒气随饮食而入,肚肠被伤,故见肚子胀。毒气攻心,心血阻滞,见心痛如针刺,面色铁青。气不温四肢,故手足发凉,发乌。

治法:败毒散血。

方1　雄黄1克,大蒜籽20克。

用法:上二味药共捣,服汁水,每次2毫升,每日2次。

方2　山胡椒 10 克,木子树根 15 克,藤杜根 5 克,青木香 10 克,铁灯台 3 克,岩丸子 5 克,乌莶 3 克。

用法:水煎,每日 1 剂,分 3 次内服。

方3　山胡椒叶 5 克。

用法:上药捣烂用温开水兑服,每日 2 次。

21. 跳山症

俗名:中暑

主症:突然头昏眼花,心跳胸闷,四肢弹动,软弱,全身大汗出,口干。

辨析:病人由于饥饿或暑热之天,暴晒而致脉气不和,血脉之气不养脑神,故见突然头昏眼花,心跳胸闷,趴在地上,四肢弹动。脉气不和,气不固摄,故全身大汗,四肢软弱。

治法:补养精气。

方1　灰普虫(地虱婆)5 个。

用法:将上药焙干,研粉,冲温开水服,连服 3 次可愈。

方2　土人参 20 克,肉罗汉 12 克,瓜儿蒌果 20 克,黄珠子 15 克,蜂窝球 15 克,竹叶菜 25 克,九龙杯 15 克。

用法:水煎,每日 1 剂,分 2 次内服。

22. 半边风症

主症:突然半边瘫痪,活动障碍,不能起床,麻木,皮肤无知觉,亦有口歪,讲话不清楚者。

辨析:多因风气入内,窜走筋脉,脉气停阻,半边筋脉失养,故见突然半边身瘫痪,麻木无知觉等表现。

治法:赶风赶气,通筋脉。

方1　枫树球 20 克,红鹤麻草 15 克,野花椒树 20 克,乌莶 20 克,石菖蒲 15 克,五爪风 15 克,七爪风 15 克,阴钩藤 20 克,散血草 15 克,寻骨风 15 克,土虫 20 克,牛克西 15 克。

用法:上药切片,用白酒 1500 克浸泡,7 天后可用,外搽患处,每日 2～3 次。

方2　花血藤 20 克,散血连 15 克,朱砂连 15 克,牛血藤 15 克,润筋草 20 克,野花椒树皮 10 克,牛克西 12 克,土虫 10 克,血三七 10 克,趴岩香 10 克,上天梯 15 克,破骨风 10 克。

用法:水煎服,每日 1 剂,分 3 次内服。

23. 猪儿症

主症:头向前勾,手脚向前爬,口微动,不能语,神志不清,发热不退,脉弱无力。

辨析:多由发热不退,火热烧灼筋脉而致筋干所致。头部筋脉失养,故头向前勾,神志不清。火热扰喉咙,故见口不能语。火热冲脑出现躁动,故手脚向前爬动,口不断地嚼动。

治法:败火退热。

方1　猪槽内吃剩之猪食水适量。

用法:将猪食水烧开,一次用 3～4 调匙,内服。不省人事者灌服。

方2　大猪娘藤 10 克,水菖蒲 10 克,大凉药 15 克,枯矾 5 克,黄珠子 15 克,铁蒿子 20 克,土人参 15 克。

用法:水煎,每日 1 剂,分 2 次内服。

24. 羊毛症

主症:突然肚子痛,以肚脐周围疼痛厉害,伴呕吐,背心起红点,大如小米,心跳,烦躁不安。

辨析:因睡觉时肚脐外露,风寒之气从肚脐而入中元,故肚脐周围疼痛厉害。中元风寒之气上逆,故呕吐。风寒扰心脉,故心跳急。冲脑,则烦躁不安。寒气入筋,气蒸于外,见背心起红点。

治法:赶风退寒,止痛。

外治法:在肚脐上 1 寸处烧灯火 1 灸,下 1 寸处烧灯火 2 灸,然后用冷水浸灯草揉肚脐,揉到疼痛消失为止,在揉时,看到没有羊毛样的东西即可。

方药　襄荷兜 20 克,马鞭草 20 克,路边黄 20 克,克马草 2 克,藤豆根 5 克,一窝蛆 10 克,百味莲 10 克。

用法:水煎,每日 1 剂,分 2 次内服。

25. 反肛症

俗名:脱肛、掉肛。

主症:解大便时肛门脱出,轻者便后可自行缩回,重者要用手推,更甚者,手推之不上,行路时疼痛不便。

辨析:多因火气重,大便干结而猛挣,或气血不足,而致肛门下脱。轻者可自行缩回,重者不能收回,疼痛。

治法:败火补虚。

方1　地牯牛 10 克,山螺蛳 10 克,蛇包谷 5 克,红藤根 10 克,花椒叶 5 克,蛇泡叶 5 克,马蹄香 10 克,团鱼头 1 个。

用法:上药焙干,研末,解大便后,敷在肛门上,然后用懒篱笆树叶推肛门入里,再用干净纱布托起,下次解大便后又上药。

方2 鸡合子藤 30 克,土牛膝 15 克,棉荵藤 20 克,猪直肠 1 尺。

用法:上药与猪直肠一起煮,吃药液与大肠,2 天 1 剂,分 2 次吃。

26. 鸡窝症

主症:形寒发热,脑壳痛,周身起鸡皮疙瘩,骨头关节痛,咯喘,四肢软而无力,吃东西亦无味,亦有的身起小籽籽,小便黄。

辨析:因乱吃东西,或经他人传播,毒气入内,与人体气血相斗,故见发热,头痛,骨头痛。毒气入肺,见咯喘。毒气入肚肠,见食无味,四肢乏力。毒气向外散发,见皮肤上有小籽。小便黄为火热之象。本症有较强的传播性。

治法:败毒退火。

方1 白金条 20 克,小杆子 15 克,刺果果 20 克,紫苏叶 15 克,铁蒿子 20 克,毛耳朵 20 克,土茯苓 15 克,生石膏 100 克,鸡爪黄连 10 克,蓝靛根 30 克。

用法:水煎,每日 1 剂,分 3 次服。

方2 斑鸠窝 250 克,大凉药 30 克。

用法:水煎,每日 1 剂,当茶饮,日数次。

(二)七十二风

七十二风一般多见于 12 岁以下小儿。临床上以吵、抓、张、呆、摇、闭、胀、硬、软、颤等为主要症状的一类疾病。

**病因病理**

风症,多因新生儿先天不足,遗传受病,或古老方法接生,感受时气,伤风,伤食,由于风气侵入人体,使体内三元脏器失调,而致阻其上元肺脏,呼吸气急,鼻扇,手足动摇或中元肚肠气逆,上冲于脑而致晕眩呕吐,身热汗出如洗等。

**分类**

土家医所称 72 风,实际为 108 风症。可归纳为六大类:

1. 鸟类风:包括岩鹰风,乌鸦风,喜鹊风,雅雀风,双鹊娘风,猫头鹰风,鸬鹚风,斑鸠风,韩鸡风等。大多以头摇,手动或手抓爬不停,口叫不止,口唇发乌,面色苍白,低热或高热等症状和体征为临床特点。

2. 鱼类风:包括鲁鱼风,桂鱼风,黄刺鱼风,黄尾鱼风,团鱼风,乌龟风,白鳝鱼风,秋鱼风,边鱼风,山鲤鱼风等,多以摇头,手抓脚爬,伸舌,口张,口流清水,口唇发乌,面色苍白,腹胀,四肢寒冷,吵人等症状

和体征为临床特点。

3. 虫类风:包括蛇风、克马风、蜜蜂风、六蜂风、土虫风、螺丝风、纺车娘风、蜘蛛风、蜈蚣风、壁虎风、蚂蝗风、蚂蚁风等。多数以目直,腹绞痛,呕吐,口唇发乌,面色苍白等症状和体征为临床特点。

4. 畜类风:包括猴子风、土猪风、猪头风、马风、马蹄风、上马风、飞落马风、马牙风、猪儿风、羊癫风、骡子风、哈儿风、野猪风、牛头风、乌麂风、白虎风、豹子风、兔子风、老鼠风等。一般以咬人、抓人、吵人,恶寒发热,红眼睛,上呕下泻,腹胀绞痛等症状和体征为临床特点。

5. 器物类风:包括木鱼风、钟口风、木膨风、门坎风、床边风、铜甲风、香炉风、扫把风、草席风、拦救风、坛水风、鼓锤风、麻风、炉火风、酒蒸风等。一般以昏睡,目呆,低热,呕吐,鼻翼扇动,手足发冷,烦躁不安等症状和体征为临床特点。

6. 其他类风:包括火风、漆风、酒风、热风、四六风、脐肚风、半肢风、半边风、雷头风、罗汉风、哑巴风、锁喉风、皮风、螃蟹风、产后风、赶脚风、头风、冷骨风、膝节风、节骨风、内节风、钻骨风、破骨风、鹰爪风、眉毛风、摆头风、偏头风、耳风、颈风飞肩风、小肠风、大肠风、肝风、胃风、坐骨风、茅室风、锅盖风、鞋带风、嘴巴风、脱节风、五爪风等。以口唇发绀,腹胀愈来愈厉害,四肢强硬等为临床特点。

七十二风的临床症状和体征,可归纳为吵、抓、爬、张、呆、摇、闭、硬、软、颤等十个字。吵:哭叫如动物声音。抓:两手抓摸不歇。爬:双脚爬动不停。张:口张不闭。呆:目定呆如木。摇:头摇伸舌。闭:口眼紧闭。硬:四肢浑身强硬。软:四肢软如绵。颤:头摇、手跳发抖或跳动。

**治则**

1. 以动治静,以静抑动,动静结合。如蛇风、地龙风、蜘蛛风、壁虎风、蚂蝗风等属静风、冷风,采用以动抑静,多用烧灯火,内服阴阳药水,擒掐等治疗。鸬鹚风、老鸦风、马风、白虎风、骡子风等属动风、热风,临床有发热、手抓、足爬、头摇、吵人、眼红等症状和体征,多以静治动,用银耳环、秤砣或铁落饮治疗。麻风、哑巴风、摆头风等,采用动静结合治疗,如用烧灯火,大擒拿 36 关窍。

2. 冷则热之,热则寒之。如蛇风、蚯蚓风、秋鱼风属冷风类,用青龙皮、一柱香等热性药物以赶寒。蜈蚣风、蜘蛛风等属热风类,用鹰嘴、爪等寒性药物以

赶火。

3.以形治形,以风治风。如拦救风,用拦救心烧灰研粉,大黄、土豆根水煎后加前药冲阴阳水服,以形治形。乌鸦风、鲤鱼风、团鱼风等以鹰爪风、三、五爪风,铁线风为主,以风治风。

**治法**

1.外治法

(1)擒捺法:从头、颈、胸、背、肚、腹、四肢等36大关窍进行擒捺。

(2)筋法:从顶、颈、背、胸、肩、大腿、手、足等分筋按捺总筋。

(3)烧灯火法:从额门头(天门)、头顶(百合)、上口唇(人中)、咽喉(天门)、肩胛骨(风府)、颈项(大椎)、肚脐(脐部)、腰脊(龟尾)、胯骨(髂骨)、脚弯子(解溪)、外螺蛳骨下方(昆仑)、内螺丝骨(太山)等进行烧灯火。

(4)洗浴法:用老黄泥、铁马鞭草等药熬水洗澡。

(5)放血疗法:用瓦针或三棱针,刺放拇指甲(少商)、食指甲(商阳)、十指头(十宣)、足拇趾趾尖(太冲)、虎口(合谷)等放血。

2.内治法

(1)灌服法:用1～3味药于粗碗中,斟少量冷开水磨药,撬开患者的牙关,将药汁灌进患者口内吞服。

(2)冲服法:用1～3味药烧存性研末,冲阴阳水吞服。如岩鹰爪烧灰冲阴阳水服,治疗蛇风症。

(3)吞服法:如用鲜药皮或根嚼烂兑冷开水内服治疗冷风症。

(4)水煎服法:将药熬好口服数次或当茶饮。

总之,治疗七十二风症常用内外夹攻,针药并举的治疗方法。

**证治**

1.克马风

俗名:青蛙风

主症:畏寒作冷,发热,身热四肢冷,目直,口吐白沫,愈发愈重,腹胀痛,行坐不安,烦躁,吵人。

辨析:风、火、寒、火气相搏结,上元烧(天干)、中元燥(地干)、下元冷(水不能上升发),三元失调,所以四肢冷,身热,烦躁,口吐白沫等。

治法:赶风火去寒。

方药 三、五爪风,飞勾茅、对月草、田边菊、石猴子各10克。

用法:2水煎服,每日1剂。

2.老鼠风

主症:发高热,眼睛红,肚子胀痛,恶心作呕,手抓足爬,口咬人,吵人,手足冷,脸色苍白,口唇发乌,昏睡,四肢抽风。

辨析:因火、寒、风引起三元失调,寒气相遇内热,寒包于外,故高热,手足冷。风动于寒,风寒热助于风,中元肚肠失调,而恶心作呕,上元脑神失职,故手抓足爬,烦躁或昏迷。

治法:赶风赶火赶寒。

方药 搜山虎5克,过岗龙10克,钩藤10克,三、五爪风10克,龙胆草10克,水灯草10克,羊胡子草10克。

用法:水煎,每日1剂,分服3次。

3.乌鸦风

俗名:老鸦风

主症:患者吵人,哭叫不止,头摇动,手足像乌鸦爪抓不歇,口像乌鸦叫声不断。

辨析:风气与火气致病于上、中元,风扇火动,所以吵人,头摇,手足不停,叫哭声不停。

治法:赶风赶火。

方药 瓜子金10克,金丝吊葫芦10克,克马草10克,光棍草10克。

用法:水煎服,每日1剂。

4.鲤鱼风

主症:高热,手抓脚动,口动不停,伸舌,口流清水,面色苍白,腹胀,四肢冷,吵人。

辨析:风气与热毒相互搏结体内,三元失调,气血不和,上元干、中元燥、下元冷,故见身热,四肢抓爬,吵人。

治法:赶风火,败毒热。

外治法:取瓦针,刺对口,肩井(双)、龟尾、乳根(双)、阴囊(两侧)等穴位出血。

方药 土细辛5克,田边菊10克,水灯草10克,半边莲10克,隔山消10克,水煎服,每日2次。

5.拦救风

主症:发高热,昏睡,目呆无神,口唇发绀,腹痛呕吐,手足逆冷。

辨析:风湿浊气,侵袭中元,肚肠受损,故见腹痛,呕吐。浊气上扰上元脑神,故昏睡,目呆,口唇发绀,手足冷。

治法:赶风去热,赶气止痛。

方药 土防风10克,牛打架6克,石猴子10克,田边菊、酸泡根、三五爪风各 12 克,水煎服,每日 1 剂,分 2 次服完。

### (三)七十二痧

**病因病机**

本病多因感受四季不正之气。如风、寒,火、温、瘟气等侵袭人体三元,滞阻血脉,郁遏中元,肚肠受损,气机闭塞,升降失常,或误食不洁之物,中元气阻,闭塞窍道。

**痧症病种**

药匠将痧症分为鸽子痧、克马痧,野雀痧,鸦鹊痧、鸡儿痧、鸭儿痧、纺车娘痧、鹤鹰痧、白鹅痧、猫儿痧,哑巴痧、蟒蛇痧、老鸦痧、羊儿痧、才鱼痧、鹿子痧、荞娘头痧、铁丝痧、猴儿痧、黄牛痧、土猪痧、狐狸痧、山羊痧、老鼠痧、兔儿痧、母猪痧、蜂子痧、蜈蚣痧、声鸣虫痧、土虫痧、鲤鱼痧、蚂蚁痧、蛇舌痧、樱桃痧、烂肠痧、风痧、侵痧、心痛火痧、小肠痧、羊毛痧、黄珠子痧、青筋痧、角弓痧、蛾子痧、绞肠痧、红痧、铜痧、铁痧、腰痛痧、蚂蝗痧、虫儿痧、鹰嘴痧、闭口痧、虫痧、马痧、白鹤痧、黄蹈痧、脚痧鱼,急痧,慢痧等。

**证治**

1. 急痧

主症:起病急,头晕仆地,继则肚子痛,泻肚不止,呕吐频繁,目陷,肌瘦,怠惰神昏,病危。

辨析:瘟气、热毒侵入人体三元脏器,阻滞筋脉,气血失调,闭塞上元脑神,故头晕倒地,扰乱中元肚肠功能,而见泻肚、肚子痛、呕吐。

治法:赶毒化瘟。

方药 土细辛、五虎进、隔山消各 10 克。

用法:研细,冲阴阳水服,每天 2 次。急痧的治疗,还可采用刮痧法。

2. 侵痧

俗名:软痧

主症:身热头痛,四肢逆冷,或手足麻木,胸闷,全身酸胀,口淡无味,尿红,便稀。

辨析:瘟气侵袭人体三元,滞于血脉,郁遏中元,肚肠受伤,气机闭塞,气血不和,故见身热头痛,四肢冷,麻木,腹胀等症状。

治法:赶瘟败毒,调和气血。

方药 小藿香 10 克,小金刚 10 克,石菖蒲 6 克,五虎进 10 克,青木香 10 克,水煎服。

3. 一般痧症

**主症**

火痧:头晕汗多,吐泻肚痛。

热痧:肚痛腹胀。

冷痧:肚痛肢冷。

红痧:肢隐红点。

乌痧:满身胀痛,有黑斑。

绞肠痧:欲吐不止,欲泻不泻,胸肚大痛。

**诊断**

(1)一看青筋。痧必有青筋,在舌底及双肘窝,腘窝等处。二看面色。面唇青白或垢浊。三看发。头发为红色。四看舌苔。舌苔灰白而滑,或白腻如粉,或灰黄等。

(2)脉诊:热者,脉洪而快,虚者,脉沉而细。

(3)验痧法:常人嚼生芋头,即感到舌麻喉痒,但痧病患者嚼后则无此感觉;或嚼生黄豆,正常人即感到有腥味而难吞,但痧病患者嚼后则无此感觉。

**治法**

(1)外治法

刮痧:用光滑铜币,蘸盐水自上而下,由内向外沿背正中线及中线两侧,胸肚、鸠尾附近、颈顶、肘窝等数条线刮,刮至局部皮肤发红,隆起或显示黑色痧点为止。

放痧:用三棱针或锋利碗片在腘窝(委中)、曲池、尺泽、舌下(金津玉液)等处刺出瘀血或直刺十指头(十宣),使其出血。

提痧或拍痧法:术者先用右手中指第二关节棘突在患者胸部,从上而下用力划一下,如划线部位的肌肉上缩或隆起似条状时,可用提痧法治疗。拍痧法:术者用双手掌有节奏地轮流拍打患者腕关节、膝关节、踝关节,直至关节皮下出现的红点由红变紫为止。

(2)内治法

方 1 生石灰 60～90 克,加入适量冷开水,溶解,搅匀后静置 30 分钟,取共澄清液半小碗内服,每日 1 次。

方 2 樟木 10 克,土薄荷 10 克,鸳鸯花 10 克,香药 10 克,菖蒲 10 克,葱白 15 克,陈皮 5 克,加清水一碗,煮成半碗,分 2 次口服。

方 3 蓝靛根 15 克,路边黄 10 克,鸳鸯花 10 克,薄荷 10 克,打火草 6 克,克马草 10 克,光棍草 10 克,水煎服,每天 1 剂。

(3)内外兼治

针药并用:发热不退的痧病患者,用毫针或瓦片刺放双侧虎口(合谷)、倒拐子(曲池);肚绞痛者,刺膝下穷骨外侧(双足三里)、小腿下方(双承山)、肚脐中(中腕)平补平泻法;昏迷不省人事,取上口唇(人中)、头顶(百合)、足背1、2足趾间(双太冲)、脚板心(双涌泉),每次选用2～3个穴位强刺激,间歇捻转并配合中成药十滴水、紫雪丹内服。

熏治法:芋头10克,山辣蓼草10克,小风藤10克,三、五爪风各10克,对月草10克。熬水,倒入脚盆内,盆上架一块木板,患者坐在木板上,四周围用草席或塑料薄膜围好,将头伸出,让药气熏蒸全身,直至药水温度降到适于洗澡时,即洗大澡。如有汗出之意,病可痊愈。此疗法无效,可内服小金刚草10克,东古手果10克,鸳鸯花10克,铁灯台10克。

用法:水煎服,每日1剂。

总之,痧在肌肤者,宜刮之,在肌肉血分者,宜刺之,深重者,入肚肠,壅阻筋脉,药治之,痧毒入三元,三法并用。

### (四)七十二劳

劳者,损也。劳病,是由多种原因引起的一类损伤性疾病。土家医对劳病的认识是在长期的医疗实践中,不断总结认识,并吸取了其他民族医的经验,将劳病扩展到数十种,从而打破了中医的五劳七伤六损这一常数。

本篇论述的劳病类包括现代医学的内、外、妇、儿、五官、传染等科的部分疾病在内,如百日劳、疲劳等属内科疾病;挺伤劳、巴骨劳等属外科疾病;月家劳、闭经劳等属妇科疾病;童子劳、奶劳等属儿科疾病;鸭姑劳等属五官疾病;肺痨、传尸痨、传户劳等属传染科的疾病。

#### 病因病机

劳病,是由于劳伤过度或久病,使人体的某一脏器或某部位所致的损伤,这种损伤超过了人体的正常限度,使体内气血逆乱。气血奔心,久之则气血损伤而产生一系列的虚损性病理变化。民间流传一俗语"十个游匠九个劳",意思是手艺人长期在外面奔波,饮食起居无规律,易劳累过度,在生活上不检点,易患劳病。

劳病的病因较多,归纳起来主要有以下几个方面:

1. 男女房事过多,性生活无节制。妇女在月里未满双月就行房事,易患真月劳。在生小孩后10天同房的叫月初劳,20天内同房的叫月中劳,满月后体虚弱尚未恢复而同房的叫满月劳。在坐小月(月经期)同房,男的得病叫色劳(又叫碰头病)。民间流传一俗语,"小月伤郎大月伤娘。"意为坐小月同房男的患病,坐大月(生小孩未满月)同房女方患病。男女在酗酒大醉后行房事患酒色劳,淋雨或洗冷水澡后即同房得水色劳,大汗同房得汗色劳,饭后马上同房患饭色劳,同房时小儿吃奶,小儿易患奶劳,解放前把抽大烟(鸦片)后同房所患劳称为烟色劳等。

2. 风寒湿气。妇女在坐大月时伤风寒患假月劳。寒湿入内得停经劳、闭经劳。

3. 外伤。因挺伤,跌伤得挺伤劳、压劳、打劳、伤力劳。

4. 火气。火气重易患干花劳、崩劳、倒经劳。

5. 气血亏虚。精血无源易患干溪劳、童子劳等。

6. 精神因素。毒虫侵入人体,在肺部得肺痨,在阴部得痒劳等。

劳病以干瘦、面黄、咯半声、饮食无味、头昏眼花、四肢无力、女性经期不正常为主要表现。但各种劳病由于病因不同而临床表现有所区别。土家医认为劳病是比较难治的一类疾病。治疗要及时,超过半年以上病就难治,有些劳病不治疗在半年内可丧命。

#### 劳病病种

劳病有色劳、真月劳、月初劳、月中劳、满月劳,干溪劳、停经劳、干筋劳、假月劳、崩劳、饭色劳、水色劳、烟色劳、汗色劳、奶劳、酒色劳、压劳、闭经劳、背节劳、童子劳、倒经劳、饿劳、传尸劳、肺痨、坐劳、干花劳,巴骨劳、相思劳,痒劳、转节劳、气色劳、咯劳、打劳,挺伤劳,鸭姑劳,百日劳、伤力劳、疲劳、想劳、心劳、忧劳,板劳、干瘦劳等44种。

#### 证治

1. 色劳

主症:面黄肌瘦,耳朵干枯,小肚子痛,有硬块,喉咙痒,脸上开土花,颧骨处时红时白时黄,重者则见头昏眼花,小便带血,精神差,大便干稀交替出现,脉细无力。

辨析:妇女在坐小月时,男子强行房事,或同房时经水已来而未知觉,精泄体虚,妇女经水恶浊,毒气等乘虚侵入男体而患病。还有人认为妇女坐小月同房,男的脉气冲不赢女的,因而得病。由于恶浊毒气侵入人体,恶浊毒气上冲见小肚子痛,有硬块。毒气入肠,饮食不化。气血无源,故面色黄、干瘦、头昏眼花。血不养筋,见耳干枯。毒气入肺见咯半声。入尿脬故见小便黄赤或带血。脸上起土花为病重之象。病后思想包袱重,精神抑郁。

治法:补养气血,败毒排恶。

方 1　牛舌头鲜品 3 克,粮食酒 50 毫升。

用法:将上药洗净在擂钵或干净岩头上捣烂,放入碗中加酒,一次将药与酒吞服,1 日服 3 次,连服至病症基本解除后停药。如酒量小的,可在药中兑水 20 毫升亦可。

方 2　穿山甲 20 克,桃子骨 15 克,土大黄 10 克,克马草 15 克,大血藤 25 克,荞麦三七 15 克,牛打架 10 克。

用法:上药水煎 3 次,每日 1 剂,分 3 次内服。

方 3　散血草、益母蒿、酸妹草各 150 克,放入瓶中加白酒 2 斤,浸泡 1 个星期后内服,每次 20 毫升,日 3 次。

2. 真月劳

主症:形体干瘦,面色淡黄,小肚子胀痛,虚热汗出,头昏眼花,厌食或偏食,喜吃酸腐之物,腰有 1 寸长左右发热,夜睡不安,手足酸软无力,无奶水,重者腰弓背驼,口咬床边,小便时黄时红,时有涩痛,脉虚弱。

辨析:妇女生小孩后未满双月而同房,产后气血大亏身体虚弱,养儿肠尚未复原,恶浊未排尽,过早房事导致恶浊内结,故小肚子胀痛,腰与养儿肠相通,恶浊内阻、腰精生成障碍,故腰弓背驼。形体干瘦,四肢软弱无力。恶浊上逆人肚,肚气损伤故厌食偏食,喜吃酸、腐之物。气机不固,见汗自出。腰精亏损,热自内生,故见腰背处 1 寸长有热感。恶浊入腰,见腰背痛。烦躁,口咬床边,脉虚弱是气血亏损之象。

治法:大补血气,除恶浊。

方 1　搜山虎 10 克,大血藤 30 克,月月红 15 克,三百棒 20 克,五加皮 15 克,蓑衣藤 15 克,克马草 10 克,丝茅根 15 克,牛克西 10 克,血当归 10 克。

用法:水煎 2 次,每日 1 剂,分 2 次内服。

方 2　藁本 10 克,羊奶奶根 15 克,棕树根 15 克,花椒树根 10 克,和尚泡 10 克,胡椒 1 岁 1 粒。

用法:胡椒研末,余药水煎 3 次,每日 1 剂,分 3 次内服,服药时将胡椒粉分 3 次兑入药中。

方 3　线鸡尾 15 克,土牛膝 15 克,棉茭藤 15 克,桐麻树皮 15 克,红辣蓼草 15 克,猪肉 200 克。

用法:药与猪肉切片,用瓦罐煮,吃肉与药液,1 剂吃 2 天,日吃 3 次。

方 4　龙摆尾 1 根,凤抬头 1 根,赶山鞭 1 根,路

边黄 2 根,牛克西 1 根,木芙蓉根 1 把。

用法:上药切成小片,久煎,早、晚各服 1 次,每日 1 剂。

方 5　斑蝥 3 只,糯米 500 克,土茯苓 50 克,鸡冠花 15 克。

用法:先将斑蝥与糯米放入锅内炒,待糯米成黄色,去斑蝥,然后将糯米和鸡冠花、土茯苓研末,拌蜜适量,做成黄豆大小丸子,每次服 3～5 丸,每日 2 次,见小便带血则愈。

方 6　打破碗花花 20 克,凤凰窝 15 克,月月红 10 克,醋、茶油适量。

用法:先将打破碗花花,月月红焙干研成细粉,再用半边凤凰窝放在碗中,用 2 克左右药粉加入凤凰窝内,另用食醋约 8 毫升,茶油 5～7 滴滴在药粉上,在放药的碗上盖上一个碗,半小时后揭碗喝药汁,每日 2 次。

方 7　大血藤 15 克,小血藤 10 克,垂柳 20 克,荞麦三七 10 克,散血草 10 克,益母蒿 20 克,斑鸠窝 15 克。

用法:水煎,1 日半 1 剂,日服 2 次。

3. 月初劳

主症:面色苍白,肌瘦,小肚子胀痛,阴部恶血未尽,腰腿软,不思饮食,不知饥饿,无奶水,精神疲乏。

辨析:妇女生小孩后,10 天内与男子同房,产后气血亏损,加之房事,使恶浊积留于内,中下元失调,而形成本病。恶浊停于养儿肠,见小肚子胀痛,阴部恶血不尽,腰酸腿软。中元气不足,故纳谷不香,不知饥饿。血亏,故面色苍白,肌肉消瘦,无奶水。

治法:补气排浊。

方 1　白鸡�适量。

用法:上药适量放入竹笋壳上,烧存性冲阴阳水内服,每日 2 次,连服 3～4 次。

附:用药歌诀:烧烟未尽,冲入热度,散入气味,深入药性,大于浓度。

方 2　荞麦三七 10 克,散血草 10 克。

用法:上二药捣烂,加 10 毫升左右甜酒汁,再加 50 毫升开水,冲阴阳水内服,每日 2 次。

真月劳中方 1 至方 7,均可适当加减选用。

4. 月中劳

主症:面色苍白,形体消瘦,出虚汗,小肚子胀痛,阴部无恶血流出,饮食尚可,大便稀。

辨析:病因病机与月初劳相类似,不同处有 3 点。

一是月中劳无恶血流出；二是致病的时间不同，三是程度上稍有差异，月中劳病情稍缓一些。

治法：补养气血。

方1　白牛膝10克，散血草10克，小人参15克，大路边黄10克，蓑衣藤10克，小血藤10克，过岗龙10克，半边莲10克，满天星10克，鸡屎藤10克，糯米草根15克，小通草10克。

用法：上药为1剂量，水煎，1天半1剂，日分3次内服。

方2　荞麦三七15克，血当归10克，月月红10克，大血藤15克，臭牡丹10克，路边黄10克。

用法：水煎，每日1剂，分3次内服。

### 5. 满月劳

主症：形体枯瘦，面色苍白，怕冷，咯半声，小肚子微胀，腰腿酸软，头昏眼花，五心热，饮食无味，厌荤食，小便黄，大便干，脉微弱。

辨析：妇人在产后半年内过度房事，得满月劳。妇女生小孩后失血过多，血气大伤，又加之房事过度，使身体更亏损，肚肠已伤，精血来源不足，故见身体极度瘦弱，面色白而无光。体虚易入风寒，故常见怕冷，咯半声，腰子亏损，故见腰膝酸软，头昏眼花。血亏而内生虚热，故见五心热，小便黄，大便干，脉极弱是虚损之症。

治法：补气，补血，退热。

方1　血当归10克，月月红10克，臭牡丹皮15克，小人参20克，白三七10克，棕树根10克，隔山消10克。

用法：上药水煎，分3次内服。

方2　臭牡丹根100克，糯米500克，黑黄豆100克，猪油250克。

用法：先将臭牡丹切细焙干，糯米、黄豆炒焦，共研成细粉，再将猪油加入药粉中拌匀。每次服20克，日3次，连服2～3剂，病可愈。此方亦可治疗久病体虚之人。

### 6. 假月劳

主症：小肚子痛，体虚，怕冷，洗冷水后榫与骨头胀痛，见风流泪，咯白色稀痰，解稀便，小便多。

辨析：患者本身体虚，在月子中未忌好，感受风寒或用冷水洗脸，洗衣或乱吃生冷之物，风、寒停聚体内，导致气血运行不畅，见小肚子痛。体虚寒重，故怕冷，榫与骨头胀痛，见风流泪。寒气入侵上中下三元，而见咯吐稀白痰，拉稀便，小便多。

治法：补气赶风赶寒。

方1　牛大黄10克，土人参15克，百部12克，药百合10克，鸡蛋3个，牡丹花10克。

用法：上药切成细末，加蛋3个炒熟，放少量油盐，分2次吃，1天1剂。

方2　紫苏叶15克，香叶树枝10克，生姜5克，枇杷叶10克，血三七10克，鸡合籽皮19克。

用法：水煎3次，日服1剂，分3次内服。

### 7. 停经劳

主症：未孕停经，出现小肚子痛，面黄肌瘦，脸上起黑土斑，四肢酸软无力，吃东西无味，精神差。

辨析：不管是未婚或已婚妇女均可害停经劳病，而未婚闺女比已婚妇女发病要多。其主要病因，一是先天不足，加之后天调养差，使经血不足而经水中断；二是在坐小月时洗冷水澡或过食生冷之物，寒气内阻于养儿肠之筋脉；三是过度悲伤怄气引起气血上逆而停经。患者面黄肌瘦，脸上起黑土斑，饮食无味，四肢软弱，为气血亏损。小肚子痛，为寒气侵入养儿肠所致。

治法：补养气血，赶寒通经。

方1　岩耳6克，雄鸡1只。

用法：先将鸡修好，去内脏，砍成小块，放入锅中煮熟，再把岩耳放入已熟的鸡内，再继续煮至鸡肉离骨为止，不放盐，吃鸡肉汤与岩耳，一餐能吃多少就吃多少，每日2次，连服3～5剂，在经水来前吃，本方适宜气血亏损之患者。

方2　胎桃子12克，鸡冠花10克，倒生根10克，月月红10克，散血草10克，山鲤鱼10克，对月草10克，血当归10克。

用法：上药水煎，每日1剂，分2次内服。此方适宜寒重者。

方3　梦花树根15克，鸡合籽树根10克，散血莲10克，水菖蒲10克，血当归10克，女儿红10克。

用法：水煎，每日1剂，分2次内服。此方适宜忧郁怄气者。

### 8. 干溪劳

主症：经水来潮时，量少，色淡红，小肚子刺痛，面黯黄，指甲青紫或苍白，体瘦，心里嘈杂，心烦，不欲饮食。

辨析：本病多因先天不足或后天失养而引起，形如河溪之流，因无源而干枯之象。养儿肠气血来源不足，故经水少，色淡红。气虚血停，阻于小肚子，故小肚子刺痛,指甲青紫,面色黄而微黯色。血不养心,故心慌烦躁。肚肠气塞,饮食不化,故不欲饮食,心里嘈杂。

治法:补养气血,散血调经。

方 1 蚂蟥 3 条,月月红 10 克,女儿红 10 克,藁本 10 克,红花 10 克,散血草 10 克,鸡血藤 15 克。

用法:上药水煎,每日 1 剂,分 2 次内服。

方 2 后人(胎盘)2 个,血当归 20 克,桂鱼风 10 克,云木香 20 克,黄芪 30 克,娘儿红 15 克。

用法:上药切片焙干,研成细末加蜜适量,做成麻雀蛋大小之药丸,早、晚各服 1 次,每次 2 丸,用红糖水送服。

9. 干经劳

主症:少女从 12 岁左右开始发体后就一直不坐小月(又叫不穿点),身体干瘦,面色黄,干咯,饮食量少,偏食,身软无力,小肚子经常刺痛。

辨析:从小劳伤过度或因他病导致气血耗损,气虚血亏。故见身体干瘦,月事不穿点,面色黄。肚肠亏损,故饮食量少,偏食,月事不下,败血不出。故见小肚子刺痛。肺气不足而见干咯。

治法:补虚行经。

方 1 钻岩金 10 克,大血藤 15 克,小血藤 15 克,蓑衣藤 10 克,老刺蔸 10 克,打不死 10 克,衣包 10 克,蚂蟥 3 条,牛蚊子 5 只(去头足翅),血当归 10 克。

用法:衣包(要健康头胎男孩的)洗净焙干,研末备用,其余药水煎,每日 1 剂,分 2 次内服,服药时将衣包粉 10 克兑入药中服。

方 2 猪脚 2 只,血当归 15 克,月月红 10 克。

用法:上药与猪脚一起煮,而后吃猪脚与汤,每日 2 次。

10. 饭色劳

主症:形体虚弱,不嗜饮食,不知饥饿,肚子饱胀,心烦时有干呕,暖气,口水多,身软乏力,精神不振,大便稀。

辨析:本病男女皆可得,由于饭后饱胀,即行房事,损伤肚肠,饮食不化,而见形体瘦弱,不思饮食,不知饥饿,大便稀。食隔肚肠,见肚子饱胀。肚肠之气上逆,故心烦呕吐清水。肚肠亏虚,气血无生化之源,故身体无力。

治法:益中止呕。

方 1 过岗龙 15 克,困山虎 15 克,鸳鸯藤 15 克,风藤 10 克,爬岩姜 15 克,大麦芽 15 克。

用法:水煎,每日 1 剂,分 2 次内服。

方 2 隔山消 15 克,豆根 5 克,白三七 6 克,朝天罐 10 克,萝卜籽 15 克,回头青 10 克,黄草 10 克,青木香 10 克,野山茶 15 克。

用法:水煎,每日 1 剂,分 3 次内服。

11. 酒色劳

主症:头昏,耳聋,口苦,右侧肚子疼痛,不欲饮食,面色黯红,眼睛红,精神恍惚,小便黄,大便干结。

辨析:酒醉熏熏即行房事,损伤腰子,精气亏耗,故见头昏耳聋,口苦,肚子疼痛偏右。酒性灼热,醉后房事,精亏火旺,见面色黯红,眼睛红,大便干结,小便黄等火热之症。热扰神志,故精神恍惚。火灼于肚,故不嗜饮食。

治法:补腰健肚,败火消毒。

方 1 阳百合(醉鱼草)10 克,韭菜蔸 15 克,葛麻蔸 15 克,荞麦三七 10 克,三颗针 10 克,十大功劳 15 克,毛蒿子 10 克,一支蒿 15 克。

用法:上药水煎,每日 1 剂,分 2 次内服。

方 2 娘儿红 15 克,拉丝皮 15 克,脚板苔 15 克,牡丹花 15 克,黑木耳 10 克。

用法:水煎,每日 1 剂,分 2 次内服。

12. 干花劳

主症:坐小月经量逐渐减少,最后经血停止,身体日趋枯瘦,发热,饮食量少,耳根黄,咯,神疲乏力,尿黄色。

辨析:患者因体内虚火过旺,烧灼人体精液,精血干枯,故经水逐渐减少,最后经水停止,身体枯瘦,耳根黄。肺气不足则见咯。神疲乏力,饮食量少,小便黄是中下元虚热之症引起。

附:干花劳与停经劳区别干花劳,是经水逐渐减少,最后经水停止,有发热,耳根黄,身体日趋枯瘦。停经劳,是经水突然停止,脸上起土斑,面黄肌瘦。它们共同点有,小肚子痛,经水停止,饮食量少,神疲乏力。

治法:益精血,退虚火。

方 1 阴阳草 10 克,月月红 10 克,女儿红 10 克,四块瓦 10 克,克马草 10 克,丝茅草 15 克,地枇杷根 10 克,生姜 5 克。

用法:水煎,每日 1 剂,分 2 次内服。

已婚妇女加喜药,如水葡萄 2 寸长 3 节,水竹马鞭子 2 寸长 3 节,懒篱笆根 2 寸长 3 节,倒生根 15 克,加入上药中,水煎服。

方 2　大血藤 15 克,五花血藤 10 克,小血藤 10 克,锯子草 10 克,苦参 15 克,刺黄连 10 克,黄皮树 10 克。

用法:水煎 2 次,分 2 次内服。

13. 肺痨

主症:咯吐痰成坨,有时痰中夹血丝,重者口吐鲜血。咯,以夜间或清早为甚,胸前闷痛,手脚心发热,形体消瘦,饮食无味,出虚汗,脉细而快。

辨析:本病主要是外染瘟气或虫毒引起,如与患肺痨的人经常接触,久之可染;其次是过度劳累,性欲无度,致使精伤血亏,而成本病。不管是虫毒、瘟气,还是劳伤过度,其病位在肺,肺被虫蚀,故咯吐痰成坨,重者吐鲜血。肺精已伤,虚火过旺,故五心烦热,出虚汗,胸前闷。精伤而虚火旺,故夜间咯甚。早晨为昼夜交换之时,亦见咯甚。

治法:退虚火,杀毒虫。

方 1　小通草 10 克,蓑衣藤 15 克,剥皮血 15 克,隔山消 15 克,搜山虎 12 克,大、小血藤各 15 克,一点血 5 克,青木香 10 克,透身汉 5 克,百部 15 克。

用法:水煎,分 3 次内服。

方 2　百部 15 克,麦门冬 12 克,药百合 15 克,枇杷叶 5 克,土沙参 15 克,马鞭草 15 克,竹根七 20 克,九节杯 5 克。

有发热者加戢儿根、克马草各 15 克。

用法:水煎服,分 3 次内服。

方 3　白及 20 克,毛蜡烛根 12 克,丝茅根 20 克,刺黄连 20 克,籽上叶 15 克,夜关门 20 克,土贝母 20 克,岩川芎 15 克,小杆子 15 克。

用法:上药焙干研成粉,过细筛备用,每次 3 克加冰糖适量,鸡蛋 1 个调成蛋花,蒸熟内服,日 3 次。

14. 鸭姑劳

主症:声音嘶哑如鸭子叫,喉咙痒,形体消瘦,干咯,经常反复发作,口干,心烦。

辨析:其原因为肺虚,虚火上冲于喉咙,影响声门,故声音嘶哑,声如鸭姑叫喊,喉咙痒。肺虚精伤,故见干咯。精气亏虚,筋脉失养,故见形体瘦弱,口干燥,心烦等表现。久病连绵,故经常反复发作。

治法:退虚火,利咽喉。

方 1　开喉箭 10 克,鸡呀嘶 5 克,八角莲 5 克,田三七 10 克,岩丸子 10 克,马蹄香 10 克,双蝴蝶 10 克,黄珠子 15 克。

用法:上药水煎,每日 1 剂,分 3 次内服。

方 2　野菊花 15 克,灰包菌 10 克,地苦胆 5 克,马蹄香 6 克,土人参 10 克,山薄荷 10 克。

用法:水煎,每日 1 剂,分 3 次内服。

15. 转节劳

主症:腰痛,腿软无力,腰伸不直。坐小月时腰痛加剧,各榫节时有疼痛,尿黄。

辨析:本病指妇女腰痛。妇女在坐大月时挑、背或提重物,损伤腰子气血,故经常见腰痛,腿软无力,腰有时伸不直,各关节疼痛。妇女在坐小月时精血更伤,故腰痛加剧。小便黄为虚热之象。

治法:补养腰子。

方 1　开喉剑 10 克,钻岩筋 12 克,大血藤 15 克,小血藤 15 克,蓑衣藤 10 克,阳百合 10 克,牛克西 10 克,小杆子 10 克,爬岩姜 10 克,大风藤 12 克,夜关门 15 克,泽骨丹 15 克,岩泽兰 10 克,大救架 10 克,田三七 6 克。

用法:每日 1 剂水煎,分 3 次服。

方 2　活筋草 20 克,岩泽兰 20 克,龙须藤 25 克,牛克西 15 克。

用法:上药切片,放入瓶中,加白酒 1 斤,浸泡 5～7 天后,内服,日 3 次,每次 10～20 毫升,亦可用药酒擦腰部,每日 2 次。

16. 传尸痨

主症:本病多见于小儿,咯、吐血,两排叉骨疼痛,形体消瘦,面色黄。

辨析:痨虫藏于脊背之中,每逢子午 2 时出来吸两排叉骨处之气血,食毕,仍藏于脊背之中,导致气血亏损,血不行于脉,上逆于肺,故见咯吐血。劳虫吸两排叉骨之气血,故两排叉骨疼痛。精血已亏,故体瘦,面黄。

治法:补气养血,杀虫。

方 1　雄黄 3 克,朱砂 3 克,青木香 1 克。

用法:上药焙干研细末,用温开水调成糊状,外敷两排叉骨处,每日 1 次。

方 2　金线吊白米 10 克,苦参 10 克,三颗针 10 克,路边黄 15 克,矮地茶 15 克,儿多母苦 10 克,百草霜 10 克,野花椒 10 克,苦楝树皮 10 克。

用法:上药水煎,日 1 剂,分 3 次内服。

17. 打劳

主症:跌打伤后见,人体某处有肿块青斑,肿胀疼痛,体内有黑血蓄积,眼睛有青斑点,指甲青紫色,舌质黯红,大便干,小便黄。

辨析:打劳是由外力而致。如打架,摔伤、跌伤,导致人体某处或多处损伤,故见肿胀,黑血,眼睛有青色斑点。黑血阻滞,气血不流通,故见指甲青紫色,舌质黯红。大便干,小便黄是黑血内停化热之象。

治法:赶气消肿散血。

方1 乌苋30克,童溲200毫升,白酒适量。

用法:将乌苋洗净,放入健康男尿中浸泡七天七夜,取出晾干,切成薄片备用,每次2克,捣烂兑白酒内服,每日2次。此药有毒,不能久服,病愈即停用。

方2 半节烂1克,三百棒20克,散血草10克,大血藤15克,四两麻5克,千锤打15克,打不死15克,强盗草20克,大救架10克。

用法:上药切成片泡白酒750毫升,泡3天后可用。内服每次10至20毫升,日3次。

方3 千年老鼠屎2枚,童溲半碗。

用法:将药捣烂,放入碗中再加男小孩(7岁以下)童溲半碗。1次服下,一般连用2～3次,不能久用。

18. 压劳

主症:干瘦,个子矮小,面色黄,干咯,饮食尚可。

辨析:孩童在未长成之前,长期过重的体力劳动,背、挑、压,使人体肌肉、筋骨及内脏受到损伤,发育缓慢,与同龄相比差距很大,见干瘦,个子矮小。过早劳伤,损及内脏,肺气被伤,故见干咯,面色黄。但肚肠尚可,故饮食正常。

治法:补气,养血,行血。

方1 大血藤15克,小血藤15克,乌苋4克,血当归10克,拐子药15克,小人参20克,散血草10克,岩川芎10克,三百棒20克。

用法:水煎,每日1剂,分2次内服。

方2 朱砂莲10克,百味莲10克,八角莲5克,朱血莲10克,大血藤15克,金腰带15克,隔山消15克。

用法:水煎,每日1剂,分3次内服。

19. 挺伤劳

主症:肺部、胸前区刺痛,吸气时疼痛加剧,或有发热,咯时痰中带血,胸闷气短。

辨析:外伤胸肺部,气血挡于胸肺处,故见胸前刺痛,深呼吸时加重。肺有瘀血,故见发热,咯吐,痰中带血,胸闷,气短。

治法:赶气散血。

方1 岩泽兰30克,地枇杷根15克,矮地茶20

克,九牛造15克,叶下红10克,地罗汉10克,三百棒20克,血见愁10克,连钱草10克,八角莲3克。

用法:水煎,每日1剂,分3次内服。

方2 强盗草30克,地罗汉20克,散血莲30克,五花血藤20克,肺经草10克,映山红15克,铁灯台5克。

用法:上药水煎,每日1剂,分2次内服。

20. 咯劳

主症:咯吐阵作,吐白色痰,遇冷或天气变化发作,咯甚时牵引胸痛,乏力。

辨析:患者因冬天衣着单薄或当风受寒,或大汗后马上用冷水洗头、洗澡等,引起风寒之气从肌表而入,留恋于上元肺脏,不得通畅,故见阵发性咯吐泡沫白痰。体内与外来之风寒相遇,故在遇冷或天气变化时发作。久咯伤肺,故见胸痛乏力。

治法:养肺,赶风寒。

方1 三步跳6克,厚朴10克,矮地茶10克,枇杷叶15克,土茯苓15克,小杆子15克,狗屎柑10克,刺果果10克,地枇杷根15克,鹅不食草10克,岩川芎10克。

用法:水煎,每日1剂,分3次内服。

方2 糖刺果果15克,肺经草15克,搜山虎10克,柑子皮10克,百部10克,野苏子10克,东古子壳10克。

用法:水煎,分2次内服。

方3 大蒜子200克,冰糖250克。

用法:大蒜子去壳与冰糖放入碗内,水蒸,将大蒜子蒸溶为止,然后装入瓶内备用,日服3次,每次20克左右。

土家医在治疗劳病方面,特别注意讲究忌口和忌房事,否则治而徒劳,在患劳病时应禁房事,在饮食方面要注意忌食雄鸡、鲤鱼、猪娘肉,猪、牛牯子(即种植、种牛)肉、骚羊肉、五爪(狗肉)、团爪(马肉)、虾米、酸菜、魔芋豆腐、蘘荷等,忌生冷;注意休息,加强营养,心情愉快。

(五)七十二惊

惊症,是以四肢抽搐,项背发硬,伴发热神昏为其主要特征的一类疾病。本病多见于小儿。

俗称"抽筋"、"扯风"、"动惊风"。惊症起病较速,来势凶险,不及时治疗可以危及生命。所以土家族人们认为,能及时拦住各种惊症的,才算是高明的药匠。

### 病因病机

惊风,以感受外气,突受惊骇,久病体虚或高热等,伤及上元脑神,脑神散乱,神气无主而致惊症发作。或损及下元,致腰亏精血不养筋,而致惊。或中元肚肠受伤,气血无生化之源,筋脉失养而致惊。或高热伤筋,风火相扇,而发惊。其病因有:

1. 外感风气、寒气或火热之气,从肌肤而入,郁而生痰,痰湿上扰脑神,或火热内生耗伤精气,筋失润养而致惊。

2. 饮食不洁。误食毒物,毒气内攻,上袭脑神而致。

3. 突然惊骇。古人曰:"惊则伤神",小儿神气未充,易受惊骇而致惊风发作。

4. 怄气。失意悲哀,终日忧愁,致使脑不主神志而致惊。

5. 久病体虚,大病或久病之后失于调养,气血亏损,血不养筋而致惊。

### 病种分类

惊症在中医教材中分为两种,即急惊风与慢惊风。在《幼科铁镜》中论述了二十四惊风。土家医生对惊症的诊治经过长期的实践积累,将惊症分为63种,计有:飞蛾扑心惊、泥鳅惊、螃蟹惊、虾子惊、蜘蛛惊、乌鸦惊、团鱼惊、鸭子惊、落地惊、齐蛇惊、猴子惊、白马玄蹄惊、上马惊、下马惊、肠惊、反弓惊、心惊、木马惊、铁蛇钻心惊、兰蛇惊、撒手惊、路中伸腿惊、呕逆惊、缩疹惊、双眼翻白惊、胎惊、夜啼惊、脐风惊、乌缩惊、月家惊、肚痛惊、水泻惊、内吊惊、抬手惊、马登惊、软脚惊、直手惊、两手惊、迷昏惊、白鸦惊、乌痧惊、锁心惊、压舌惊、曲蛇惊、满舌惊、倒蛇惊、脐口撮口惊、皮风惊、闷惊、顺惊、肩缝惊、眼花惊、打马惊、饿蚕惊、蚂蝗惊、热惊风、鹅子症、盘梅惊、拉蛇惊、水冯惊、缩阴惊、一哭一死惊、气肿惊。本节简略讨论10种。

### 证治

1. 泥鳅惊

主症:肚子剧痛,痛在地上打滚,手足向左右抽动,牙关紧闭,呕吐白沫,四肢发凉,尿失禁。

辨析:由于误食不洁之物,毒气内攻,故见肚子剧痛,痛在地上打滚。毒气入脑,扰乱神志,见手足向左右抽动,形如泥鳅在地上窜动。牙关紧闭,毒气入肚肠,见呕吐白沫。毒气散发,血不通四肢,故发凉。毒气入尿脬,尿脬失约见尿失禁。

治法:败毒止惊。

吐法:医生将患者口撬开,用食指或中指伸入喉头,使患者经物理刺激而催吐,使毒物排出。

方1 茶枯20克,生姜10克。

用法:茶枯烧存性,生姜捣烂,两药合并,放入碗中,冲阴阳水灌服。如惊未止,2～3时后再灌服1次。

方2 生姜15克,铁马鞭15克,绿豆50克,鸡爪黄连10克,大蒜汁15毫升。

用法:水煎后去渣兑大蒜汁灌服,日3次。

2. 迷惊

主症:眼闭如似睡非睡,迷迷糊糊,叫之不应,手足抽弹,发热不退,按之灼热,小便黄,大便干。

辨析:感受火气或寒气或瘟毒之气,致使气亏精伤,筋及脑神失养而出现发热不退,按之灼热,眼闭似睡非睡,迷迷糊糊,叫之不应,手足抽弹,小便黄,大便干,不饮食。

治法:赶火败毒,安神止惊。

推抹法:用生姜一小块在口中嚼烂,放在印堂穴上,用双手拇指从印堂穴处向两边分推9次,然后在眉毛中压9次,患者可开眼,再在印堂、人中、大椎、内关等处各烧1灸灯火。

方药 铁蒿子15克,竹叶菜10克,枯矾5克,黄皮树10克,十大功劳15克,生石膏30克,阴钩藤15克,水菖蒲10克。

用法:水煎,每日1剂,分3次内服。

3. 上马惊

主症:手向上举,脚向上抬,如扬鞭上马之势,四肢乏力,头昏头痛,发热。

辨析:久病或大病中,气血亏损,筋脉失养,而见手向上举,脚向上抬,如扬鞭上马之势。气血亏虚不达四肢,见四肢乏力。血不养脑,见头痛头昏,虚火内生,见发热等症状。

治法:补养气血,止惊。

烧灯火:烧印堂、太白、人中、承浆,虎口、脐带穴、男左女右,从上至下,各烧一灸。

方药 马鞭子3寸长一段,马鞍1个,血当归10克,土人参15克,白三七10克,大血藤15克。

用法:马鞭子烧存性,马鞍放火中烧红,然后将烧红的马鞍放入冷水中,其余几味药水煎去渣,兑马鞭灰与马鞍水二味药内服,日3次。

4. 饿蚕惊

主症:头向两侧摆动无力,眼睛直视,手足软弱无力,如饿蚕寻食状。咯,头面红,按之热。

辨析:本病多见于小儿,由发热不退而引起,热久灼伤上元心脑气血,筋失调养,故头向两侧摆动,无力,直视。火热伤筋,肢节失养,见手足无力软弱,如饿蚕寻食状。热伤肺,见咯。热气冲脑,见头面红,按之热。

治法:败火,养血止惊。

方1 桑树枝尖3～5个。

用法:将上药捣烂,冲开:水服,连用2～3次。

方2 鸡合籽5克,桑白皮15克,黄荆条12克,黄珠子15克,制乌头6克,马蹄香6克,蛇魔芋8克,岩防风10克。

用法:先煎乌兜20分钟,再入余药,水煎2次,日服1剂,分3次内服。

### 5. 蛇惊

主症:嘴张开,舌头伸出口外,反复伸缩如蛇张口吐舌样,肚子胀痛,不欲饮食,小便失禁,量少色黄。

辨析:误食毒物,毒气入肚,侵入上中下三元。毒入上元见嘴张开,舌头伸出口外,反复伸缩如蛇张口吐舌样。毒气入中元见肚子胀痛,不欲饮食。毒气入下元见小便失禁,量少色黄。

治法:清败三元毒气。

烧灯火:选后颈窝、龙节骨的两头与中段两侧各烧一灸灯火。

方药 雄黄1克,蚯蚓20克。

用法:雄黄研细末,蚯蚓焙干,再用薄荷15克煎水,兑上二味药内服,每日2次。

### 6. 月家惊

主症:在坐大月间,突然昏倒,腰背反张,牙关紧闭,四肢抽筋,叫喊不止,眼向上翻,汗出,面色苍白。

辨析:由于产后气血大伤,寒湿之气乘虚入里,气血阻滞,气不灌脑,血不养筋,见突然昏倒,腰背反张,牙关紧闭,四肢抽筋,喊叫不应,眼向上翻。汗出,面色苍白。

治法:散寒赶湿,养气血。

外治法:掐人中,百会,合谷,内关,阳陵泉,三阴交、解溪、太冲。三阴交等穴亦可用推抹法。

方药 香叶子树10克,岩川芎10克,岩防风10克,生姜3片,臭牡丹15克,土人参1克,血当归12克,鸡冠花12克,鸡血藤30克。

用法:水煎服,每日1剂,分3次温服。

### 7. 肚胀惊

主症:肚子饱胀,屙青黑色稀大便,面色苍白,不思饮食,四肢时有动弹。

辨析:多见于小儿。素来三元虚弱,加之感受寒湿之气,寒湿内停中元,见肚子饱胀,饮食不化,屙青色稀大便。水谷不化,气血无源,故面色苍白,消瘦。血不养筋,四肢时有弹动。

治法:补中元,赶寒赶湿,止惊。

方1 麦芽子10克,鸡合子皮10克,一窝蛆10克,野山茶10克,血当归5克,土荆条8克,土虫10克。

用法:水煎服,每日1剂,分2次内服。

方2 鲜土虫3至5条,打火草10克,水菖蒲10克。

用法:上药合并捣烂,敷肚脐与两脚心,1天换1次。

### 8. 缩阴惊

主症:阴囊、阴茎向小肚子里一阵阵收缩,疼痛剧烈,小便难解,面色苍白,四肢弹动,重者可晕死过去(即休克)。

辨析:本病多见于10岁以下男孩,成人亦可见。由于火热之气内生,结于下元,火气伤筋,筋脉挛缩,故见阴囊、阴茎向小肚子里一阵阵收缩,疼痛剧烈。火热迫精外出,故大汗出。囊脬内收,尿道阻塞,故小便难解。痛甚血不上注于头面,见面色苍白。火热灼伤脑神,转为危重症候,可出现晕死现象。

治法:败火退热,补气血。

外治法:即用灯火烧阴茎根部,上下左右各烧1灸,再在阴囊根部与肛门之中点(即会阴)烧1灸,一般症状可缓解。

方药 黄皮树12克,克马草15克,蓑衣藤15克,黄珠子15克,蛇皮3克,狗尿脬10克,伸筋草15克,拉丝皮10克,野花椒10克,水菖蒲10克。

用法:水煎服,每日1剂,分3次内服。

### 9. 心惊

主症:突然心慌意乱,烦躁哭啼,睡后恶梦惊叫,四肢突然抽动不止,重者昏倒在地,不知人事,小便失禁,脉乱跳。

辨析:本病多发于小儿,大人亦可见。由于突然受外界强烈刺激或恐吓,使心脑损伤,脑不主神,一时性神气散乱,故见突然心慌意乱,烦躁哭啼。神不归源,故入睡后做恶梦,惊叫,四肢突然抽动不止。如恐吓甚者,可当即昏倒在地,手足抽筋,不省人事。神不主下元,见小便失禁。恐吓后心脉无根,故脉乱跳。

治法:定惊养脑。

方1 牛独心(芭蕉心)15克,水菖蒲10克,水飞朱砂0.5克,公猪心1个。

用法:先将牛独心与水菖蒲用水煮后去渣,放进公猪心煮熟取出猪心,去药渣,将猪心切成薄片,放入盘中,再将水飞朱砂撒于猪心片上,用文火蒸半小时后取出。日分3次服完。一般用2～3剂停药。

方2 追魂草15克,陈茶叶20克,石菖蒲10克,鸡爪黄连10克,大夜关门15克,红枣子10枚,野山枣仁15克,水竹叶10克。

用法:水煎服,每日1剂,分3次内服。

10. 闷惊

主症:平时哀声叹气,不多讲话,遇急事惊慌失措,烦躁不安,全身战栗,抽筋,昏倒在地,几分钟或半小时后自然苏醒。

辨析:患者由于过度怄气,悲哀,思忧过度,伤及脑之神气,神气被郁,故精神不爽,平时闷闷不乐,哀声叹气,不多讲话。神伤胆怯,故遇事惊慌失措,烦躁不安。精神一时散乱,则见全身战栗,继而出现抽筋,昏倒。移动时散乱之神气慢慢恢复,故过十几分钟或半小时左右自然苏醒过来,抽筋即止。

治法:定脑安神。

方1 血当归10克,白芍药15克,牡丹花12克,水菖蒲10克,紫参20克,花椒树根15克,天麻10克,土柴胡10克。

用法:水煎服,1日3次。

方2 岩川芎10克,白胡椒6克,柏子树叶12克,隔山消12克,青木香10克,枞茯苓10克,甘草8克,红枣子10枚。

用法:水煎,每日1剂,分3次内服。

(六)二十四气病

气病,是以胀痛为其主要临床表现的一类疾病。气,是构成世界上一切事物的基本物质,是宇宙的本源。土家医认为人就是一口气,这口气就是生理之气,所以人离不开气,可见气的重要性。三元之气的温养固摄气化防御活动,以维持人体脏器的正常生理功能,所以人体每时每刻都离不开气的作用。气具有运动的特性,运动是气的本质,同时人体内各种生理之气可以互相转化,一旦在致病因素的作用下,使气的正常功能受到破坏,就会产生一系列气的病理表

现。土家医对气病早有认识,凡是把具有气病表现的都列为气病类。

**病因病机**

气病主要是人体的三元之气,筋脉之气,与天地的水、风、寒、火外来之气相争,使体内某一脏器或某一部位的生理之气失常而出现的各种病理表现。气与血是相互依靠,互相利用的,气能推运血在体内行走。血能生气,气有病可直接影响血,产生血挡阻和瘀血。气与火、湿、寒、风相结合而成火气、湿气、寒气,风气等。外来病气易侵入肚肠,导致肚肠功能失调出现肚肠气,肚气痛;入心,心气失和,见心痛;气阻于胸肋处为岔气、隔气;气停于囊胯为帅气;因吵架怄气,而产生气窒,忧气;因外伤而引起气肿、气痛等。外来之寒,湿、外伤、劳伤过度均可影响气的功能失调而产生气病。精神作用,心情不畅,过度悲伤亦成气病。大病久病之后产生气虚等。

气病的治法:可以补气,赶气,清气等法,以调节体内气血平衡,达到治疗目的。

**气病病种**

气病的病种有气滞、岔气,肚肠气、疝气、忧气、帅气、肚中气、心气痛,肚气痛、怄气、中气、走气病,气囊胯,寒气、湿气、火气、风气、隔气、冷气、气肿、气虚,热气虚,气窒、肝气虚等24种。

**证治**

1. 气虚

主症:头昏眼花,少气无力,拖脚不起,经常汗出,面色苍白,不欲饮食。

辨析:由于大病或久病之后,三元功能衰退,气不足,故少气无力,拖脚不起。气虚不固,见汗自出。上元脑气虚,见头晕眼花。中元肝气亏虚,气血生化乏源,而见体瘦,面色苍白,不欲饮食。

治法:补养元气。

方1 小人参30克,后人(即衣胞)3个,臭牡丹50克,白三七30克,青木香25克,枞茯苓15克,糯米200克。

用法:上药切片焙干,碾成细粉,和糯米蒸熟后加少许蜜做成黄豆大小丸子,阴干,内服,日3次,每次1丸。

方2 土当归12克,平术10克,天麻10克,药百合12克,甘草6克,肉罗汉10克,九龙杯15克,茯苓19克。

用法:水煎,每日1剂,分3次内服。

2. 心气痛

主症:心窝偏左闷痛,有的突然如针刺痛,心跳,气急,手指壳变乌色,如遇事或上坡时,感到气不够用,脉乱跳。

辨析:由于心气不足,血挡心内,故心窝偏左闷痛,有的如锥刺痛,心跳、气急。血挡于心,筋脉气血受阻,故指甲发乌。心气不足,故遇急事或上坡时气不够用,脉乱跳。

治法:补气,通心脉。

方1 阿魏1克,弹药粉0.1克。

用法:阿魏在火中烧焦,碾末与弹药粉一起冲开水吞服,每日2次,不能久用,一般用2~3天。

方2 棕树菌10克,白三七10克,高粱七12克,麦子七10克,扣子七12克,岩川芎10克,羊角七5克,牛克西15克,大血藤30克,血三七10克。

用法:上药研粉,用温开水送服,每次3克,每日3次。病重者加生姜、肉桂、一口棕各10克。

方3 牛肚心15克,八月瓜根1克,绿升麻15克,刺加菜20克。

用法:水煎,每日1剂,分3次内服。

3. 肚肠气

主症:肚子饱胀不适,时有胀痛,气在肚肠窜走,打嗝嗳气,矢气,气排出则胀减轻,心里嘈杂,吐清水,不欲饮食。

辨析:饮食过饱或嗜食辛辣生冷硬物而伤肚肠,使中元之气逆乱,引起停食胀痛,心里嘈杂,口吐清水,不想吃东西。中气上逆,故打嗝嗳气,下窜出现矢气。气排出,则痛减轻。

治法:赶气消食。

方1 隔山消15克,朱砂莲10克,野花椒10克,鸡合子10克,萝卜籽15克,野山茶15克,见风消10克。

用法:水煎,每日1剂,分3次内服。

方2 青木香10克,马蹄香5克,地蜂子5克,红老鸦酸3克。

用法:上药捣烂兑淘米水1次服下,每日1次。

方3 线鸡尾10克,苦进中10克,五虎进10克,白三七5克,野花椒10克,土大黄10克,青木香10克。

用法:上药水煎,每日1剂,分3次内服。

4. 肚气痛

主症:心窝部经常隐隐作痛,饥饿时疼痛加剧,进食后减轻,嗳气吐清水,饮食减少,精神委靡。

辨析:肚气伤,肚失调养,中元之精气亏虚,故见心窝部位经常隐隐作痛,饥饿时疼痛加剧,患者在饮酒或过食酸辣之物后,可致疾病复发。肚气上逆见嗳气,口吐清水。肝气不足,食谷不化,故饮食减少,精神委靡。

治法:补肚赶气止痛。

方1 洋桃树根30克,白三七5克,包谷七10克,棕树根20根,地罗丝10克,一支箭5克,马蹄香5克。

用法:水煎,每日1剂,分3次内服。

方2 南木消10克,百味莲、朱砂莲各10克,山豆根10克,四两麻3克,九龙杯8克,平术10克,枞茯苓10克。

用法:水煎,每日1剂,分2次内服。

5. 肝气痛

主症:胸胁部痛,呃逆,不欲食,睡眠差,思想不集中,四肢疲乏无力,口苦,小便黄色。

辨析:本病多见于妇女,由于怄气或悲伤使肝气聚结,停于胸胁,故胸胁部痛。肝气上冲,呃逆,不想吃东西,四肢疲乏无力。肝火影响脑神故睡眠差,思想不集中。小便黄是火旺之象。

治法:败火散气。

方1 夜关门15克,水菖蒲10克,土柴胡12克,土人参15克,田边菊15克,青木香10克,小血藤20克。

用法:水煎服,每日1剂,分3次内服。

方2 水黄连15克,洋桃根30克,猪肝草20克,酸木瓜20克,冷饭坨藤30克,蓝靛根20克,黄珠子15克,回头青10克,青橘皮10克。

用法:水煎,每日1剂,分3次内服。

6. 岔气

主症:两排叉骨及背部突然发生如刀绞样刺痛,腰背部不能转动,于呼吸吸气时痛加重,用手压摸疼痛稍减,疼痛时间从几分钟至数小时不等,痛有走动,反复发作。

辨析:由于闪着或走路不注意扭伤,气挡于胸背,排叉骨处,故见两排叉骨及胸背突然刺痛如刀绞,不能活动。气停于深部,故呼吸时加重。由于损伤的程度有轻重,故疼痛持续几分钟至数小时不等。损伤在胸背,气停留难以解除,故反复发作。

治法:赶气止痛。

方1 青木香15克，田边菊20克。

用法：将上药捣烂，冲开水内服，每日2～3次。

方2 大救架10克，田三七10克，四两麻10克。

用法：上药捣烂，外揉患处，每次10～20分钟。

外治法：疼痛处用瓷针扎出血，然后拔火罐。

**7. 怄气痛**

主症：胸闷，心跳，烦躁，心里像梗着一个坨，叹气，吃不下东西，闷闷不乐，沉默寡言，夜间难以入睡，梦多，时感这里痛那里痛。

辨析：多见于心胸狭窄之妇女，因与人吵架扯皮，问题没有得到解决，气挡于胸中，故胸闷心跳，心里像梗一坨东西，叹气，闷闷不乐，沉默寡言。忧久伤肚气，肚不磨食，故吃不下东西。忧而伤神，脑神不安，故难以入睡，梦多，自感不是这里痛就是那里痛。

治法：赶气舒忧。

方1 阿魏2克，水獭肝6克，虎肝6克，穿山甲肝6克，麝香1克，透身汉10克，青木香10克，豆根8克。

用法：将上药焙干，先将透身汉、阿魏、青木香、豆根切片研末，再将动物肝与麝香一起研成粉末备用。每次1克吞服，每日3次。

方2 水菖蒲10克，柏子树籽10克，黄连10克，青木香10克，狗屎柑10克，野葱头15克，东古子壳10克。

用法：上药为1剂量，水煎，分3次内服。

**8. 砂鼎罐**

俗名：帅气、判罐

主症：整个囊胉或一侧肿大，皮色不变，时发时消，小肚子胀痛，或囊胉肿大疼痛，皮色发红发热。

辨析：右侧囊胉或整个囊胉肿大的为帅气；左侧肿大的为判罐。因患者素来气血不足，劳累过度或房事不节或小儿脾气大，爱啼哭等因素而引起中元之气下陷，故囊胉肿大、小肚子痛，皮色不变，时发时消。判罐是由于火气重，火热下行于囊胉子，故囊胉子肿大疼痛，皮肤红肿，发热。

治法：提气赶气，退火败毒。

外治法：令患者平卧，将囊胉向上压，再用一个棉球压住，然后捆于腰上，此法适用于小儿。

方1 竹叶七10克，包谷七10克，扣子七12克，小杆子10克，搜山虎10克，朱砂莲10克，牛血莲10克，百味莲12克，紫菀菀10克，水菖蒲10克，枯桃子10克，枯梨子10克，凤凰衣10克，阵天雷10克，胡椒

（1岁1粒）。

用法：上药水煎，3日1剂，每日2次，饭后服。

方2 黄芪30克，野升麻15克，小人参12克，血当归10克，韭菜菀20克，生姜10克。

用法：水煎，每日1剂，分3次内服。

**9. 气囊胉**

主症：整个囊胉，阴茎迅速肿大疼痛，色红而发亮，触之灼热，行路不便，解小便涩痛，重者难以解出小便。

辨析：本病多发于10岁以下的男孩，穿叉叉裤，经常坐在地上，不慎被土虫或其他虫子爬、咬后，毒气入内而引起阴茎囊胉肿胀疼痛，呈红亮色。毒气入里而化火，故见发热，小便色黄。肿后压迫阴茎，故小便时涩或解不出。

治法：败毒消肿。

方1 克马草25克，水灯草15克，见肿消15克，竹叶菜15克，土虫10克，黄皮树10克，犁头尖15克。

用法：水煎，每日1剂，分3次内服。

方2 雄黄5克，梅片3克，木芙蓉叶或花10克，绿葡萄根10克，野麻菀10克，见肿消10克。

用法：上药焙干研末，外敷患处，每天换药1次。

**10. 冷气**

主症：小肚子或脐周冷痛，得热后痛减，手足冰凉，全身怕冷，饮食差，小便多。

辨析：患者体虚，加之晚上睡觉或天热贪凉，小肚子外露，寒冷之气从肚脐侵入，内阻于中下元之脏器，故小肚子与脐周疼痛，得热则痛减。手足冰冷，全身怕冷，寒冷伤肚，故饮食差。寒气犯尿胉。水液不化故小便多。

治法：补虚赶寒。

方1 胡椒2克，花椒8克，马蹄香6克，黄珠子10克，回头青10克，生姜3克。

用法：水煎，每日1剂，分2次内服。

方2 打火草10克，枯姜10克，青木香10克，猫儿头10克，花椒10克，老葱菀7个，土人参15克，平术10克。

用法：水煎，每日1剂，分3次内服。

**11. 气室**

主症：肚子或排叉骨内胀痛，窜走不定，疼痛时轻时重，怄气后疼痛加重。

辨析：由于怄气，风寒之气入侵或伤饮食，导致人

体某脏器的气血挡阻,使气机失去调达,故小肚子或排叉骨胀痛,到处走窜无定处,时轻时重。怄气使气血更逆乱,故疼痛加重。

治法:赶气散气。

方1 刺果果根15克,乌头6克,柑子皮10克,隔山消5克,厚朴10克,青木香10克,四方消10克。

用法:上药水煎,每日1剂,分2次内服。

方2 萝卜籽50克,土大黄1克。

用法:水煎,每日1剂,分3次内服。

### 12. 火气

主症:肚子痛,解大便硬结,有时大便带鲜血,口干燥,欲饮冷水,怕热,喉咙痛,鼻子干,口中起泡,小便黄。

辨析:吃辛辣之物,饮酒或劳伤过度,而致体虚火重,火灼内盛故肚子痛,大便硬结,有时带血。火气上冲,故口干舌燥,喜喝凉水,口中起泡,火气下注,故小便黄。

治法:败内火。

方1 鸡爪黄连10克,克马草15克,蓑衣藤20克,三颗针10克,竹叶菜15克,笔筒草10克,铁蒿子10克,枯矾2克。

用法:水煎服,每日1剂,分3次内服。

方2 百味莲10克,朱砂莲10克,开喉剑10克,蜂窝球15克,土大黄15克。

用法:水煎,每日1剂,分2次内服。

### 13. 胆气虚

主症:胆小怕事,晚上不敢外出,梦中惊吓,做怪梦,恶梦,如遇点小事即感心跳心紧。

辨析:本症多见于小儿或妇女。多由于惊吓或怄气而引起胆气虚弱,故胆小怕事,梦中惊吓,做恶梦。心气虚,故遇小事就感心跳,心紧,晚上不敢走夜路。

治法:补胆气安神。

方药 追魂草15克,石菖蒲10克,夜交藤15克,飞朱砂0.3克,酸枣子10个。

用法:水煎,每日1剂,分2次内服,飞朱砂以药液冲兑服。

### (七)十二癫痫

癫者,狂躁打人毁物,行为无常。语无论次,沉默痴呆;痫者,发作时精神恍惚,突然仆倒,不知人事,抽筋,口吐白沫,口中如牲畜叫,醒后如常人。

癫痫,是一类比较难治的病,就是治愈后,有的也会复发,小儿患此病稍易治些。此类病多见于妇女,

因妇女心胸较狭窄,精神易伤的缘故。土家医对癫病的分类有如下几种:其一分为打人与不打人的两种;其二分为忧与实两类;其三分轻风癫、梅山癫、神癫、蒙癫、气癫等五种,对痫的认识,大多数土家医都从发病时的表现与声音来分。如猪痫、牛痫、羊痫、羊痫风。癫痫我们按照第三种分法进行分病论述。

**病因病机**

癫痫病,多由火热过旺,精神恐吓,忧虑,先天遗传或外伤等均可导致人体气血逆乱或气血瘀阻而形成本病。

1. 火旺恐吓、怄气、忧虑,脑神被扰而发为本病。

2. 先天因素。胎儿时,母有惊恐,胎儿发育异常,出生后易发癫痫症。

3. 脑壳被震打撞击,瘀血挡阻于脑,脑神失养,遂发癫痫。

**证治**

1. 癫病

①轻风癫

主症:打人毁物,东走西窜,动作迅速,口中言语不休,声音时高时低,扑风捉影,遇亲戚朋友不打骂,饮食无常,通夜不眠。

辨析:由于怄气,或风气入里,风气上扰于脑,神不归舍而见打人毁物,东走西窜,扑风捉影。风气时扰时伏,神明时乱时安,故见病情时轻时重,在轻时能认出亲人朋友,神乱则出现饮食无常,昼夜不眠。

治法:赶风,醒神。

方药 三步跳(石灰水泡)10克,半节烂1克,蛇魔芋10克,水菖蒲15克,飞朱砂0.2克,枯矾6克,血竭10克。

用法:水煎,每日1剂,分2次内服。

②梅山癫

主症:神志不清,见人便打,不分亲疏,脸红目赤,爬屋走险,声音高昂,饥饱无常,入夜不静。

辨析:患者平素火气亢盛,加之怄气,火气上冲于脑,脑神被扰,故神志不清,见人就打,不分亲疏,爬屋走险,声音宏大。力大无比。不知饥饿,不知睡眠。火气上冲于脸,故面红耳赤。

治法:败火醒神。

方1 追魂草20克,水菖蒲20克,铁包金20克,飞朱砂2克。

用法:上药焙干研细末,每5克加朱砂0.1克为1包,开水冲服,日3次。

方2 水竹根 20 克,生石膏 50 克,牛克西 12 克,石菖蒲 10 克,黄连 10 克,铁屑 10 克,柴胡 15 克。

用法:水煎,每日 1 剂,分 3 次内服。

③神癫

主症:神志痴呆,旁若无人,自言自语,喊叫不应,时唱时跳,到处窜走,不打人毁物。

辨析:长思久虑,欲求不得,加之湿气内侵,阻蔽脑神,故时唱时跳,到处走窜,自言自语,神志痴呆,旁若无人,喊叫不应。

治法:赶湿定神。

方1 防风 20 克,大风藤 10 克,八宝花 20 克,大通、小通各 10 克,蜂窝球 20 克,梦花树根 20 克。

用法:水煎,每日 1 剂,分 3 次内服。

方2 三步跳 4 克,蛇魔芋 4 克,石菖蒲 15 克,追魂草 15 克,半节烂 1 克,朱砂莲 15 克,八角莲 3 克,牡蛎 30 克,生石膏 30 克。

用法:水煎,每日 1 剂,分 3 次内服。

④蒙癫

主症:头向前倾,呆滞,少走动,不打人骂人,时坐时睡,表情淡漠,少言语。

辨析:患者由于过度悲哀或怄气,湿气内侵,湿久成痰,痰气挡阻脑神,少动呆滞,时坐时睡。

治法:赶痰定神。

方1 朝天冲 10 克,翻天印 10 克,红根藤 10 克。

用法:将上药切成细末,兑白酒 2 两,日分 3 次内服。

方2 麝香 2 分。

用法:上药分 2 次用开水送服。

⑤气癫

主症:乱唱乱吼,言语无头绪,同谁有仇,见后就大骂不休,哭笑无常。

辨析:由于怄气,气机逆乱,脑神昏糊,故见乱唱乱吼,讲话无头绪,时清时明。因是怄气而病,对仇人恨之入骨,故见后大骂不休。

治法:赶气安神。

方1 千把刀 25 克,满身刀 25 克,回龙草 25 克。

用法:水煎,每日 1 剂,分 3 次内服。

方2 酸葡萄 20 克,大夜关门 15 克,水菖蒲 12 克。

用法:水煎,每日 1 剂,分 2 次内服。

2. 痫症

①猪痫

俗名:猪婆风

主症:行路或坐着,像猪叫喊一声,突然昏倒在地,不省人事,口吐白泡,轻者几分钟可醒,重者半小时至几小时不等,醒后如常人,常反复发作,记忆力差,腰酸腿软。

辨析:由于平素气血亏虚,血不养神,故时见突然昏倒在地,不省人事,口吐白泡。脑筋气血不足,而见记忆力差。病症反复发作,腰子精血亏损,故腰酸腿软。

治法:养脑壮腰。

方1 铁树蔸或杆 20 克,猪脑壳肉与骨 200 克。

用法:铁树蔸或杆,猪头盖骨与肉砍成小坨,一起放入锅内煮熟后吃肉与汤,1 剂药服 1 天半。

方2 土虫 20 克,三步跳 5 克,石菖蒲 15 克,天麻 10 克,倒钩藤 15 克,蜈蚣 2 条。

用法:水煎,每日 1 剂,分 2 次内服。

②羊痫

主症:突然眼睛发黑,昏仆在地,手脚抽筋,眼睛上翻,口中如羊叫声,吐白沫,几分钟至半小时后方可苏醒,平时脾气大,动辄骂人。

辨析:患者平时脾气大,动辄骂人,火气素盛,火气上冲于脑,闭阻神窍,故见突然昏倒,手脚抽筋,眼睛上翻,口吐白沫,昏倒时如羊叫。

治法:赶火醒脑。

方1 鸭脚当归 15 克,白牛克西 15 克,岩防风 10 克,野芋头 10 克,生姜 3 片。

用法:水煎,每日 1 剂,分 3 次内服。

方2 羊胡子草 15 克,天麻 15 克,倒钩藤 10 克,三步跳 4 克,猪苦胆 1 个。

用法:前四药水煎后兑猪苦胆,每日 1 剂,分 3 次内服。

③牛痫

主症:突然昏倒在地,不省人事,四肢抽筋,脚在地上弹动,口不停嚼动,昏倒时像牛叫声,醒后感头昏,胸闷,心慌。

辨析:湿气停于上元,神气被阻,故见突然昏倒,不省人事,四肢抽筋,吐白沫,脚弹动,口不停的嚼动。湿阻于胸中,故发作后头昏、胸闷、心慌等。

治法:赶湿醒神。

方1 乌蔸 3 片,牛克藤 12 克,东古子壳 10 克,小杆子 10 克,矮地茶 15 克,马蹄香 6 克,梦花树根 60 克,回阳草 10 克,野花椒 10 克,蛇包谷 5 克。

用法:水煎服,每日 1 剂,分 2 次服。

方 2 铁树根 150 克,天麻 20 克,仔公鸡 1 只。

用法:将铁树根与天麻切成片,放入鸡内,煮熟后吃天麻、鸡肉与汤,2 天 1 剂,日服 3 次。

④狗痫

主症:突然昏倒不知人事,动弹手足,口中叫声如狗叫,睡眠少,头昏脑胀,饮食减少,醒后如常人。

辨析:由于胎儿在母养儿肠中,受到惊吓,恐惧,影响胎儿脑神发育,故小儿出生后,突然昏倒不知人事,口中汪汪如狗叫,头昏脑胀,饮食减少。

治法:补脑养神。

方 1 追魂草 1 克,龙须藤 2 克,震天雷 1 克,地苦胆 10 克,鸡爪黄连 10 克,朱砂 0.2 克。

用法:水煎,每日 1 剂,分 3 次,兑服朱砂。

方 2 土虫 10 克,水竹汁 10 毫升,狗屎柑 15 克,蛇包谷 8 克,蜈蚣 2 条,狗牙菜 15 克。

用法:水煎,每日 1 剂,分 3 次内服。

⑤马痫

主症:突然扑倒在地,神志不清,手足爬动,眼闭,口中如马叫,口吐泡沫,面色苍白,经常反复发作。

辨析:患者由于平时体质虚弱,气血亏虚,气血不能濡养脑筋,神失所主,故突然仆倒在地,手足爬动,口中如马叫,口吐白泡,面色苍白。

治法:补养气血。

方药 血当归 10 克,小人参 15 克,后人(即衣胞)10 克,水菖蒲 15 克,大血藤 15 克,铁马鞭 15 克,百味莲 10 克。

用法:将后人洗净焙干研末,余药水煎,每日 1 剂,分 2 次内服,服时将后人末兑入药中。

推抹:即掐人中、合谷、内关、涌泉、印堂等穴,掐至苏醒为止。

（八）十二走胎

走胎是小儿常见病。以毛发稀疏成束,色黄无泽,面黄肌瘦,肚胀如鼓,青筋暴露,体倦无力为其主要表现的一类疾病,又称逃胎、掉魂。

**病因病机**

走胎多见于小儿,其主要病因是先天不足,后天调理不当,饮食饥饱无度或过食生冷,或久厕、久吐、久咯,使人体中元脏器损伤,化谷消食功能衰退,气血津液生化之源枯涸而致。

**走胎病种**

常见的走胎有走人胎、走猴胎、走牛胎、走马胎、走羊胎、走狗胎、走猪胎、走猫胎、走鬼胎、走花胎、走魂胎、走兔胎等 12 种。

**证治**

1. 走花胎

主症:耳后筋上有一小团,可见几个像小花瓣样的东西,头发黄而无光泽,面色黄体瘦,饮食无味,爱吃酸腐之物,大便稀。

辨析:由于饥饱无常或母乳喂养不当,损伤中元,肚伤则纳少,肠伤则不化,肝伤精不生,气血生化之源匮乏,故见耳后筋上有一小团,周围可见几个像小花瓣样的东西。纳食无味,爱吃酸腐之物,大便稀。气血不荣于头,见发黄而无光泽,面色黄瘦。

治法:补养中元。

方 1 鸡合籽皮 10 克,麦芽子 10 克,疳积草 8 克,甜酒曲 6 克。

用法:水煎,每日 1 剂,分 3 次内服。

方 2 隔山消 10 克,青木香 6 克,白三七 4 克,薏米 15 克,甘草 3 克。

用法:水煎,每日 1 剂。分 3 次内服。

方 3 灯草 1 根,桐油适量。

用法:将灯草蘸桐油,点燃后速烧耳后(男左女右)筋,一般烧 1 次即可。

2. 走猴胎

主症:耳后一筋起一小坨,形如猴象,形体消瘦,不欲饮食,腹胀,面黄无华,无力,喜吃生米等。

辨析:由于小儿气血不足,气阻耳背后,故见耳后一筋起一小坨,形如猴象。气血不足,形体失养,故见肢体消瘦乏力,中元不足,故不欲饮食,面黄无华,腹胀,喜吃生米等。

治法:补养气血。

方 1 猴骨 10 克,地胡椒 8 克,红枣子 5 枚,土人参 10 克,鸡合籽 8 克。

用法:水煎服,每日 1 剂,分 3 次内服。

方 2 五谷虫 30 克,大麦芽 20 克,甜酒曲 15 克。

用法:先将五谷虫在清水中洗净,焙干,大麦芽亦焙干,三药合并研末备用,每次服 1～3 克,日 3 次。

3. 走鬼胎

主症:耳背后筋上有一黑点,面色晦暗,体瘦形小,常易惊骇,腹胀青筋暴露,大便稀,小便清长,纳差。

辨析:突受惊骇,气血上逆,见耳背后筋上有一黑点,面色晦暗,常易惊骇。由于惊骇气血运行失常。

中元失养,功能失调,而见体瘦形小,腹胀,青筋暴露,纳差,大便稀。

治法:安神补中。

方1 疳积草10克,铁扫帚10克,鸡蛋1个。

用法:将前二药洗净,切细,加于鸡蛋内共炒至熟后食用,连服3天。

方2 糯米50克,山茶果50克,青木香20克。

用法:将糯米炒存性,山茶果、青木香焙干,三药合并研细末,每次用温开水冲服5克,日3次。

(九)一百单八杂症

杂有混合繁杂之意。杂症是一类病种繁多、分类较复杂的疾病。这类病实际上包括了中医及现代医学的内科、儿科、外科等多科的疾病在内,古代药匠将不便于按七十二、二十四分类的病症,统统叫一百单八杂症。

**杂症病种**

四肢麻木症、寒咳、热咳、百日咳、热吼、寒吼、寒霍乱、闷头霍乱、干霍乱、水霍乱、干水霍乱、大霍乱、热霍乱、寒湿霍乱、霍乱转筋、热尿积、血尿积、痨尿积、虚尿积、摆尿积、膏尿积、闭尿积、火毒、火风、火烧症、火肿、水呛、水毒、水鼓胀、水肿、水积、水疮症、水呛咳、水呛黄、水湿、水停、水肚、气瘤、血瘤、肉瘤、筋瘤、骨瘤、火瘤、肚瘤、腿瘤、头瘤、肢瘫、背瘤、麻痘、水痘、岩痘、珍珠痘、高粱痘、出麸子、内伤症、胎黄症、座症、百虫吃肝症、关门杀贼、移心吊肚症、牯牛症、牛亡症、卷骨筋症、鲤鱼精症、奔水症、停食症、四眼症、亡人症、虚症、倒胆症、撒人症、鸡窝瘟、干瘦症、阴火症、天色蓝症、腰子症、鬼打青症、土虫症、声鸣症、筋骨痛症、发斑症、血见症、青蛇症、夜食太过症、热气症、冰水症、胁痛症、头痛症、腰秆痛症、盲人症、苦胆痛症、肚饱症、黄疸症、浑身出血不止症、客膝痛症、奶痛症、胸痛症、脱肛症、内痔、外痔、屙血不止症、心里糟杂症、夜游症、恶梦症、血脉亏损症、劳伤过度症、小儿夜啼症、肥胖症、缩阴症、茎萎症等108种。

**证治**

1. 伤寒

主症:鼻塞或流涕,打喷涕,脑壳痛,全身酸痛,怕风怕冷,身热。

辨析:气候突变,调摄失宜,外界风寒二气侵袭人体上元、气道、孔窍,脏窍功能失常,故鼻塞流涕,打喷嚏,脑壳痛。风寒入侵,汗窍闭塞,气血运行失常,而见全身酸痛,怕风怕冷或发热出汗。

治法:赶风寒,开汗窍。

方1 胡椒粉、红糖适量,冲阴阳水内服。

方2 一柱香、满山香(满树香)各10克,土薄荷15克,土防风10克,生姜8片。水煎热服。

方3 小金岗、地胡椒各10克,紫草12克,肺金草15克,小杆子10克。水煎热服。

方4 土细辛6克,一柱香10克,小金岗草10克,柑子皮5克。水煎服。

2. 伤风热

主症:发热恶风,头昏头痛,鼻流黄涕或喉痛,口干渴,小便短赤,舌质红,苔黄,脉数。

辨析:气候暴热,汗出受风,上元窍道不利,则头昏头痛,喉痛,口干渴,舌苔黄,流黄涕,脉数。

治法:赶风败火。

方1 鸳鸯花20克,小金岗草10克,土薄荷10克,双钩10克,克马草10克,鸳鸯草10克,老鼠刺叶草10克。

用法:水煎,每日1剂,分2次服。

方2 十大功劳10克,鸳鸯草10克,土薄荷10克,桑树叶10克,马蹄香10克,水灯草10克。

用法:水煎,每日1剂,分2次服。

方3 鸳鸯花10克,土荆条10克,三颗针10克,野菊花10克,芦苇根10克,茅根15克,小柑子10克,肺金草15克。

用法:水煎2次,药汁相和约80毫升,分2次服完。

方4 一柱香、小金岗草各10克,土黄连、水黄连各8克,鸳鸯花10克,克马草10克,光棍草10克。水煎服。

3. 重伤风

主症:起病急,发高热头痛,腰痛,全身关节痛,咽喉和眼睛发红,鼻塞流涕,咯痰,全身无力。

辨析:重伤风传播较快,为风毒、寒毒和火毒侵入上元,致使窍道不利,故见头、腰、全身关节疼痛,高热,眼、咽发红,咳嗽。

治法:赶毒赶寒。

方1 野菊花30克,一柱香10克,毛耳朵15克。水煎分2次服,每日1剂,连服至愈。

方2 鸭跖草50克,鸳鸯花藤20克,田边菊20克,鲜茅根20克,光棍草10克。水煎,每日1剂,分2次服。

方3 毛耳朵30克,枞毛10克,鲜白茅根30克,一柱香、千里明各20克,水煎加红糖当茶服。本方主要用于预防。

**4. 寒咳**

主症:咳吐白色稀痰,怕冷,鼻塞,头痛,肚子饱胀,口无味。

辨析:患者因伤寒受凉,寒气入侵,挡阻于肺,故咳吐白色稀痰。寒侵肌肤,窍道不利,故见怕冷,鼻塞流涕,肢节酸痛,头痛。寒气停于肚肠,故肚子饱胀,纳食无味。

治法:赶寒止咳。

方1 克马草15克,小杆子10克,枇杷花15克,水灯草10克,水菖蒲10克,紫苏叶15克,水竹叶10克,三步跳5克,映山红15克,矮地茶15克,百部10克,柑子皮10克。

用法:上药水煎,每日1剂,分3次内服。

方2 枇杷花或叶100克,蜜糖100克,白酒100毫升。

用法:将枇杷花或叶切细,白酒炒黄备用。每次用15克,放茶杯中冲开水当茶饮,日数次。

**5. 热咳**

主症:咳吐黄痰阵作,咳时汗出,气促,喉咙疼痛,头痛,口干。

辨析:火气侵犯肺部,故咳吐黄痰阵作,气促。火气上冲于喉咙,故喉咙疼痛;火气上扰头部,故头痛。口干为火热之象。

治法:赶火止咳。

方1 观音坐莲20克。

用法:水煎,每日1剂,分3~4次内服。

方2 桑树叶15克,小杆子12克,节骨草15克,蜂窝球15克,肉罗汉15克,矮地茶20克,筋脉草15克,蕺儿根15克,岩川芎10克,芦苇根30克。

用法:水煎,每日1剂,分3次内服。

**6. 百日咳**

主症:小儿咳连声不断,咯流清涎,痰少,咳甚则皮奇眼肿,流泪、小便亦随咳而出,烦躁不安,纳食差,精神委靡。

辨析:小儿脏器娇嫩,肺气易虚,风寒易于侵犯肺部,肺气失和,故见咳声连续不断,痰少,咳吐清涎。久咳伤腰,尿脬不固,故咯甚时流泪、小便自出,皮奇眼肿。久咳伤肚,故饮食减退。咯频作,故睡眠不安。

治法:补肺赶寒。

方1 虎耳草10克,克马草10克,马蹄香3克,

岩防风10克,紫苏叶10克,小人参10克。

方2 鲜水竹5~9根。

用法:将鲜水竹砍成约3尺长,中间用火烧,两头用碗接住所流出之汁液,备用。每次5毫升,每日2~3次。

**7. 热吼**

主症:气促,喉中如猫吼声,咳痰量少,吼咳剧时,面色通红,胸中烦闷,口苦,饮水多,脉细而快。

辨析:患者素来肺气不足,火生于肺,火气上冲,故气促,喉中如猫吼声,咯吐阵作,痰少。吼咯时气血上涌,故面部通红,胸中烦闷,身汗出。口苦饮水多,脉细而快,是有热之象。

治法:赶火,止吼。

方1 上搜山虎12克,矮地茶20克,映山红20克,土茯苓15克,南天竹15克,蕺儿根15克,东古子壳15克。

用法:上药水煎,每日1剂,分3次内服。

方2 盐老鼠1只。

用法:用稀黄泥巴裹好后,在火上烧焦,去泥巴吃肉。每日1只,分2次吃。

方3 癞蛤蟆1只,胡椒10克,三步跳10克,紫苏梗10克。

用法:癞蛤蟆剖开,去内脏,将上药放入肚子内,用线缝好,裹上稀黄泥巴,尔后用火烧焦,去泥巴,将癞蛤蟆与药一起研末,每次3克,每日3次。

**8. 寒吼**

主症:气促,喉中如猫声,咳不止,吐白色痰,量少,胸部闷胀,冬天吼加重,怕冷,小便多,脉跳无力。

辨析:患者素来体弱,寒停于肺,故经常吼咳不止,吐白色痰,量少。寒挡于胸,故胸部闷胀。怕冷,小便多,是寒重。脉跳无力,是虚弱之象。

治法:赶寒止吼。

方1 土虫15克,糖罐子20克,枇杷叶20克,棕树根15克,东古子壳10克,四两麻4克,大蒜子10克。

用法:水煎,每日1剂,分3次内服。

方2 黄蛤蟆3只。

用法:将刚烧沸的开水500毫升倒入一大碗中,然后将黄蛤蟆放入碗中,立即用一碗盖上约半小时后揭开碗去掉蛤蟆,内服药水,每次服30毫升,日3次。

**9. 寒霍乱**

主症:呕吐、屙突作,泻下清稀,腹痛不止,四肢清

冷,舌苔白腻,脉象濡弱,形寒,倦怠无力。

辨析:寒毒挡阻中元,肚肠不能消化水谷,于是上呕下屙,腹痛时作。寒湿偏胜,则下利清稀,四肢冷,舌苔白腻,脉濡弱。

治法:温中元,赶寒湿。

方1　食盐适量,填塞脐中,用艾炷灸之。

方2　羊胡子草6克,五虎进10克,土人参15克,青木香10克,吴萸6克,水煎服,每日2次。

10. 热霍乱

主症:吐屙骤起,心烦躁,腹中绞痛,发热口渴,屙红色尿,四肢酸软,筋脉拘急。重者,身热汗自冒,手足清冷,舌苔黄腻,脉浮。

辨析:火毒侵入中元,肚肠功能障碍,故吐屙骤起,腹中绞痛,筋脉拘急。发热,口渴,尿红,烦躁等,为热偏胜之象。

治法:败毒赶火。

针刺放血疗法:用瓦针或三棱针刺大拇指、倒拐子、脚窝、舌下青筋等处,放血少许。

方药　地苦胆10克,百味莲10克,青木香10克。

用法:将上药研成细末,冲阴阳水服,每次5克,每日2次。

11. 干霍乱

主症:突然腹中痛,欲吐不得吐,欲泻不泻,烦躁闷乱,面及口唇发乌,四肢清冷。

辨析:瘟毒阻遏中元,气血不通,水谷精微不运,故腹中绞痛,欲吐不得吐,欲泻不泻。瘟毒扰于上元,故烦躁闷乱。

治法:败毒赶瘟。

方1　土细辛或一柱香捣烂塞鼻腔内,使药物从鼻腔中吸收,使症状减轻。

方2　克马草15克,地枇杷10克,田边菊20克,小杆子、水灯草各10克,水煎服。每日2次。

12. 湿霍乱

主症:身热腹痛,吐屙无度,甚者手足厥冷,转筋等。

辨析:湿气阻挡中元,肠胃运化功能失常,故身热腹痛,吐屙无度,手足厥冷转筋。

治法:赶湿,调中。

刮痧法:在肩颈、脊背、胸前胁、两胁臂、两膝弯等处,用麻线或瓷调羹蘸水,从上而下刮之,至皮肤红紫色为止。

方药　霍香10克,乌药10克,厚朴10克,克马草籽10克,茯苓10克,木香10克,玄胡10克,天青地白10克。水煎服,每日2次。

13. 霍乱转筋

主症:霍乱吐泻之后,两腿挛缩,腹部拘急,囊缩舌卷,手足清冷。

辨析:湿毒,或寒湿毒侵袭中元,肚肠肝受伤,而出现吐屙频繁,津液丢失,筋脉肌肉失养,故腿腹拘急,手足清冷。

治法:温里舒筋。

温灸法:把盐放锅内炒热,毛巾包好乘热熨肚腹,使手足转温,或以吴萸、胡椒各数粒打烂炒热,用布包熨肚脐,或用绒艾指头大一坨,隔姜于肚脐(神阙)、胸窝(中枢)、正肚口(中脘)、下肚子(气海)点燃,灸之。

方药　山木瓜15克,樟木10克,陈皮5克,茶叶10克,灶心土10克,小血藤10克,三月泡根12克。水煎,每日2次。

14. 血尿积

主症:尿频,尿急,尿痛,小便短少,色红,口干,身热,烦躁。

辨析:由于热毒内结或房事过度,损伤腰精,虚火内生,火灼下元尿脬,故见小便频急涩痛短少,色红。火热上蒸,精血受煎,而出现口干,身热,烦躁。

治法:败火利脬。

方1　牛克西10克,克马草15克,血当归10克,凤尾草10克。

用法:上药均用鲜品,洗净,捣烂,以250毫升开水冲,待温去渣,日服2次。

方2　丝茅根15克,蓑衣藤20克,克马草15克,路边黄10克,三颗针10克,黄皮树15克,斑鸠窝30克,尿珠子根15克,土大黄10克,小刺茄15克。

用法:水煎,去渣,每日1剂,分3次内服。

15. 摆尿积

主症:尿少,色淡,重者淋沥不尽,小肚子胀痛,尿道有阻塞感,伴纳差,四肢无力,头昏,干呕。

辨析:由于寒湿内侵,中下二元,肠管被挡,水气不得入于尿脬,故见小便色淡,点滴不尽,小肚子胀痛,尿道有阻塞感,不欲饮食,寒湿内停,精血不能养头及四肢,故四肢无力,头昏。肚肠被寒湿所困,故口淡无味,干呕。

治法:赶寒湿,通尿脬。

方1　克马草兜5～7个,斑鸠窝30克。

用法:两药洗净,捣烂,放于碗中,冲开水于药中,然后再盖上一碗,待温去渣,1 次内服,每日 2 次。

方 2　百步根 10 克,小杆子 10 克,地蕾 10 克,巴岩姜 15 克,花椒 6 克,乌头 6 克,马蹄香 8 克,干姜 10 克,破铜钱 20 克。

用法:水煎,每日 1 剂,分 3 次温服。

16. 膏尿积

主症:小便如淘米水,或夹小白块,面色苍白,全身无力,头昏头闷,少气懒言,怕冷,食少。

辨析:房事过度,或复加湿毒,损伤肝、腰、尿脬,肝损则精微不下流,腰损则精血不约而下注,尿脬损伤则排尿失常,故尿如淘米水,以至夹有小白块。气血虚,见面色苍白,全身无力,头昏头闷,少气懒言,怕冷。中元运化功能减弱,故出现食少。

治法:养肝壮腰健脬。

方 1　水菖蒲 10 克,丝茅根 15 克,淡竹叶 10 克,土人参 15 克,铁箍散 15 克,巴岩姜 15 克,水灯草 16 克,枞茯苓 10 克。

用法:上药水煎,每日 1 剂,分 2 次内服。

方 2　剪刀草 8 克,金银花 12 克,肥猪头 16 克,娘儿红果 15 克,白三七 6 克,香叶树皮 10 克,红枣子 10 枚。

用法:水煎,每日 1 剂,分 3 次内服。

17. 劳尿积

主症:腰痛,尿中夹有白丝,头昏耳鸣,眼花,四肢欠温,怕冷。

辨析:由于劳累过度或房事太过,致使下元腰子精气亏损,精脬不固,精水下溢,故见腰痛,尿中夹有白丝。精血不能充养脑窍,故见头昏耳鸣,眼花。筋脉失于滋养,见四肢欠温,怕冷。

治法:补腰摄精。

方 1　血三七 8 克,白三七 10 克,土党参 15 克,桑树泡 15 克,墨苑草 15 克,娘儿红果 15 克,土当归 10 克,荞麦三七 15 克,糖罐子根 15 克,五加皮 12 克。

方 2　七叶参 10 克,桂鱼风 15 克,血当归 12 克,狗尿脬 15 克,牛克膝 10 克,冷饭藤 10 克,阴阳草 10 克。

用法:上二方均为水煎,每日 1 剂,分 3 次内服。

18. 火毒

主症:头面肿热,心躁,眼花昏暗,壮热,四肢骨节疼痛,口干。

辨析:火毒内侵头面,挡阻遏抑筋脉,故头面肿热,眼目昏暗,口干。热毒横窜三元肢节,则见心烦,四肢骨节疼痛。

治法:赶火败毒。

方药　土黄连 10 克,过路黄 10 克,瓜子金 15 克,鸳鸯花 10 克,百味莲 10 克,克马草 15 克,灶心土 20 克。

用法:水煎服,每日 1 剂。

19. 火烧症

主症:口渴引饮。每天喝水 1500～2500 毫升,进食少,尿多,呈清色,肚胀显露青筋,头大颈细。

辨析:上元火旺,天干饮水自救,故口渴,饮水多,而未能解渴。中元肚肠亏虚,谷不化精,肌体失养,则纳少,肚胀显露青筋,头大颈细。下元腰子、尿脬不固,而小便频多,色清。

治法:清上养中温下。

方药　小夜关门 10 克,岩丸子 10 克,水灯草 10 克,糖葡萄 10 克,过路黄 10 克。

用法:水煎温服,每日 1 剂。

20. 水呛(包括水呛黄肿,水呛咳喘)

主症:身黄而肿,吼、咯,吐清稀痰沫,身热胸闷,胸肋疼痛。

辨析:本症多见于小儿,因水呛入上元气道,而引起咯吼,胸闷胁痛。水泛肢体,故全身黄肿。

治法:止咯消肿。

方 1　水獭肝适量,冲阴阳水服。

方 2　鲜鸡蛋 1 个。将鸡蛋煮熟,放置至不烫皮肤,在患儿背胸来回不断滚动 15～30 分钟,每天早上 1 次,连用 3 次。

方 3　凤尾草适量,鸡蛋 1 个,麝香少许。

用法:将上药捣烂同鸡蛋清 1 个调拌如膏,入麝香少许,外敷肚脐上,每日 1 次。

方 4　枞茯苓 10 克,猪苓 10 克,麻黄 6 克,马蹄香 3 克,枯姜 6 克,桔梗 10 克,三步跳 10 克。

用法:水煎温服,每日 1 剂。

21. 水胀

主症:身肿,皮肤淡黄色,腹胀如盖一筲箕,青筋露出,低烧或高热,头颈细,四肢瘦,乏力,进食少,小便少,色如茶。

辨析:人凭水谷以生,谷借中元以化,水由下元排出。下元腰及尿脬亏损,不能制水,传导失常,水气盈溢,渗于肌肤,引起身肿,腹胀大如扑盖一筲箕,尿少如茶。中元肚、肠、肝功能失常,水谷不化,营养来源乏竭,故进食少,头颈细,四肢瘦,乏力。

治法:补中壮腰利水。

方1　克马草10克,搜山虎10克,对叶草10克,地牯牛10克,蜂窝球草10克,光棍草10克,七加风10克。

用法:上药水煎,1剂,分3次内服。

方2　山木瓜10克,白术10克,红枣5枚,土防己10克,克马草10克,茯苓皮10克,炙甘草6克。水煎服。

方3　生黄芪20克,麻黄6克,红枣5枚,平术6克,甘草5克,水煎服。

**22. 血瘤**

主症:本病多以四肢、躯干、面颈为常见。瘤是半圆形或扁平隆起,边缘清,质地柔软如海绵状,表面为红色或紫红色。

辨析:血瘤多以气挡血阻,或受母体遗传所致。血气挡阻越来越甚,故血筋愈肿愈大。病由血挡气阻,故隆起呈紫红色。

治法:消散血阻。

方1　地雷、土黄连各12克,当归15克,岩川芎10克,赤芍10克,生地20克。水煎服,每日1剂,分2次服。

方2　半枝莲、半边莲、过路黄各适量。捣烂,外敷,每日1次。

**23. 气瘤**

主症:本病多好发于躯干、面部和四肢,小的如针头状,大的如拳大而下垂,其数1~2个,质地柔软,按之凹陷,放手后又弹起,皮色不变,按之不痛。

辨析:气机失调,气挡阻于筋肤,故肿物逐渐变大。

治法:赶气散结。

方药　五虎进、见风消、牛皮消、香草、散血草各15克,水煎,每日1剂,分2次服。

**24. 肉瘤**

主症:肿物数个、大小不定,质软如绵,按之变扁,推之能动,皮色如常,不痛,无全身症状。

辨析:湿气入于肌肤,挡阻遏抑气血,形成肌肤肿物。

治法:赶湿散结。

方药　三棱10克,莪术10克,地罗汉10克,没药10克,蛇不过10克,三步跳5克,乳香12克。水煎,每日1剂,分2次服。

**25. 痘**

俗名:水痘、岩痘、珍珠痘、高粱痘

主症:低热,皮肤1~2日出疹,疹色红润,泡浆清亮,根盘红晕不明显,点粒稀疏于躯干,舌苔薄白,脉浮或数。

辨析:风毒伤及上元气道,筋脉、汗窍失司,故见低热。风毒内阻,影响水液运行,风毒与湿泛于肌肤,故出疹如豆。

治法:赶风败毒。

方1　芫荽菜10克,蕺儿根10克,小金刚草5克,三、五爪风各10克,克马草10克。

用法:水煎,每日1剂,分2次温服。

方2　鸳鸯花10克,千里明10克,土豆根5克,隔山消10克,甘草5克。水煎服,每日1剂。

**26. 麻疹**

俗名:出麸子、喜子、油麻

主症:发热、咯、流鼻涕、流眼泪、两颊黏膜、眼睛发红,1天内三热三退,3~6天后持续发高热,咯加重,口干舌燥,眼睛有疹子如粟米。若头面躯干四肢出疹,颗粒均匀,颜色红润为顺。若高热,气促,疹出过早或推迟,疹色淡红或紫黯为重症。

辨析:热毒侵入上元气道,则发热,咯,涕泪交流,面红目赤,两颊黏膜红赤。中期,热毒过甚,或内陷于肺,故出现高热,气促,颜色淡红或紫黯。

治法:败热毒、透疹。

方药　石膏10克,青葛根10克,节节草10克,桑树根皮10克,观音柳10克,光棍草10克,紫草10克,鸳鸯花10克,克马草10克。

用法:水煎,每日1剂,分2次温服,连服3天。

**27. 黄肿病**

主症:面黄肌瘦,肚子胀如鼓,青筋显露,大便软,喜饮水,爱吃生冷酸腐食物,烦躁不安,头发干枯成索。

辨析:本症多见于小儿,主要是乱食东西或饥饱无常,晚上多食,久之损害肚肠肝,饮食不化,故见肚子胀如鼓,青筋显露。肝肠受损,气血生化乏源,故面黄肌瘦,烦躁不安,发枯成索,大便不变形。肚伤,受纳功能失常,故奔水,爱吃生冷酸腐之物。

治法:补养肚肠,消食。

方药　甜酒曲6克,疳积草30克,鸡合子20克,水灯草15克,猪肝适量。

用法:前四味药焙干,研成细末。每次5克,每日

2 次,服药时加炒猪肝。

外治法:在双耳后青筋处各烧一灸灯火,烧时听到像一粒米的炸声效果最好。用瓦针扎四缝穴,扎后医生用手压,可挤出淡黄白色或淡红色液。10 天后重复 1 次,一般 1～2 次可愈。

28. 三分症

俗名:打摆子

主症:开始作寒作冷,起鸡皮皱,寒过后,继而大热,身冒汗,口干,不思饮食,头痛。

辨析:寒热毒从人体皮毛入侵,挡阻气血运行,故开始时作寒作冷,起鸡皮皱,虽盖厚被子穿重裘也不得缓解。寒热毒与人体气血相搏,故寒退,热发,而见身热冒汗,头痛口干,不想吃东西。本症发作有规律,一般 1～3 天发 1 次。

治法:赶寒热,败毒气。

方 1 毛耳朵 15 克,鸳鸯藤 20 克,鸡骨头树 30 克,铁蒿子 20 克,小杆子 12 克,狗屎柑 20 克,打火草 15 克,老龙须 20 克。

用法:水煎,每日 1 剂,分 2 次服。

方 2 铁马鞭 30 克,铁蒿子 30 克。

用法:水煎,每日 1 剂,当茶饮。

29. 胆痛症

主症:右上肚子疼痛,牵引背部盐铲骨处,重者痛不可忍或者呕吐,不思饮食,口苦,有的眼睛发黄。

辨析:由于怄气,或蛔虫入里或吃东西不注意或过食油腻,均可引起,胆气功能失调,故见右上肚子痛。因苦胆筋膜与背部相连,故疼痛时,背部盐铲骨扯痛。胆气上冲,肚气不降,故见呕吐,不想吃东两。胆水苦味,故经常口苦。胆水不能排出,上注于目,故见两眼睛发黄。此病不易根治,反复发作,吃腥臭肥肉或蛋类食物,常致胆气不利,故疼痛复发。

治法:利胆止痛。

方 1 九牛造 15 克,苦进中 15 克,线鸡尾 20 克,苦楝树皮 15 克,藤豆根 10 克,一支箭 10 克,土柴胡 15 克,青橘皮 10 克,土大黄 15 克。

用法:水煎,每日 1 剂,分 2 次服。

方 2 半节烂 0.6 克,切细末,冷开水吞服。每日 2 次,连用 3 天后停用。此药有毒不宜久服。

30. 懒蛇症

主症:肚子痛,痛甚时,舌头不自然地从口中伸出口外,流涎水,四肢无力,懒言。

辨析:毒气经食物入于肚肠,致使肚肠功能失调,

故见肚子痛。如不及时排出毒气,使毒气扩散,则疼痛更甚,舌从口中伸出,流涎,四肢无力,懒言。

治法:败毒止痛。

方 1 雄黄 1 克,大蒜 5 克。

用法:上药捣烂冲开水服,连用 2～4 次,病好转后停药,不能久服。

方 2 生姜 20 克,大蒜 20 克,茶叶 10 克。

用法:上药捣烂,冲开水服,日 3～4 次。

31. 飞蛾症

主症:乳房痛,有时像针刺样,闷气,气紧,胸前像飞蛾扑动样跳动,用手摸跳动处有撞手感。

辨析:多因怄气或火气重而致气血不和,心位于胸中,心气不和,故乳房疼痛,闷气,气出不赢。心气不和,心脉乱跳,故胸前如飞蛾扑动样,手摸可感到撞手。

治法:败火通气。

方药 千年韭菜蔸 5～7 个,落皮根 15 克,小杆子 10 克,梦花树 15 克,水菖蒲 10 克,枞茯苓 10 克,荞麦三七 15 克。

用法:水煎,每日 1 剂,分 2 次服。

32. 斑鸠症

主症:发热,全身打颤,怕冷,肚子隐隐作痛,疼痛时头低着,哼如斑鸠声。

辨析:多由吃冷水而引起,寒气入里,与体内之气相斗,故见发热。全身颤抖,怕冷。寒气内留,肚肠受伤,而肚子隐隐痛,痛时如斑鸠呻吟,头低着。

治法:赶寒止痛。

方 1 斑鸠窝 7 根,雄黄 0.5 克,米酒适量。

用法:将斑鸠做窝的小棍 7 根,烧存性,冲雄黄酒内服,每日 3 次。

方 2 青蒿子 20 克,水黄连 15 克,三月泡根 20 克,岩丸子 10 克,山薄荷 10 克,一支黄花 15 克,六月凉 15 克,藤豆根 5 克。

用法:水煎,每日 1 剂,分 2 次内服。

33. 缩阴症

主症:男子阴茎或女子阴门向肚子里收缩,呈阵发性绞痛难忍,小便难解。

辨析:本症多由寒冷所致。寒气从阴部而入,使筋脉卷缩,故见阴茎或阴门收缩,呈阵发性绞痛,重的阴茎可全部缩进小肚子里去。

治法:赶寒止痛。

外治法:在阴茎周围烧灯火,1 次 3～5 灸。

方1　火硝 0.2 克,温酒 20 毫升。酒冲火硝内服。

方2　家花椒 10 克,四两麻 5 克,大血藤 20 克,牛克西 10 克,吴珠子 10 克,七叶胆 10 克,克马草 15 克,乌蔸 5 克,润筋草 15 克,香叶子树 15 克。

用法:水煎,每日 1 剂,分 3 次内服。

**34. 臌症**

主症:肚子胀大如鼓,身体瘦弱,吃不得东西,四肢无力,小便量少,最后无小便。

辨析:多由水肿未愈转化而得,为疾病发展之危重阶段。由于脏器衰损,精血不化,水湿毒气停于肚肠,故肚子肿胀如鼓,身体瘦弱,肝肠之气已败,故不想吃东西,四肢无力。尿脬气竭,故小便少或无小便。

治法:补养脏器,消肿。

方药　巴豆 1 克,上搜 15 克,下搜 15 克,腹毛 15 克,红藿麻草 20 克,克马草 20 克,枞茯苓 15 克,腹水草 15 克,尿珠子根 30 克,包谷须子 15 克,饭豆籽 100 克。

用法:巴豆研成粉,余药水煎,每日 1 剂,分 3 次内服,服药时兑巴豆 0.3 克,要注意小便。有小便后就开始减巴豆量,小便正常后停用巴豆。

**35. 马熊症**

主症:发热,眼睛色红,看东西不转弯,手脚发凉,头痛,心里痛,肚子痛,亦有呕吐,重者打人骂人。

辨析:本症由发热而引起。火气入内,与体内之气相结,故发热;心痛,肚子痛。火气上冲,见眼睛红色,头痛。火重精亏,见眼睛视物不转弯。火重,气不达四肢,故手脚发凉,火扰神明,故打人骂人。肚火重,见呕吐。

治法:败火养精。

方1　铁马鞭 15 克,虎耳草 15 克,克马草 20 克,散血草 15 克,乌泡尖 15 克,水菖蒲 15 克。

用法:水煎,每日 1 剂,分 3 次内服。禁忌,4 天不吃青色的东西。

方2　四两麻 8 克,搜山虎 15 克,下山虎 12 克,阎王刺 15 克,水黄连 10 克,黄珠子 15 克,地苦胆 8 克。

用法:水煎,每日 1 剂,分 2 次内服。

方3　水菖蒲 15 克,狗牙菜 20 克,糯米草 15 克,螺蛳 10 克,牛屎虫 10 克。

用法:水煎,每日 1 剂,分 2 次内服。

**36. 麻雀症**

主症:双手拿东西或握笔写字时手打抖,不自主地轻微跳动。

辨析:主要由风气引起,有传说小时抓麻雀蛋所致。

治法:赶风治抖。

方药　克马草 20 克,锯子草 15 克,金银花 15 克,矮地茶 15 克,胡椒七 15 克,大风藤 15 克,五爪风 10 克。

用法:水煎,每日 1 剂,分 3 次服。

推抹法:用冷水与麻捣烂,从肩部向手腕外抹,抹红为止,每日 1 次。

**37. 百虫吃肝症**

主症:面色黄而无血色,肚子膨胀,眼睛发黑,爱吃生冷之物,大便稀,小便黄。

辨析:本病常见于小儿,多由虫类经饮食由肚肠而入肝,啖食肝内精气,故面色黄而无血色,肚子膨胀,饮食无味,喜吃生冷之物,大便稀,见眼睛发黑。小便黄,为久病里热。

治法:杀虫,养肝。

方药　鸡合子皮 15 克,一窝蛆 12 克,疳积草 20 克,麦李子 20 克,隔山消 15 克。

用法:水煎,每日 1 剂,分 2 次内服。

**38. 隔食症**

主症:心窝部饱胀,打馊臭嗝,不食东西,精神差,大便稀或解出不消化食物。

辨析:啖食不洁之物,或饮食过量而致小儿肚肠损伤,食物不化,肚气上逆,故见心窝部饱胀,打馊臭嗝,不食东西,精神差,大便稀或解出不消化食物。

治法:化食除嗝。

方1　小猪母娘藤 15 克,鸡蛋 3 个。

用法:用上药煮蛋,吃鸡蛋每次 1 个,每日 1 次。

方2　生黄豆 7～9 粒。

用法:用温开水送服,每日 1～2 次。

**二、外科疾病**

**(一)七十二流**

流痰生在人体任何部位,但好发于人体四肢肌肉丰满之深处。初期多数不红不肿,皮肤本色,疼痛逐渐加重,后期溃破,流脓淌水,经久不愈,引起肢体功能障碍,所以民间有"十个流痰九个瘫"的说法。

**病因病机**

流痰多见于中元脏器亏虚,水液不化,积而成痰,流注四肢或头胸等处而成。亦有外界病气侵袭,内伤筋骨,气血阻滞,壅积而成流痰。

**病种**

流痰有风流、火流、上树流、多骨流、排骨流、胸堂流、顺经流、鱼口流、节骨流、背流、巴骨流、疡流、包袱流、走气流、瓜藤流、腿流、肚流、滴水流、胸腔流、耳流、牙流、内流、奇流、吊流、寒湿流、寒流、双牛拉车流、米流、破骨流、瓜流、青皮流、转骨流痰、火烧流、滞气流、木马流、冷骨流、阴蛇流、断骨流等38种。

**证治**

1. 火流

主症:多发于四肢,初期红肿疼痛,局部灼热,伴全身发热恶寒,头痛,口干,不欲食。小便黄,晚期溃破,周围呈红色,流黄色脓水,疼痛剧烈,形体消瘦,患肢活动不便。

辨析:由于火热入侵或内火亢盛,火煎精血,久而流注肢体,故初期红肿疼痛灼热,口干,恶寒发热,小便黄。由于失治,病情发展,肉腐成脓,而溃破,流黄色脓水。溃破伤及筋脉故疼痛剧烈,活动不便。久之精血耗伤,见形体消瘦。

治法:败毒赶火。

方1 鸟不落10克,懒篱笆树根10克,六月雪10克。

用法:上药用鲜品捣烂外敷患处,每日1次。

方2 芙蓉根皮15克,大猪娘藤15克,大凉药15克,山苦瓜15克,枯矾3克。

用法:上药鲜品捣烂外敷患处,每日1次。

方3 铁箍散10克,爬岩姜10克,破铜钱10克。

用法:上药捣烂外敷患处,每日1次。

方4 梅片2克,百部20克,蜂窝球15克,雷蜂窝10克,犁头草15克,大蒜根10克。

用法:上药焙干,研细末,用麻油调成糊状,敷患处,每日换药1次。

方5 地螺蛳10克,败酱草15克,黄瓜香15克,枯矾1克,山乌龟15克。

用法:上药焙干研细末,外涂患处,每日1次。

方6 桂鱼风50克,大血藤50克,萝卜50克,铁马鞭15克,竹叶菜15克,牡丹花10克,桃子骨10克,鸡爪黄连10克。

用法:上药水煎,每日1剂,分2次内服。

2. 巴骨流痰

主症:初期不红不肿,疼痛,活动时加重。不易溃破,病程长。晚期溃烂,周围肿胀,久不收口,重者可见筋骨露出,流脓不止。

辨析:由于气血亏损,或寒湿太过,致使人气血挡阻于深部筋骨,故初期不红不肿,疼痛部位深而着骨。血阻筋骨之处,故活动时疼痛加重。由于病变部位深,故不易溃破。病程长,时间久,肉腐成脓,故晚期出现溃烂,周围肿胀,久不收口,重者可见筋骨露出,流脓不止。

治法:初期,赶寒湿,活血败毒。

方1 鸟不落根10克,六月雪10克,苦麻菜10克,小血藤10克,土大黄10克,笔筒草10克,牛克西15克。

用法:上药用鲜品捣烂外敷,1天1次。

方2 老君扇10克,土茯苓10克,鸳鸯花10克,野菊花10克,克马草10克。

用法:水煎服,每日1剂,分2次温服。

晚期:败毒排脓,收口。

方3 木芙蓉根20克,野棉花根10克,绿葡萄根20克,小刺加草15克,水黄连15克。

用法:上药焙干,研细末,用浓茶或淡盐水将伤口洗净,将上药敷于创口,每日2次。

方4 土人参20克,臭牡丹10克,路边黄10克,鸳鸯藤15克,黄瓜香20克,大血藤25克,土牛膝10克。

用法:水煎,每日1剂,分3次内服。

3. 破骨流

主症:初期不红不肿,着骨疼痛,多生于四肢肌肉丰满处,起病缓慢,不易溃破,病情逐渐加重,疼痛难忍,肢体活动障碍,久之溃烂,久不收口,流痰处骨头枯萎碎裂,伴体瘦,纳差。

辨析:患者由于感受寒湿或过食生冷,使寒湿伏骨,气血挡阻,故初期不红不肿,着骨而痛,起病缓慢,不易溃破。久之则疼痛难忍,筋骨破坏,故肢体活动障碍。病久肉腐而成脓,故溃烂,久不收口。由于流痰损及筋骨,故见骨头枯萎,碎裂。久病气血已虚,见体虚,纳差。

治法:初期,赶寒散血。

方1 蜂窝球15克,野麻根20克,散血草20克,犁头尖15克,枯矾2克。

用法:上药用鲜品捣烂外敷患处,日换1次。

方2 牛克西20克,黄瓜香15克,雷蜂窝5克,绿葡萄根20克,刺黄连10克,山乌龟15克。

用法:上药均为鲜品捣烂外敷患处。每日1次。流脓期,养血收口。

方3 百部根,白及果20克,五花血藤20克,断肠草15克,锯子草15克,梅片2克。

用法:上药焙干,研细末备用。用时先将伤口以淡盐水洗净,然后用麻油调药末外涂敷患处,每日2～3次。

方4 百部根1克,臭牡丹10克,土党参15克,水黄连10克,克马草15克,路边黄15克,血当归15克。

用法:水煎,每日1剂,分3次内服。

如有久不收口,死骨露出者,应手术取出死骨,进行药物治疗。

(二)二十四伤疾

伤疾,是由损伤所致疾病的总称。以局部红肿,疼痛,伤口出血,溃烂,关节脱榫,骨头断裂,肢体活动障碍或内脏损伤等为主要临床表现。

**病因病机**

本病是由某种外来暴力、跌仆、水火、虫兽蜇咬等作用于人体,使人体的某部位(肌肤筋骨或内脏)受到不同程度的损伤而致病。由于外来因素的不同而疾病的临床表现各不相同。

**伤疾病种**

伤疾有跌打损伤、腰杆痛、挺伤,烫伤、疯狗咬伤,狗咬伤、蛇咬伤、蜈蚣咬伤,雷蜂蜇伤、内伤停血、鼠咬伤,骨折、骨节脱榫、刀伤、枪伤,压伤等16种。

**证治**

1. 骨折、脱榫

由外伤所致骨头断裂或骨节脱榫,影响骨头和骨节的功能。在农村是一种常见的外伤性疾病。

骨折,又分大骨,长骨,短骨和小骨的骨折,脱榫多见于肩膀骨节、倒拐子骨节,下牙巴骨节等处。

(1)骨折、脱榫的诊断

①问诊 患者就诊时,先问伤在何处,因何原因致伤,时间长短,疼痛的程度,是否经他医治疗。饮食,大小便是否正常等。

②看诊 观察患者受伤部位,有无红肿瘀血或破裂,有无畸形。观看患者的脸色,如色黑则瘀血严重,色白为外伤失血过多或内伤停血。再令患者做各种动作,观察肢节运动情况。

③摸诊 医生用双手轻轻摸捏患者伤处,了解骨头有无断裂,肌肉有无撕破,筋膜有无损伤,皮肤温度的高低,摸诊时还可边摸边轻摇动,观察患者疼痛的程度。

④听诊 医生用耳朵直接贴患处,用双手轻摇患肢上端,如感觉到有骨头碰撞的细小声,即有骨折无疑。亦可用一节长尺许的竹筒,套一节稍小的竹筒,大端紧贴患处上部,小端紧贴医者耳朵,再用右手轻轻叩击患处下端,边叩边移动竹筒,闻其声音,清晰者无骨折,重浊者为骨折,还可诊出粉碎还是单性骨折,诊断准确率达90%以上,是一种独特的诊法,现代很多土家医已用听诊器代竹筒。

(2)治疗方法

基本手法:

摸:通过摸可知有无骨折,骨头断裂的情况,关节是否脱榫;

抬:将患处抬起以便复位;

揉:医生轻摸骨折处,使筋脉柔活,以免复位时剧烈疼痛;

摇:关节脱榫,在复位前先摇动,然后复位;

扯:骨折或脱榫后筋膜收缩,医生用力拉,然后复位;

拉:骨折后骨头移动,相互交错,在复位时医生用力拉骨折两端,拉到对准骨折位,有脱榫患者也要用拉法;

捏:骨折后,骨头微凸起,医生用双手捏平;

端:医生用双手拿患者骨折两端,稍用力端平到原来的位置上;

压:骨头断后,向上凸起,医生用手向下压平复位;

抵:骨折向下凹陷,医生用双手向上抵,以致复位;

纠:骨折或脱榫后,肢体位置改变,采用补偏平畸的办法,使之恢复到复位;

抖:脱榫或骨折后,脱离原位,医生用抖法使之复位;

弯:采用一定的角度进行复位;

拐:关节脱榫,医生采用向内或向外突然一拐的手法,使其复上位;

拍:复位后,没有完全对准位,医生用手轻拍患者骨折处,到完全对齐为止;

挤:骨折已复位,但稍有少许未对齐,医者用双手

挤压患者骨折处,以助完全复位;

崴:骨头错位,已畸形愈合,医生重新将畸形愈合处,用猛力崴断,再重新复位;

闪:在复位时突然一闪而复位,减轻患者痛苦。

(3)骨折的复位与药物治疗

①骨折复位固定法:根据骨折的部位不同而选用以上不同的复位手法。如手膀骨骨折,其基本复位手法是,令患者坐正,然后由两助手帮忙,一助手用双手握患者肩膀,另一助手握住患者的腕部,两人均匀用力拉,医生双手先揉摸一下骨折处,然后用一手抵住骨折下端,再用一手压住骨折上端,待助手拉扯到一定的程度,用力一拉,使骨折对准位。助手松手。医生轻摇一下,然后用备好的杉树皮四块固定,亦有用薄杉木板做小夹板固定。在杉树皮上面或缝隙里敷一层捣烂的草药,用纱布包扎捆紧,药物干后用凉开水浸湿,3天换1次药。一般固定21天左右撤掉夹板。若是粉碎性骨折,改用软夹板固定,此夹板用葛根制成,将挖来之大葛根锯成小段,在锅中煮沸约1小时后取出,将葛心去掉,成一圆筒即为软夹板。固定时把葛根筒剪开,用热水泡一下,在夹板内面铺一层捣烂的草药,然后固定。5天后换1次药,一般48天可撤掉软夹板。

②骨折用药:骨折一般不用内服药,大多以外用为主。将鲜药几味或几十味各适量捣烂,外敷患处。

骨折用药主要有接骨木、刺苞菀、懒篱笆树根、强盗草、回阳草、脚踏莲、大猪娘藤、接骨丹、三百棒、千锤打、金腰带、四两麻、八里麻、打不死、地罗汉、五虎进、活筋草、散血草、麻兰草、九牛造、拐子药等。一般重用九牛造,八里麻、地罗汉。伤口有发炎的重用散血莲,再加竹叶菜、枯矾适量。

(4)脱榫的复位与药物治疗

①肩膀骨节脱榫:医生用双手握住患者脱榫手臂,先轻摇活动一下,然后将倒拐子弯曲90°,并将患侧手臂用力向内拉,拉到一定的程度,猛然用力向内一拐,听到"呵罗"一响,说明已复上位,最后用带子将手臂托起来。亦有的不用托。还有的药匠将肩膀骨节脱榫的诊断复位分为三个向。即胯:手臂向下掉,不能上举,手摸不着头,手心向内翻,其复位手法是抬、纠、平、抖。弯:手臂向上顶起,不能上举,患侧肩高出健侧肩部,复位手法是扯、纠、平、抖、弯。撒:手臂向下掉,不能抬举,手心向外翻。复位手法是纠、扯、平、抖、弯。排除骨折后亦有令病人仰卧平放于硬板上,术者站立床侧(站在脱榫肩一侧),以一脚掌抵患侧腋窝,双手握紧患者之腕,用力牵拉,待牵拉到一定程度(感觉不到患肢肌力抵抗),术者之脚掌向外侧用力拨动,同时松开牵拉之手,即可复位。

②颈项骨节脱榫:头不能向左右转动,强迫体位。复位手法是端、纠、闪三法。

③倒拐子:骨节脱榫手不能抬,不能伸。复位手法是推、拔、纠、抖、弯。

④手腕骨节脱榫:手腕不能活动,不能持物。复位手法是仆、侧、正、摇、抖。

⑤腰杆:骨节脱榫分二翘,即翘内:指骨头向内移动,不能弯腰。复位手法,患者横扑在一独凳上,面朝下,前后悬空,另由两位助手帮忙,其中一助手抓住上半身,另一助手抓住双脚,两人用力拉,在此同时,医生用膝关节压抵脱榫处,拉到一定的程度,医生猛然用力向下按即可复位。翘外:骨头向外移动,腰不能伸直,复位手法是用稍成弧形扁担一条,放在地上,弧形朝地面,人扑睡在扁担上面,由两位助手帮忙,一人拉上半身,另一人拉下半身,医生用膝关节压抵脱榫处,当拉到一定的程度,医生用力突然按压,即可复位。

⑥脱榫用药:脱榫一般不用药,有肿胀伤及皮肉筋脉者,可用药外敷或内服。主要药物有四两麻、脚踏莲、铁灯台、穆桂英、岩泽兰、见肿消、打不死、三百棒、活筋草、散血莲、血三七、大救架、润筋草、铁蒿子、一笼鸡、半边钱、四方草、马蹄香、桐麻树、九龙角、大血藤等。脱榫者重用大救架、麻兰草、散血草。伤筋者重用活筋草、润筋草,散血莲。伤及皮肉者重用铁蒿子、九龙角、见肿消。

2. 跌打损伤

主症:受伤部位刺痛,红肿、出血,如伤及四肢则活动障碍,伤及内脏出现屙血、吐血,撞击脑壳有头痛,头昏,重者有晕倒,不知人事。

辨析:由于跌、压、打伤人体某部位,导致局部气血筋脉损伤,血气阻于局部,故见损伤部位刺痛,肿胀。久而化火,故红肿。伤处破损故出血。暗伤肌肉,内有黑血,而见肿块,伤及肢休,故活动障碍,伤及内脏,出现屙血、吐血,撞击脑壳,脑神受损,故头痛、头昏,重的可晕倒。

治法:散血赶气,消肿止痛。

方1 八里麻15克,大救架15克,五加皮15克,冷饭坨15克,红老鸦酸10克,岩泽兰20克,青菜七

10克,见血消10克。

用法:上药均用鲜品捣烂加白矾适量,外敷患处,日换药1次。

此方适用于未溃破之损伤。

方2　半截烂1克,白三七3克,皮子药10克,红三七10克,牛尾七10克,大血藤15克,三百棒15克,四两麻6克,五加皮10克,蛇尾七10克,八角莲8克,四肢通10克,见血消10克,拐子药10克,五虎进15克。

用法:水煎,每日1剂,分3次内服。

方3　千捶打15克,大、小还阳草各10克,岩川芎10克,牛尾七10克,老鸦酸6克,四两麻6克,活筋草15克,打不死10克。岩打伤加用岩泽兰;木打伤加用穆桂英;铁打伤加用千锤打等药物。

用法:上药水煎,每日1剂,分3次内服。

**3. 腰杆痛**

主症:腰杆中间或两侧胀痛,重者不能转侧,坐久后,腰伸不直,活动后减轻。

辨析:因挑,抬,背重物时不慎闪着,或扭伤腰杆,致使筋脉受损,故腰杆中间或两侧胀痛,不能转侧。久坐或久睡,使气血挡阻于损伤之筋脉,故坐久后,突然站起腰伸不直。活动后气血流通故疼痛减轻或消失。由于损伤在深层筋脉故压痛不明显。

治法:赶气赶血,止痛。

方1　夜牵牛10克,过岗龙20克,蜂窝球20克,十大功劳20克,九龙杯20克,台芋10克。

用法:水煎,每日1剂,分3次内服,亦可用白酒泡服。

方2　猪腰子藤30克,公猪腰子2个。

用法:猪腰子藤和猪腰子分别切片,同煮,加少许盐,吃肉喝汤,每日1剂,分8次服完。

方3　强盗草50克,散血莲30克,活筋草30克,地罗汉15克,滚山珠2克,八角莲6克,桂鱼风10克,娘儿红根15克。

用法:水煎,每日1剂,分3次服。

**4. 枪伤**

主症:被枪击后,肌肉筋脉或骨头破裂,内脏损伤,流血不止,重者肢体功能障碍,伤内脏者病情危重。

辨析:由枪弹(乌铳、火枪、军用枪弹等)进入人体某部位而引起肌肉筋脉或骨头破裂,伤处溃破,流血不止,重者肢体活动障碍,伤内脏者病情危重。

治法:消肿败毒,生肌。

方1　推屎夹虫10克,生姜5克,韭菜蔸10克。

用法:上药焙干,研末,用冷开水调后,敷在进子弹伤口处,以吸出残留在肌肉内弹头或其他弹片等。一般第2天可取出,不出来再用1次。

方2　蓖麻子10克,一支箭10克,土克马1只,分葱5克,北瓜瓢子5克,蜂糖10克。

用法:上药捣烂,外敷患处,每日1次。

方3　野菊花15克,木子树10克,败酱草15克,路边黄16克,酸枣树皮10克,血当归15克,千锤打10克,凤尾草15克。

用法:水煎,每日1剂,分3次内服。

**5. 水火烫伤**

主症:轻者皮肤发红,起水泡,火灼样辣痛,重者起大泡,如火烫伤及肌肉筋骨则伤处焦黄或呈炭黑样凹陷。

辨析:患者因工作或在日常生活中不注意,或小儿烤火,玩鞭炮、火药、开水、沸油等,致使人体烫伤,轻者皮肤发红,起水泡,火灼样辣痛,伤较重的肌肉损伤,见疼痛剧烈,起大水泡,重者伤及肌肉筋骨。损伤筋脉,故痛感消失,伤处焦黄或呈炭黑样凹陷。

治法:败火毒,收口。

方1　野鸡泡叶50克。

用法:将上药研末,伤处用盐水洗净,先涂一层香油,再把药粉撒在伤口上面,每日换药1次。

方2　凤尾草10克,满天星10克,青枚菜10克。

用法:上药焙干研细末,外撒患处,每日1次。

方3　刺黄柏10克,十大功劳10克,罐头尖10克,地苦瓜10克,丝瓜根10克,马林光皮10克,满天星15克,败酱草20克。

用法:上药水煎,每日1剂,分2次内服。

**6. 刀伤**

主症:皮肤或筋骨被砍伤,伤口流血,疼痛,重者当即晕死。

辨析:由于不慎,人体某部位被刀或其他锋利之物砍伤或刺伤,引起伤口流血,重者流血不止,疼痛,甚则流血过多可当即死亡。一般多伤于手脚,伤口不感染者,1个星期可以长好,一般不留瘢痕。伤口深而感染,愈后留有瘢痕,或致残。

治法:止血败毒收口。

方1　马桑树叶适量。

用法:捣烂敷贴患处,每日1次。

方 2　毛蜡烛绒适量。

用法：将毛蜡烛上的绒毛拨下，立即贴压在伤口上，一般当时可止血。多用于轻伤。

方 3　地螺丝 15 克，大刺茄、小刺茄各 10 克，锯子草 10 克，锅末烟子 10 克，打火草 10 克，棕树根 15 克，千锤打 15 克，铁包金 10 克，蚕豆 10 克，鸡爪黄连 10 克。

用法：水煎，每日 1 剂，分 3 次服完。

#### 7. 癫狗咬伤

主症：伤口疼痛，重者怕声音，怕光，怕水，抽筋。

辨析：家狗染上瘟毒，毒气进入狗体内损伤各脏器，而致发癫，即为癫狗。这时狗头向下垂，舌头吐出口外，眼睛是红的，尾巴夹着，见什么咬什么，乱咬乱窜。

人被癫狗咬后，要及早治疗，若出现怕声，怕水就难治疗。瘟毒侵入人体破坏三元脏器，损坏脑神，故恶闻声音，怕水、怕光，抽筋。

预防：见到癫狗要想办法打死，深埋于地下或火化，不要乱丢在地上或河里，更不能吃肉，见癫狗来后，避开走，不使癫狗咬伤，因癫狗眼睛是直视的，躲避不及，迅速将衣服脱下，待癫狗拢身边，把衣服抛在狗前，然后马上离开。

治法：败瘟赶毒。

方 1　铁马鞭 20 克，紫竹根 25 克。

用法：水煎，每日 1 剂，分 3 次内服，连服 15～20 剂，咬后 1 个月内有效。

方 2　钓鱼杆 15 克，黄瓜香 20 克，紫竹马鞭 40 克，犁头尖 15 克，豆豉 15 克。

用法：水煎，每日 1 剂，分 2 次内服。

方 3　斑蝥 7 个，红娘 7 个，克马草 20 克。

用法：水煎，2 日 1 剂，分 3 次内服，连用 3 剂停药。

方 4　真人参 15 克，茯苓 10 克，川芎 10 克，生铺地香 15 克，紫竹马鞭 25 克。

用法：水煎，每日 1 剂，分 3 次服。

#### 8. 蜈蚣咬伤

主症：伤处红肿，发热，如鸡啄样痒痛，天明鸡叫时痛减轻，溃烂。

辨析：土家族多居住山区，多洞穴，森林繁茂，潮湿，是蜈蚣最适宜生长的环境，所以农村每年有不少被蜈蚣咬伤的患者，蜈蚣小者寸许，长者近尺。不小心被蜈蚣咬后，毒经口、齿传入被咬伤处肌肉筋脉，故

见伤处红肿，发热、痒、鸡啄样痛。因蜈蚣怕鸡啄，故鸡鸣报晓时，疼痛减轻。久之毒气化火，腐肉成脓，而出现溃烂。

治法：败毒、消肿、止痛。

方 1　雄黄 5 克，大蒜子 5 克。

用法：上药共捣烂外敷患处，日换药 2 次。

方 2　公鸡口中的唾液，蘸一点涂在患处，有特效。

方 3　半边莲 20 克，指甲花叶或根 25 克，山苦瓜 20 克，大刺茄根 20 克，瓜蒌根 20 克，瓜子金 20 克，青木香 20 克，八角连 20 克，马蹄香 6 克，白花蛇舌草 20 克。

用法：上药切细，放入一密封之广口瓶中，加入白酒 2 斤，泡 7 天后可用，每次 30 毫升，内服日 3 次。

#### 9. 雷蜂蜇伤

俗名：马蜂蜇伤，陆蜂蜇伤

土家医将雷蜂分为几种，即土雷蜂，色黄，长 1 寸半左右，其巢做在地下约两尺深左右，黄褐色，巢大如背篓。挫雷蜂，色呈灰褐色，长 2 寸，其巢做在高大的树枝上，巢显花纹，大于箩筐，如有人或牲畜在做巢的树下走动，雷蜂迅速从树上飞下来，蜇人或牲畜而得名；七雷蜂长 1 寸半左右，也做在大树枝杆上，巢色呈棕色或麻褐色，巢大如斗，有人或牲畜在树下走动，蜂赶人或牲畜可至数里远，故名七雷蜂；捉儿蜂，色棕褐色，长约七分，巢做在小树上，有花纹，呈棕色，大如撮箕，爱捉蜜蜂为食故名。还有王蜂、狗屎蜂、糖蜂子等，蜇人症状稍轻。蜇人最厉害的首先是七雷蜂，有人讲蜇七针可以死人；其次是挫雷蜂，蜇人疼痛难忍；第三是土雷蜂，蜇人如锥子锥样痛；第四是捉儿蜂，蜇人后疼痛可忍。

主症：蜇处有红点，如棒打样疼痛，肿胀、心慌、头昏，小便黄，重者解不出小便，呼吸困难，声音嘶哑，昏迷。

辨析：人在野山上或森林里走或见蜂窠想摘取后剥蜂卵食，不慎被某种蜂蜇伤，毒箭蜇入皮下，毒气入于肌肉筋脉，故蜇处有红点，如棒子打样疼痛，肿胀。毒气入内，破坏神明，故心慌头昏，昏迷。毒入腰子、尿脬，故小便黄，重者小便解不出。毒气入肺，故呼吸困难，声音嘶哑。如蜇的箭数多，毒气深入全身，故全身肿胀，应及时抢救治疗。

治法：败毒消肿止痛。

方 1　蕺儿根 1 把。

用法:捣烂后加奶适量,外擦患处,日3～5次。

方2 即用其人的头发在伤处反复来回擦10余次,可使不肿胀。

方3 铁蒿子15克,三颗针20克,败酱草20克,野菊花15克,过路黄15克,大血藤20克,克马草20克,蓑衣藤20克,蕺儿根20克,虎耳草15克,绿豆50克。

用法:上药水煎,每日1剂,分3次内服。

**10. 内伤瘀血**

主症:肌肉筋脉深层刺痛,固定不移,疼痛持续,压痛明昆,表面肌肤无红肿。活动不便,肚子胀痛。

辨析:由于挺、撞、或打伤人体某部位,体外没有明显伤痕,而使深层肌肉筋脉损伤,血瘀于内,故肌肉筋脉深层刺痛,固定不移,损伤较深,故表面肌肉无红肿,压痛明显。筋脉受损,故活动不便。如伤及肚肠,血瘀于里,出现肚子疼痛难忍,肚子胀。

治法:赶血止痛。

方1 土狗儿10克,飞蚂蚁10克,地罗汉20克,自然铜10克,臭虫5克,软螃蟹10克,癞蛤蟆10克,黄豆芽10克。

用法:上药烤干研末,在瓦上露7天7夜,然后内服每次0.5～3克。日3次。

方2 血当归15克,打不死10克,拐子药10克,四两麻3克,斑鸠窝20克,散血草20克,三百棒30克,大血藤30克,见血消15克。

用法:上药切片,泡白酒2斤,3天后内服。每次20毫升,日3次。

方3 大救架、散血莲、懒篱笆树皮、岩泽兰各20克,五虎进15克,乌葱10克,润筋草15克。

用法:上药捣烂外敷患处。每日1次。

**11. 蛇伤**

毒蛇咬伤,严重威协农村居民的生命安全,同时也威胁着从事野外作业的人员的生命安全。湘西自治州1981—1985年间蛇伤流行病学调查资料表明,其年均发病率3.47/万,年均病死率为4.98%,年均死亡率为1.73/10万,致残率为2.07%(田华咏等,湘西自治州蛇仿流行病学调查报告,国际毒素会议论文1989,5,中国桂林)。可见,毒蛇咬伤,不仅危害人民健康,而且还直接削弱了社会劳动力。

武陵山区属亚热带山区,气候温和,适宜蛇类生长繁殖。据调查,发现农村毒蛇种类较多,而且又以剧毒蛇为主。目前国内报道,陆地上有九种剧毒蛇,除蟒蛇尚未发现外,其中的五步蛇、蝮蛇、烙铁头、竹叶青、金环蛇、银环蛇、眼镜王蛇、眼镜蛇等八种均有分布。其他毒蛇如中国水蛇、菜花蛇、烙铁头等在武陵山区也分布较广。

**病因病机**

土家医认为,蛇伤是由毒蛇咬伤时,蛇中之风、火毒注入人体内而致病。五步蛇,烙铁头,竹叶青等含有火毒(血循毒素:包括心脏毒素、出血毒素,溶血毒素、促凝血及抗凝血因子等);金环蛇,银环蛇含有风毒(神经毒素),眼镜蛇、蝮蛇、眼镜王蛇既含火毒,又含风毒。毒蛇之所以能伤人致病,是由于毒蛇的毒牙垢之毒气留于肌肉,侵袭筋脉,内传脏器,使人体三元功能失调,气血失去平衡而引起的一系列变化。

**诊断**

土家医对毒蛇咬伤的诊断,主要依据病史和临床发现。在问病史时,应详询病人在何时、何地、何部位、被何种毒蛇咬伤。如病人认不出是哪种毒蛇,应询问蛇的大小、形态、颜色等特征,在被咬伤初期有何感觉,用过何种自救方法处理,现在有什么症状。药匠在检查病人时,应注意蛇伤部位牙痕形态、毒牙距离、出血、肿胀等情况。还要检查病人呼吸、脉象情况。另外,土家医有用草烟油检测是否毒蛇咬伤,即取水烟袋或旱烟袋中烟油3～5滴,冲冷开水一小碗含漱,或取草烟放于口中咀嚼,若感觉不辣,甚至甜者,多为毒蛇咬伤,特别是风毒症为显。

毒蛇与无毒蛇咬伤可以从下列几点加以判别。牙痕:毒牙一般两个,深而较大,呈平行排列二个牙痕;无毒蛇牙痕浅小,数多间密,呈弧形密麻排行;疼痛:毒蛇咬伤后,有剧烈灼痛,尤以火毒症显著,而风毒症不明显;无毒蛇咬伤疼痛不剧烈。肿胀:毒蛇咬伤后,迅速肿胀;无毒蛇不肿胀。另外,毒蛇咬伤后,特别是火毒入内,引起流血,伤口周围乌斑血泡,全身疡子窝的疡子肿大,可有触痛,有明显的全身症状,而无毒蛇咬伤无症状或有症状但轻微。

**证治**

(1)风毒症

辨析:风毒症,是由以火风毒为主的毒蛇,如金环蛇(俗称黄节蛇,金甲带)、银环蛇(俗称白花蛇、秤杆子蛇、百节蛇、九道箍)咬伤致病。临床上,局部微痒,微肿,全身症状见眼花头晕,视物昏糊,眼皮下垂,喉咙有异味感觉,思睡,吞咽困难,打饱嗝,呕吐,全身疼痛,出气困难,眼孔散大,眼珠不动等症状和体征。如果救治不及时,随即可致死亡。

治法:赶热败毒,赶风活脉。

方1 吉首蛇药:一点白鲜叶 30 克,大金刀鲜叶 20 克。

用法:将药物洗净,捣烂,冲开水 100～150 毫升,内服,每日 2 剂。

方2 凤凰蛇药:白辣蓼(鲜品)250 克,罗柱叶下风(鲜品)100 克。

用法:将鲜药洗净,捣烂,兑冷开水 50～100 毫升,每日内服 50～100 毫升,日 3 次。

方3 白辣蓼 100 克,罗柱叶下风 50 克,一点白 50 克,七叶一枝花 20 克。

用法:将鲜药洗净,捣烂外敷局部伤口处。

(2)火毒症

辨析:是由以火毒为主的毒蛇咬伤病,包括五步蛇(俗称蕲蛇,犁头蛇,铧口尖,棋盘格),烙铁头(俗称烂葛藤,笋壳斑),竹叶青(俗称青竹标、青竹蛇)等毒蛇咬伤。在临床上,局部可见明显的肿胀,疼痛,乌瘀斑,水泡,血泡,肌肉坏死,糜烂和阳子窝长疬子等。全身症状有怕冷发热,有时可见全身性的出血等。

治法:赶热败毒,凉血败火,消肿止痛。

方1 一点白(鲜品)50 克,三白草(鲜品)30 克,血蜈蚣(鲜品)30 克,白辣蓼(鲜品)50 克。

用法:将上药洗净,捣烂,冲冷开水 100～150 毫升,每次口服 50 毫升,日 3 次。

方2 鸭舌头(鲜品)50 克,败酱草(鲜品)50 克,七叶一枝花(鲜品)30 克。

用法:将上药洗净,捣烂,将药汁挤出,兑冷开水 100～150 毫升,每次口服 50 毫升,日 3 次。另将药渣外敷患处。

方3 山乌龟(鲜品)50 克,半边莲(鲜品)50 克,水黄连(鲜品)50 克。

用法:将上药洗净,捣烂,外敷局部伤口处。

方4 九头狮子草(鲜品)300 克,半边莲(鲜品)200 克。

用法:将药物洗净,捣烂,加冷开水 200 毫升,挤汁内服,一次 50～100 毫升,日 3 次。药渣外敷局部伤口处。

(3)风火混合毒症

辨析:是由以风火毒为主的眼镜蛇(俗称扇头风、吹风蛇、气泡蛇)、蝮蛇(俗称土火蛇、烂母胎、草上飞)、眼镜王蛇(俗称过山标,大眼镜蛇)等咬伤致病。

临床上,既有明显的风毒症状,又有明显的火毒症状。

治法:败毒消肿,活血止痛。

可选用上述介绍的吉首蛇药,凤凰蛇药或其它方药,内外兼治,可获良效。

关于毒蛇咬伤的治疗问题,除了上述介绍的风毒症、火毒症、风火混合毒症的治疗外,还须做好蛇伤的急救工作。毒蛇咬伤是意外发生的紧急情况,应就地进行自救或互救处理。一是做好早期结扎,立即在被咬的上方进行局部结扎,以阻止蛇毒的吸收和扩散。结扎的松紧度,一般以能阻断筋脉血流即可。结扎后在咬伤的局部进行有效地扩创排毒,外敷和内服有效药物,半小时后可以松除。若结扎的时间需要较长,每隔半小时放松 2～5 分钟,以免结扎过久,造成远端肢体缺血坏死。二是冲洗伤口。毒蛇咬伤后,会有毒水流溢在伤口皮肤上,及时的冲洗可以将伤口和皮肤上黏附的毒水洗去。在野外,可在溪流中漂洗,高山无水处,可用自己屙的尿冲洗。在室内最好用生理盐水、双氧水、肥皂水、冷凉水、温茶水、小酒(食用醋)等冲洗。三是排毒。在伤口冲洗后,可用消毒的针、小刀或干净的瓷片、玻璃片将伤口挑开,并在伤口周围砭针数处,如发现有遗留在伤口的折断毒牙,应即取出。被刺破的伤口,应有毒血、黄水流出,同时用手从近心端向远心端,由周围向伤口方向反复挤压排出毒水、黄水。尔后可用拔火罐进行吸引排毒。四是破坏毒素。破坏毒素的方法有:①火烙法。农村一般用火柴暴烧法,即在伤口,取火柴 5～10 根,堆放在蛇伤牙痕处,再把火柴头点燃,让其暴烧,连续在原处暴烧 3～5 次,因暴烧局部遗留的烧伤,应按烧伤处理。此法适用于金环蛇、银环蛇、蝮蛇,眼镜蛇、竹叶青蛇等牙痕较浅的蛇伤。农村蛇医有的用铁钉烙法来破坏蛇毒。②伤口塞药法。被毒蛇咬伤后,要用食盐、明矾、雄黄等塞入伤口内,也可起到破坏蛇毒的作用。③急救服药。在施行上述急救处理的同时,要想办法尽可能服有效蛇药,就地取新鲜民族药内服。如白辣蓼草、半边连、大金刀、一点白等加冷水捣烂,挤汁内服,还可用老陈小酒(醋)内服。

(三)二十四疬

疬子,呈圆形或椭圆形,初期质硬,好发于颈下,夹子窝,阳子窝等处的一类疾病。

疬子,可分为普通疬、九子疬、瓜藤疬、寸夹疬、铁板疬、马铃疬、上树疬、单子疬、火疬、铜板疬、绊疬、疬瘤等 24 种。

**病因病机**

疡子多由湿气、火热气或乌血瘀积于颈下、夹子窝或阳子窝等处而成。

**证治**

1. 九子疡

俗名:罗汉挂珠

主症:起病缓慢,初起,颈项部有坨如枣核,不觉疼痛,以后逐渐增大,或相互融合成串,向颈一侧或两侧发展,久之,三五成群,牵藤成串,发展成7～9个不等。

辨析:由于寒湿毒气侵入人体颈项皮肤肌肉之间留而不去,故见颈项部一侧或两侧有大小不等的肿坨,少则2～3枚,多则10余枚,小者如黄豆,大者像雀蛋,连成一串,推之活动,经久不愈。民间有"谁个生了九子疡,不死也要见阎王"的说法,说明九子疡难治。

治法:赶湿消结。

方1 青矾、明矾、滑石、火硝、水银、食盐、雄黄、朱砂各50克,炼成丹药梧桐大小备用。

方2 木耳50克,山鲤鱼50克,蜈蚣50克,三步跳50克,蝎子50克,催米虫50克,红娘50克,水粉50克,黄丹100克,没药50克,柑子皮50克,山茶果50克,方茶50克,斑蝥50克,银珠50克,麝香9克制成膏药备用。

用法:按疡子的个数进行分批治疗,1次可治1～3个,待愈合后再治剩余的,一直全部治愈为止。

先将丹药一丸放在疡子凸起处,然后用胶布固定,2小时后,取掉胶布与丹药,可见放药处起一小水泡,医生用消毒剪刀剪破水泡,再放一丸丹药,上面覆盖一层膏药。每天换1次,连用6天。在第7天至8天里会自行脱落一黑色小团,即停用丹药,仅用膏药敷于鲜肉窝内。每日2次,一般在七八天可痊愈。

方3 生狗牙菜25克,生下山虎20克。

用法:上药洗净,擦干水气,外敷患处,日换1次。

方4 牛大黄10克,铁灯台8克,鹅不食草10克,上山虎10克,三百棒15克,百部15克,见肿消10克。

用法:水煎,每日1剂,分3次内服。

2. 寸夹疡

主症:夹子窝有坨如黄豆至鸽蛋大小,初起不红不痛发热,后期可见坨坨增大,局部红痛,口干,饮食减少,小便黄色。

辨析:胸背部长疮疱肿疖,火气循筋行于夹子窝内,与气血互结形成疡子。初期毒气始发,故疡子小,不红不痛。失治则,毒气亢盛,疡子越来越大,出现红肿疼痛。毒气内攻,故见发热、口干、怕冷、饮食大减,小便黄色。

治法:败毒退火。

方1 木芙蓉叶或皮10克,雷蜂窝10克,绿葡萄根10克,山乌龟10克,梅片1克。

用法:先将雷蜂窝焙干研细末,余药捣烂成泥状,敷于初起之病灶与疡子上,日换1次,如有溃烂者,将上药焙干研细末,先将溃烂处用淡盐水或浓茶水洗净,再上药粉,每日2次。

方2 蜂窝球15克,铁马鞭12克,老君扇10克,下山虎5克,铁灯台10克。

用法:水煎2次,去渣,每日1剂,分3次服。

3. 绊疡

主症:阳子窝有坨,逐渐发展至鸡蛋大,下肢活动艰难,畏寒发热,若失治则化脓溃烂。

辨析:小肚子内或双下肢长疮疖,火毒聚于阳子窝,影响气血循环,气血与火毒互结,于是见一侧或两侧阳子窝有椭圆形之肿坨,初起轻微疼痛。随着病情发展,气血火毒愈结愈甚,故肿坨越来越大,畏寒发热。绊疡侵袭下肢筋脉,见下肢活动艰难,久之肉腐成脓出现溃破流脓。

治法:败毒消结。

方1 三步跳1～2颗,生姜1坨,白酒适量。

用法:白酒磨三步跳、生姜。外涂患处,日5～7次。本方用于初期。

方2 地螺蛳10克,震天雷、路边黄各10克,鸡爪黄连10克,野棉花根10克,梅片2克。

用法:上药焙干(梅片不焙)共研细末。先将溃烂处洗净,然后上药粉,每日2次。本方用于成脓期。

方3 犁头尖15克,十大功劳10克,牛克西10克,千年老鼠屎3克,黄瓜香10克,毛猴子10克,包谷七10克,百味莲10克,铁灯台10克。

用法:水煎服,每日1剂,分3次内服。

4. 铁板疡

主症:铁板疡多生予颈项下或饭丝骨上窝或阳子窝处。初期不红不痛,慢慢肿大,推之不动。小者如雀蛋,大者如鹅蛋大小,后期溃破,流脓血水,经久不愈。

辨析:本病多由火毒或湿毒内侵入某一脏器,毒气循筋脉入于颈项下等处,与气血互结而成为乌血、黑血,乌血瘀阻,疬子逐渐肿大如雀蛋至鹅蛋大小,溃破流脓血水等。

治法:败毒散血。

方 1　五虎丹 5 克,糯米粉 10 克。

用法:五虎丹与糯米粉调成糊状,做成火柴粗,长约 1.5～3 厘米的锥形小条,阴干。用时将患处消毒,用镊子夹住药条,入疬子内面,每隔 1 厘米插一根,一次插 3～6 根,过 5～7 天后,又插另外一侧,一直到整个疬子周围都插完了,暂时停用,观察一段时间,若再有肿起,又插肿处。

方 2　灯笼果 15 克,半边连 15 克,金刚刺 15 克,蜂窝球 10 克,雷蜂窝 6 克,岩川芎 10 克,白花蛇舌草 10 克,铁板消 10 克,血当归 10 克。

用法:上药水煎,每日 1 剂,分 3 次温服。

## 三、皮肤科疾病

### (一)七十二疱疮

疱疮类,是以人体某部位长出结疖,高出皮肤,红肿热痛,小者为疔疮,大者为疱、衬、花、癀。

**病因病机**

土家医认为,疱疮属火气。暑热火毒或昆虫咬伤,毒入皮肤,致气血阻滞。如风热化为火毒,则头、面生百疮;暑热化为火毒,则成为沙痱子,热痱子。心火亢盛;易发疔疮、蜘蛛疮;肺火重者,则为红鼻疮等。

**证治**

1. 疔

疔,因其形小、根深,坚硬如钉子而得名。

土家医根据临床性质特点分为:鱼疔、水疔、火疔、银疔、鼻疔、唇疔、节骨疔、虎口疔、对口疔、封喉疔、流疔、飞疔、耳背疔、耳疔、糊头疔、蛇头疔、蛀节疔、乌头疔、米疔、血疔、飞肉疔、皮疔、竹节疔、黄牯疔、毛虫疔、人中疔、灰疔、头疔、指叶疔、尺蛇疔、泥鳅翻肚疔、箭蛇疔、翻蛇疔、鱼鳃疔、猴子疔、钻骨疔、红丝疔、鱼籽疔、铁疔、铜疔、乌疔、青疔、牛疔、中箭疔、毛根疔等 45 种。

主症:一般发病较急,变化迅速,初起如粟,坚硬而根深,继而红肿,发热,疼痛剧烈。

辨析:疔是由火毒结聚或感受毒气,致使气血瘀阻筋脉肌肉而成,故变化迅速,红肿,发热,疼痛较剧。

治法:赶火败毒。

方 1　小血藤 10 克,鸟不落 10 克,丝瓜叶 10 克。

用法:上药共捣烂,外敷患处,每日换药 1 次。

方 2　野烟 10 克,牛克西 10 克。

用法:上药用鲜品共捣烂外敷患处,每日换药 1 次。

方 3　铺地红 10 克,苦麻菜 10 克,蜂窝球草 10 克。

用法:水煎温服,每日 1 剂。

方 4　水黄连 10 克,土黄连 8 克,刺黄连 10 克,鸳鸯花 10 克,野菊花 10 克,蜂窝球草 10 克,犁头草 10 克,克马草 10 克。

用法:水煎温服,每日 1 剂。

①水疗

俗名:水毒

流行于广大农村。山溪河流泛滥或稻田浑水,水毒侵入肌肤或手足叉致使皮肤发红斑,痒痛,局部肿,糜烂。重症则恶寒,头微痛,目眶痛,心中烦闷,伴两膝疼痛,手足冷至肘膝或翕翕发热而欲睡。

治法:

方 1　乌桕叶 10 克,水柳叶 10 克。

用法:上药用鲜品捣烂敷患处,每日 1～3 次。

方 2　百味莲 10 克,田边菊 10 克,瓜子金 10 克。

用法:水煎温服,每日 1 剂。分 3 次服。

②火疗

此病初起作寒作冷,生于耳前耳后、耳内眼下、舌下、手足心、阴囊、粪门等处,形如眼,有红斑,头脚全红色,烧灼样疼痛等。

治法:

方 1　取旱烟筒中烟屎敷患处,每日 2 次。

方 2　丝瓜叶 10 克,明矾 5 克,雄黄 5 克。

用法:研细末外敷患处,每日 2～3 次。

方 3　地苦胆 10 克,瓜子金 10 克,号筒杆根 10 克,三五爪风 10 克,麻根 10 克。

用法:上药均用鲜品捣烂外敷患处,每日 2 次。

2. 疮

疮,分癣疮和皮肤疮。癣疮有白癣、红癣、紫癣、狗屎癣等。疮有奶疮、肩扒疮、白口疮、羊胡子疮、脓泡疮、诱耳虫疮、清水疮、衙门疮、偏口疮、天泡疮、锅盖疮、洗脸壳子疮、龙爪疮、火疱疮、蛇泡疮、鼻蚕疮、痔疮、鱼籽疮、胎灌疮、红鼻疮、阳疮、火赤疮、皮肤疮、牛骚疮、胡葱疮、肩丘疮、搭带疮、壳水疮、鬼面疮、千层疮、黄泡疮等 35 种。

主症:疮好发于皮肤表面,局部红肿热痛,瘙痒,破后糜烂,甚则作寒作热等。

辨析:因火热之毒,或昆虫咬伤,抓破,皮肤染毒,致气血瘀阻成疮。

治法:败毒、消肿、止痒。

方1 半枝莲10克,野菊花10克,鸳鸯花10克,土黄连10克,犁头草10克,蜂窝球10克,首乌10克,生甘草5克。水煎,每日1剂,分2次服。

方2 三、五爪风,苦瓜叶捣烂外敷。

方3 犁头草、蜂窝球、葎草、半边莲捣烂外敷。

方4 大黄、雄黄、大蒜各适量,加猪脂外用。

方5 乌蔹、甘草各适量,泡酒外擦患处,每日2～3次。

3. 疱

主症:局部皮肤红肿、灼热、疼痛明显,可触及肿物,多伴有恶寒发热头胀痛,食欲差,苔白腻,脉滑数。

辨析:疱多由疔疮失治或外伤染毒而致。多因火热毒气,凝聚肌肤,气阻血瘀而使皮肤红肿或触及块物。

治法:赶火毒,调气血。

方1 红土茯苓、鸳鸯花、犁头草、糯米菜、蛇不过、甘草各15克。水煎,每日1剂,分2次内服。

方2 刺黄连、号筒杆根、金刚刺根、老鼠刺根、半枝莲各10克。水煎,每日1剂,分2次服。

方3 剪刀草,糯米菜、三爪风各适量,捣烂外敷患处,每日换药1次。

方4 铁扫帚,五月藤,小血藤,大黄,乌蔹叶各适量,捣烂外敷患处,每天换药1次。

4. 衬

衬分耳衬,手衬,骨衬,脚弯衬等。

主症:初起四肢或耳后凹陷骨与肉之间的筋膜、肌肉疼痛,逐渐肿大如小鸡蛋大,继而出现恶寒发热,食欲减退,渴而不多饮,苔白腻,脉快等。

辨析:衬属毒气内侵,气结血瘀,发于肌肉筋膜之间,故见恶寒发热,肿块渐大等。

治法:赶火毒,调气血。

方1 刺黄连10克,土黄连6克,号筒杆根10克,土茯苓10克,甘草5克,水煎服。

方2 羊蹄根20克,金线吊葫芦10克,小血藤10克。

用法:上药共研细粉,兑沸水调成糊状,外敷。

5. 花(亦有称发者)

土家医认为花症是由于风、寒、火三气入侵,火毒壅聚而成,使气血瘀阻致发热、红肿、痛的一类疾病。花按部位分背花、腰花、奶花、肚花、手背花、足背花、小腿花、萝卜花、蜡烛花等。

①萝卜花

主症:发热头痛,男者多左眼,女者多右眼起红丝翳,眼又肿又痒,或云翳肿起,或眼球红肿,眼珠孔裂口,中间开黄色花。昼夜不宁,心烦躁。

辨析:本病多由风火侵袭眼球,壅聚成火毒,使气结血瘀,而致眼痛、痒、红肿,直至变成萝卜花。

治法:赶风败毒。

方1 鸳鸯花10克,千里光10克,桑树皮10克,犁头草10克,鸡爪黄连10克。

用法:水煎,乘热熏洗,每日3次。

方2 五爪风10克,三爪风10克,双花10克,穷落草10克,野菊花10克,节节草10克。

用法:水煎温服,每日1剂。

②奶花

主症:开始奶子不舒,继则硬痛发热,小儿吸乳时更痛,奶头变成乌黑色,或化脓变软,破头流脓,或向外变成乳花。

辨析:本病多为病气入侵,或小儿吸吮吹着,引起气血瘀阻,乳汁排出不畅,积久变成火毒,而致发热、红肿痛。久之肉腐化脓成奶花。

治法:赶火败毒,调气血。

方1 犁头草10克,穷卜落草10克,路边黄10克,土大黄10克,克马草10克。

用法:上药均用鲜品捣烂外敷患处,每日换药1次。

方2 克马草10克,鸳鸯花10克,三五爪风10克,蜂窝球草10克,光棍草10克。

用法:水煎温服,每日1剂。

6. 瘟

土家医分寸耳瘟,牙嘴瘟,皮瘟,骨瘟,巴骨瘟等6种。

主症:恶寒发热,患处疼痛肿胀,食欲不振,小便黄,苔黄腻,脉滑数等。

辨析:本症多由风毒侵入气血、筋脉、肌肉关节等处,导致气血受阻,故见患处肿痛,溃烂,寒热,纳减,心烦。

治法:赶风毒,调气血。

方1 土黄连、土大黄、刺黄连各10克,大血藤、小血藤各8克,地苦胆10克,鸳鸯花藤10克。水煎,每日1剂,分2次服。

方2　糯米草、鸟不落根、土大黄各适量捣烂外敷,每天换药1次。

①寸耳癀

主症:全身畏寒发热,耳下与面骨间渐渐肿大,有的变红色如石榴大,肌肤冷,若失治,可化脓溃烂。

辨析:多因风火热毒,使气阻血瘀,故畏寒发热。耳下与面骨间红肿,久则肿决渐大,化脓溃烂。

治法:赶火败毒。

方1　鸳鸯花15克,野菊花10克,蛇不过15克,号筒杆根10克,三爪风10克。水煎,每日1剂,分2次服。

方2　土大黄、石灰各适量,捣烂外敷患处。

②皮癀

主症:畏寒发热,头痛,局部硬痛,但与周围皮色一样,全身发高热,或游走疼痛,小便黄色。

辨析:多因毒气侵入皮肤肌肉,气滞血瘀,而作寒发热,局部疼痛等症状。

治法:赶毒,调气血。

方1　土大黄10克,鸳鸯花10克,号筒根10克,小夜关门10克,夏枯草球10克,小血藤10克,地苦胆10克,牛克西10克,蛇不过10克。

用法:水煎温服,每日1剂,分2次服。

方2　土大黄10克,鸳鸯花10克,千里光10克,七皮风10克,小风藤10克。

用法:水煎取液洗澡,每日1~2次。

(二)七十二痒

痒是人体局部或全身出现瘙痒、疼痛,起坨或溃烂,患者喜用于抓搔的一类疾病。土家医归纳成七十二痒。

**病因病机**

痒多由外来风、火、毒或体内火气向外发散而致。主要由风、火、毒、虫等引起,亦有接触某种有害东西而得,及误触漆树、霍麻草等而致痒症。

**痒症病种**

痒症有风坨、干疙闹、牛疙闹、铜钱癣、腰带疮、包袱疮、前窍湿疹、疥疮、沙虫脚、牛皮癣、漆疮、沙痱子、冻疮、蛇泡疮、坐板疮、霉疮、湿疹、火耳风、奶癣、绣球风、四弯风、头癣、手癣、体癣、股癣、脚癣、脚气、水田痒症,药毒痒症、腰疮等31种。

**证治**

1. 腰带疮

主症:皮肤上出现如绿豆至黄豆大小的水泡,泡

基底发红,灼痛,奇痒或伴全身发热,无力,纳差等。多发于胸部,腰部,肋间等处。

辨析:由中下元火毒或湿热循筋脉外发而引起。毒气集于体表故见皮肤奇痒,灼痛。重者毒气内攻故见全身发热,无力,纳差等。

治法:败毒止痒。

方1　紫珠草20克,满天星10克,脚踏莲10克。

用法:洗净捣烂外敷或挤药汁擦患处。1日3~4次。

方2　连珠草(铜锤玉带草)50克,茶油15克。

用法:先用茶油滋连珠草,以黄为度,每日1剂,分3~4次擦患处。

方3　水黄连100克。

用法:研末,用醋调匀外搽患处。每日2~3次。

方4　铁灯台、雄黄适量。

用法:两药磨水外擦患处。每日2~3次。

2. 湿疹

主症:头部、阴门、肛门、腋下等处出现瘙痒,色稍红,或呈浅黑色。多见于婴儿或成人。

辨析:由于体内湿热之气久蕴,肝、肠、腰子,气血耗伤,或食发物或接触刺激物而致体表某些部位出现瘙痒、抓搔。由湿热之气所致故色稍红或浅黑色。

治法:退热赶湿。

方1　何首乌叶、红满天星、红马蹄香,茶油各适量。

用法:将上药捣烂用茶油煎,然后用纱布将药包好涂搽患处。每日2次。

方2　九里光、五爪龙、满天星、川椒叶、硫黄各适量。

用法:将新鲜药叶洗净挤汁,去渣与硫黄粉末调匀,用桐油调成糊状,外擦患处。日3~4次。

方3　苦参50克,五爪龙50克,七叶一枝花12克,家花椒6克。

用法:上药水煎外洗。每日1剂,早、晚各洗1次。

方4　鲜臭牡丹全株100克。

用法:洗净焙干研末。用时将药末夹在纱布中,用温开水浸湿外敷患处,干后再加温开水使其保持湿润。

3. 牛皮癣

主症:奇痒,扁平丘疹,皮肤增厚干燥,如牛颈之皮,表面有少许鳞屑,抓痕后起血痂,经久不愈,反复

发作。

辨析：由于湿热之气壅积体表某部位，使局部脉气不过关，久而久之使局部皮肤损伤而见奇痒，皮肤增厚干燥，起鳞屑等。

治法：退热败毒。

方1　野棉花根30克，水蜈蚣20克，蜈蚣3条，千脚虫1条。

用法：前二味药用水煎去渣，将蜈蚣、千脚虫捣烂，倒入药水中，再加1个鸡蛋清调成糊状，用时在患处搽一点白酒后再搽药。每日1～2次。

方2　土大黄100克。

用法：上药用火煅后加茶油数滴，捣烂外敷患处，每日1次。

方3　阿斯木叶、野棉花叶、野芫荽、铺地黄各适量。

用法：将上药洗净焙干研细末；患处先用淘米水洗净，后涂少量茶油，再撒上药粉。每日1次。

**4. 铜钱癣**

主症：患处瘙痒，边缘清楚，呈圆形或卵圆形，形如古铜钱，如雀蛋，至鹅蛋大小不等，高出皮肤，摸之有粗糙感，色暗红，可在人体任何部位发病。

辨析：多由毒气浸染皮肤，留而不去，故见患处瘙痒，边缘清楚。由小到大扩展而形如铜钱。毒气侵犯肌肤，色暗红。

治法：败毒止痒。

方1　野木姜子树根适量。

用法：将上药切碎，焙干研末，用茶油调成糊状，涂患处。每日2～3次。

方2　芥皮树叶100克，食醋适量。

用法：鲜叶捣烂加醋调匀（干品焙干研末），外搽患处。日数次。

方3　葵花盘1个，桐油适量。

用法：将葵花盘烧存性为末，用桐油调成糊状，外搽患处。每日2～3次。

**5. 风坨**

主症：皮肤瘙痒，身体某部位或周身起黄豆或蚕豆大小的风坨，重则连成片，其颜色与本色相同，重者伴心慌，胸闷，头昏。

辨析：感受风气或进某些食物，药物，而致肚肠之毒气外发，故见皮肤瘙痒，某部位起风坨。病情重的风毒内陷，出现心慌，胸闷，头昏等症状。

治法：赶风败毒，止痒。

方1　鹤麻草25克。石南藤25克，水菖蒲20克，艾叶12克，枫树通20克。

用法：水煎外洗。每日1剂，早、晚各洗1次。

方2　风轮草12克，野菊花12克，野薄荷10克，血水草10克，苦参15克，紫萍12克，含羞草10克。

用法：将此鲜药洗净水煎内服。每日1剂，2次分服。

方3　海蚌含珠全草50克，九里光50克。

用法：水煎外洗患处。每日2次，早、晚各洗1次。

方4　臭牡丹叶或花100克。

用法：将臭牡丹叶或花洗净晒干或焙干，用酒泡1周后外搽患处。日3～4次。

**6. 干疙闹**

主症：身体某部位或周身起小米样红点，奇痒，时抓搔出血、结痂。重则局部溃烂。

辨析：由于风火毒气侵犯人体，或相互接触而染病。风火毒入侵皮肤，故见周身或局部起红点，奇痒。痒甚喜抓搔而致出血、结痂，久之可形成溃烂。

治法：败火除毒，止痒。

方1　硫黄10克，桐树叶15克。

用法：上药煎水外洗。每日1次。

方2　茶枯15克，烟茎15克，硫黄15克。

用法：煎水外洗患处。每日1次。

**7. 沙虫脚**

主症：脚掌或脚叉奇痒，起小米大小凹陷点，重则溃烂，行路不便。

辨析：因感受水毒或霉雨湿气，久之则形成沙虫，腐蚀脚掌或脚叉，而见奇痒，起小米大小凹陷点。重则溃烂，行路不便。

治法：杀虫止痒。

方1　茶枯适量。

用法：研末，用少许茶油调匀，涂搽患处。每日2～3次。

方2　辣蓼草100克。

用法：将鲜辣蓼全草洗净，捣烂连药与汁搽患处。每日2～3次。

方3　苦楝树叶、根或皮100克。

用法：将鲜树叶洗净捣烂，外涂搽患处。每日2～3次。

**（三）二十四霉**

霉者，烂也、霉病，是毒气经直接接触或间接接触,使人体某部位起疮或硬结,疼痛,久之溃烂流脓,反复发作,经久不愈的一类顽固性疾病。本类病相当于现代医学中的梅毒、尖锐湿疣,头癣、湿疹、霉菌性阴道炎、脚癣等多种疾病。土家族民间流传有二十四霉之说。

### 病因病机

霉病,是湿毒或火毒内侵,腐蚀破坏人体肌肤、阴部,形成痛肿瘙痒,脱屑溃烂,此病有较强的传播性,土家族民间也称惹来病。其惹来方式,大体包括三个方面,一是通过密切的性接触,而惹来此病,如阴虚霉、阴霉等;二是通过间接接触,如与患霉病的人在日常生活中接触,也可能惹来霉病;三是由母体中惹来,母亲患霉病其儿女生出来就患霉病。

### 霉病病种

土家医述说常见霉病有落地霉、鸡屎霉、腰带霉、囊胕霉、杨霉、白头霉、咽喉霉、阴霉、水霉、鼻孔霉、阴虚霉、湿霉等12种。

### 证治

**1. 落地霉**

主症:双脚奇痒,抓破后疼痛,结痂,多长在脚趾缝中,重者脚趾、脚背肿胀溃烂,流黄水,行走不便,病常反复发作,难以根治。

辨析:与患该病的人共鞋袜、洗脚等,湿毒气侵入皮肤,故双脚奇痒,抓破后疼痛,结痂。湿霉不去,逐渐加重,故见脚背肿胀,溃烂流清水,行走不便,反复发作。

治法:败毒止痒。

方1 岩龙须30克,香油30毫升。

用法:将岩龙须焙干研细末,加入香油(煎沸)调匀备用。先将患处用盐水或浓茶水洗干净,再用鸡毛蘸药涂患处,每日2次。

方2 梅片10克,百部50克,土茯苓50克,鸡爪黄连50克。

用法:上药切片装于瓶或罐中,加入食醋3斤,泡7天后,用药汁洗患处,每日2～3次。

**2. 阴霉**

主症:外阴周围起小疹子,瘙痒,色红,高出皮肤,摸之有硬结感,疹子越发越多。小者如粟米,大者如黄豆大小。表面呈乌色,流清水,行房时有痛感,溃破后出血,病情发展缓慢,时轻时重,反复发作,最后阴门处溃烂流脓血水,小肚子痛,身体瘦弱,四肢无力,饮食减退。

辨析:由于性生活不检点,湿毒经性接触而入于阴门,进入肌肤,气血与湿毒相结,故见阴门周围有小疹子,奇痒,色红,高出皮肤,有硬结,未经及时治疗,湿毒在阴门处流窜发展,故疹子不断增大增多,久之肉腐成脓,故溃烂流脓血水,性生活时痛。病情反复发作,湿毒侵入人体三元脏器,导致功能失调,气血亏损,故出现身体瘦弱,小肚子痛,头昏四肢无力,饮食减退等一系列症状。

治法:初期以败毒止痒为主,后期补养气血,败毒排脓。

方1 轻粉3克,铁灯台10克,陈石灰10克。

用法:铁灯台焙干,与石灰共研细末,再加轻粉用香油调后外涂患处。每日1～2次。

方2 野棉花根30克,野花椒树根25克,苦楝树根20克,蛇泡根20克,土大黄根25克,土茯苓25克。

用法:上药水煎,外洗患处,每日2～3次,1剂药用2天。

方3 小人参20克,臭牡丹根5克,鸡冠花15克,藏儿根15克,败酱草20克,地罗汉15克,黄瓜香20克,野菊花15克,黄皮树15克。

用法:上药水煎,每日1剂,分2次内服。

**3. 白头霉**

俗名:癞子脑壳,长癞子

主症:头部初起一点或数点小疮,痒,抓破后溃烂流少量黄水,结白痂,不及时治疗,逐渐蔓延。融合成片,头发脱落,流脓滴水,腐臭,喜抓搔。

辨析:由于直接或间接与患白头霉病人接触,火毒侵入人体头部皮肤,导致气血不过关,故初期起小点或小疮奇痒,抓搔后流黄水,结痂。不及时治疗,火毒久留腐蚀肌肤,故小疮增多,融合成片,头发脱落,脓水淋漓。

治法:赶火,败毒,止痒。

方1 枯矾10克,苦参20克,倍子10克,木子油适量。

用法:上药焙干,研成粉末,加木子油50毫升,调匀备用。先将头部用茶水洗后,用鸡毛蘸药涂患处,每日2次。

方2 茶枯适量。

用法:煎水洗患处。每日2～3次。

## 四、五官科疾病

土家医将人体的孔窍概括之为十窍或十孔,而某一窍发生病变叫某窍病,总称为孔窍病。

孔窍与人体内脏密切相连,古人认为孔窍与三元脏器同自然界息息相通,孔窍与人体内脏休戚相关,内脏有什么病,便可从孔窍上反映出来。

**病因病机**

孔窍病,是由于瘟气侵入人体孔窍而引起功能失调,或孔窍本身失调而出现的一系列病变。其病因大致包括:

1. 毒气入侵,留滞而为病,毒气有瘟毒,火热毒,寒毒等,毒气入喉,长白喉,猴儿疱。火热毒入目致火眼、火翳、红翅锁边、血灌瞳仁。毒气入口,患火牙,小儿白口疮,风牙。单、双蛾子,牙环。毒气入耳,患银疔灌耳。毒气入鼻流鼻血,患马夹风,受凉鼻塞。入喉,患锁喉风。毒气入目,患白衣包珠、白衣窜珠、白云堆山、风眼、冰翳等。毒气入耳,灌蚕耳等。

2. 孔窍功能失调。精不能养耳,患耳聋、翻背瞳仁。血不养目,患夜盲症(鸡蒙眼)、白云窜珠。上元肺虚,患白喉、鼻出血。中元肚肠虚患烂眶风。

3. 虫蚁所伤,虫蚁入口,易患喉蚁症;入鼻,患鼻蚕症;入耳,患诱耳虫症。

**病种分类**

土家医对孔窍病的分证别类,是将各个孔窍各部位在致病因素的影响下,所形成的一些可见的临床症状,用形象法给予取名分症。如扁桃体发炎肿大,叫长蛾子,一边肿叫单蛾,两侧肿叫双蛾,腮腺炎,土家医叫猴儿疱,嘴巴像猴子,吃东西时鼓一坨,牙周炎叫牙环,环绕牙根肿痛,咽喉炎,土家医叫锁喉风,来势凶猛,快如风速得病。本节重点介绍眼、耳、鼻、口窍病,此种病有 56 种。

1. 牙环、漏腮、猴儿疱,小儿白口疮,小儿鹅口疮、单蛾子,双蛾子,锁喉风,喉风,蜘蛛症,喉蚁症,白喉,风牙、火牙、虫牙,脱腮等口窍病 16 种。

2. 鼻蚕疮,马夹风,流鼻血,鼻塞,清鼻症等鼻窍病 5 种。

3. 灌蚕耳、银疔灌耳、诱耳虫疮、耳聋、耳鸣等耳窍病 5 种。

4. 风眼、火眼、沙眼、烂眶眼、迎风流泪、鸡盲症、翳疔、火翳、占翳、冰翳、土翳、筒翳、水翳、刷翳、鱼疔、占疔、外伤疔、白衣包珠、螃蟹戏珠、血丝穿瞳仁、白云窜珠、血灌瞳仁、红翅锁边、一窝疔、翻背瞳仁、白云堆山、白云穿河、翻背看人、白鹤托白云、长翘翘等眼窍病 30 种。

**证治**

1. 口窍病

①小儿白口疮

主症:本病多见于小儿,口中或舌尖起粟米大小的白色小疮,初起多见于舌尖或口两侧,四五天后长满全口,融合成片,溃烂,流涎水,疼痛,不吸奶,烦躁,哭啼不休,吸奶后干呕。

辨析:小儿正气不足,寒气入口,与口中浊腐相杂,而出现口中起小籽籽,色白,籽籽蔓延,扩展融合成片,溃烂,疼痛,流口水。口内溃烂,故不能吸奶,烦躁,哭闹。寒湿之气入里达肚,故吃奶时干呕等。

治法:赶寒,败毒。

方 1　满天星 5 克,地虱婆 10 个。

用法:将上药焙干,研成细末,用一小纸筒一端放少量药粉,医生用口吹另一端,将药吹到患处,日吹 2～4 次。

方 2　细鱼辣树叶 5 克,麻柳树叶 5 克,五爪龙 5 克,大路边黄叶 5 克,铁马鞭 5 克,白蒿 5 克,三月泡叶 5 克,韭菜蔸 5 克。

用法:上药焙干,研成细末,加梅片 3 克,适量吹入患处,日 3 次。

方 3　克马草,水蒿、三月泡叶各 10 克。

用法:上药用鲜品捣烂后,贴敷在后颈窝里,每日 1 剂。

②锁喉风

主症:喉咙红肿疼痛,吞咽、呼吸困难,流口水,言语不出。

辨析:由痰热火毒或瘟毒炽盛结聚咽喉,气血凝滞,挡阻筋脉,气道不畅,故见喉咙红肿疼痛,吞不下东西,呼吸困难,流口水,讲话不出,病情发展快速。

治法:赶火败毒消肿。

方 1　开喉剑 12 克,灰包菌 10 克,上搜山虎 10 克,甘草 3 克,润喉草 15 克,见风消 10 克,四两麻 5 克,三颗针 10 克,黄珠子 10 克,山豆根 10 克。

用法:水煎,每日 1 剂,分 3 次内服。

方 2　蛇皮 5 克,满天星 8 克,梅片 1 克。

用法:蛇皮与满天星焙干,再将梅片加入,共为细末,用稻草筒将药吹入患处,日 3～4 次。

③白喉

主症:喉咙周围长一层白膜逐渐增厚肿痛,声音嘶哑,流清涎不止,小儿不吸奶,不能吃东西,烦躁不安,咽水困难,气促。

辨析:由于寒气或瘟毒从外而入,积于喉咙,寒与瘟毒相结,故见喉咙周围长一层白膜,肿痛。白膜压迫声门故声音嘶哑,喉咙肿胀,故小儿不吃奶,哭啼,气促,如果是成人,则表现吃不下东西,出气困难。本病多见于小儿。但成人亦有发病,初期见喉有薄薄一层白膜,如不及时治疗,一昼夜可封喉,阻塞气道,甚至导致死亡。

治法:赶寒,败毒。

方1 刺黄连10克,蜂窝球10克,地牯牛10克,梅片2克。

用法:先将上三味药焙干,研末,再加梅片研粉,用稻草筒吹入患处,日3～4次。

方2 马蹄香5克,麝香5分,青黛粉3克。

用法:马蹄香焙干,三药合并,共为细末,吹患处日3～4次。

④喉蚁

主症:初期喉咙痛痒,起小坑点,食东西吞咽口水有阻塞感,四五天后出现声音嘶哑,牙齿变淡红色,喉咙肿胀,溃破后起小麻点,两蛾子明显肿大,头皮软松。如不及时治疗可蔓延至鼻腔,入鼻腔则叫马夹风。

辨析:吃不洁饮食,手拿飞蛾虫后,未及时洗手,致使蚁虫入口停于喉咙处,侵食喉壁,肌肉。初期蚁虫不多,故出现痛痒,起小点,不及时治疗,发展很快,故出现喉咙肿胀溃烂成小麻点,声音嘶哑,吞咽困难,两蛾子肿大,牙齿淡红色,头皮松软。蚁虫从喉咙向上发展,侵入鼻腔的叫马夹风。有喉咙溃烂,气道阻塞,病情危重,心跳快,气急等表现。

治法:杀蚁,败毒。

方1 雄黄5克,梅片2克,核桃叶或壳8克,硫黄5克。

用法:核桃叶或壳焙干,再加入雄黄,梅片研成粉末,用小筒蘸药吹患处,日3～4次。

方2 花椒根或花椒籽10克,大蒜籽15克,倍子4克,红藤10克,犁头草12克,上搜山虎10克,开喉剑10克。

用法:水煎,每日1剂,分2～3次服。

⑤蛾子(单,双蛾)

主症:一侧或两侧蛾子肿大,疼痛,吞咽困难,肿大之蛾子处有黄白色脓点,声音嘶哑,伴有发热,恶风,头痛,鼻塞,耳鸣,腰痛。

辨析:风火外侵,结于喉咙,亦有腰精亏损,虚火上亢,熏蒸于喉咙而致,蛾子肿大,疼痛,肿大之蛾子压迫气道,故出气急促,声音嘶哑,吞咽困难。火盛故见发热。灼腐成脓,故蛾子有黄白色脓点。外感风火,故见头痛,鼻塞。虚火旺,故头痛,耳鸣,腰痛。

治法:退火败毒。

方1 蚕茧10克,雄黄3克,明矾10克。

用法:蚕茧焙干,与雄黄,明矾研成细末吹患处,每日2～3次。

方2 双蝴蝶10克,指甲5分,蜘蛛窝1克,焙干研成粉末吹患处,每日2～3次。

方3 野菊花15克,地苦胆10克,火炭母草10克,土牛膝10克,犁头草2克,一支箭10克,河风草15克。

用法:水煎,每日1剂,分2次内服,另外在服药后留一口含于口中约10分钟。

⑥风牙痛

主症:一颗或多颗牙齿疼痛,无红肿,用口吸气牙齿有酸痛感,食酸冷时痛即发,嚼硬物时有酸胀感,伴腰痛腿软。

辨析:由风寒外受,或过食生冷,病气入内,上扰齿骨,故牙齿痛,吸气时疼痛加重。无红肿,因风寒甚,齿失营养,故遇酸冷物时疼痛,怕冷,喜热食。

治法:赶风赶寒。

方1 枯矾5克,四两麻6克,乌荙6克。

用法:水煎后,将枯矾加入药液中漱口,每日6～8次。

方2 盐芦荟2克,阳尘2克,捣烂,用少许放在牙上,每日2～3次。

方3 猪腰子树12克,续断10克,丝棉皮10克,铁线蕨10克,花椒10克,回头青10克,马蹄香4克,小杆子10克,败酱草15克,桂鱼风15克。

用法:水煎,每日1剂,分2次内服。

⑦火牙痛

主症:牙齿疼痛剧烈,牙根红肿,重者半边脸肿胀,牵引半边头痛,牙根易出血,大便干硬。

辨析:因三元火重,火气上逆,熏蒸于牙齿,故牙齿疼痛剧烈,牙根红肿。火热结聚不散,故见半边脸肿胀。火重血旺,故牙根易出血,口干,大便结。

治法:赶火止痛。

方1 黄瓜香10克,犁头草15克,鸡爪黄连10克,竹叶菜15克,石膏30克。

用法:上药煎水漱口,每日2～3次。

方 2  铁马鞭 15 克,半边莲 10 克,河风草 10 克,十大功劳 20 克,黄草 10 克,马蹄香 5 克,石膏 50 克,犁头尖 20 克。

用法:水煎,每日 1 剂,分 2～3 次内服。

⑧虫牙痛

主症:牙痛持续,不能嚼硬物,吃酸冷食物痛加剧,流涎水不止,难以入睡,虫牙处色灰黑或有空洞,口臭。

辨析:虫居于牙齿之中,吸取牙齿精血,舐食齿牙,故牙齿疼痛,蛀处见黑灰色或空洞,疼痛难以入睡,口臭。牙齿被虫所蚀,故不能嚼硬物,吃酸甜冷热之物时,疼痛加剧。

治法:杀虫止痛。

方 1  烟屎,花椒、雄黄,打火草,倍子各适量。

用法:将上药焙干,点燃后用一圆罩,将燃烧之药物罩着,中尖一小孔,再用一喇叭形圆筒,小的一端对虫牙处,大的一端对在罩子上的小孔,外熏,1 次约半小时至 1 小时,每日 1～2 次。

方 2  苦参 15 克,野花椒 10 克,毛耳朵 10 克,柿子树皮 10 克,苦楝树皮 15 克,粘身草 10 克,锯子草 10 克,黄珠子 10 克。

用法:水煎,每日 1 剂,分 2 次服。

2. 眼窍病

①火眼

主症:白眼珠红肿,布满血丝,胀痛、畏光,不能自然睁开眼睛,泪水多,眼皮微肿,伴口干,心烦等。

辨析:因火热毒气,熏于眼珠,故见眼珠布满血丝,红肿胀痛,眼泡微肿,怕光,睁不开眼。泪水多,口干,心烦,为火毒内结之征。

治法:败毒明目。

方 1  黄瓜香,满天星各适量,鸡蛋清 1 个。

用法:将两药洗干净,稍干水气,捣烂,加鸡蛋清,先用温盐水洗眼,然后将药贴敷在眼睛上。1 日换 1 次。

方 2  野菊花 15 克,犁头草 5 克,苦麻菜 15 克,蕺儿根 15 克,鸡苦胆 1 个,三颗针 10 克。

用法:水煎,每日 1 剂,分 3 次服,鸡苦胆焙干研末兑药服。

方 3  绿豆 50 克,鸡蛋 1 个。

用法:将绿豆煮软,鸡蛋 1 个打入绿豆内调匀炒熟,内服每日 1 剂。分 2 次吃完。

②风眼

主症:眼皮浮肿,时肿时消,胀痒难忍,迎风流泪,见风眼睛眯着。

辨析:多因体虚,或妇女坐月时未忌或外出受风而致。风气侵入眼泡,故眼浮肿或时肿时消,眼皮痒胀,迎风流泪,遇风眼睛眯着。

治法:赶风止泪。

方 1  枫树球 15 克,倒钩藤 15 克,蜂窝球 15 克,野菊花 5 克,桑叶 15 克,巴岩姜 10 克,岩风藤 15 克,山胡椒 10 克,八角枫 10 克,鸳鸯花 10 克。

用法:上药水煎,每日 1 剂,分 3 次内服。

方 2  克马草 15 克,蓑衣藤 15 克,黑木耳 10 克,黑黄豆 30 克,鸡鸭屎 6 克。

用法:上药水煎,待黄豆与黑木耳煮软,去掉克马草、蓑衣藤、鸡鸭屎,吃黑木耳、黑黄豆与药液,日吃 2 餐,2 天 1 剂。

③黑眼疔

主症:在黑眼珠上有一如小米大小之黑点,疼痛剧烈,不能睁眼睛、流泪,伴头痛头昏。

辨析:多由外伤或异物刺着黑眼珠,血出而未能排出,黑血挡阻,故黑眼珠上有一黑色小点,剧痛,睁不开眼,见风流泪。

治法:消散黑血。

方 1  满天星,黄瓜香,六月雪各 10 克,人乳适量。

用法:上药捣烂,在锅中蒸 10 分钟,然后放入人乳调拌,趁热敷于患眼,每日 1 次。

方 2  散血草 10 克,黄瓜草 10 克,五叉叶 10 克,破铜钱 10 克,犁头草 10 克,钓鱼草 10 克,大克马草 10 克。

用法:上药水煎,每日 1 剂,分 3 次内服。

④螃蟹戏珠

主症:黑眼珠上有一黑团,黑团周围有几对细丝,形如螃蟹,痛甚,眼睛不能睁,流泪不止,伴头胀痛。

辨析:因气亏,血运不畅,黑血停滞于黑眼珠上,故见黑眼珠上有一黑团,四周有脚,疼痛,眼睛不能睁,流泪,头痛。

治法:散血止痛。

方 1  钓鱼草,观音莲、六月雪、小血藤、铁蒿子各 5 克,活螃蟹 3 只。

用法:上药捣烂,外敷太阳穴,日换 1 次。

方 2  菊叶三七 10 克,野碗豆藤 10 克,满天星 10 克,吊杆草 10 克,犁头草 15 克,土人参 15 克,黄珠子 15 克。

用法:水煎,每日 1 剂,分 2 次内服。

⑤白云堆山

主症:在黑眼珠上见到几点象白云样的东西,高出眼珠,刺痛,压痛明显,看东西模糊,伴咯,怕冷。

辨析:由于寒气侵犯上元,气血壅于筋脉,故见黑眼珠上有白云堆着,高出眼珠,压痛明显。怕冷为寒气重之故。

治法:赶寒,退云翳。

方 1 野千年矮、笔筒草各适量。

用法:上药捣烂,外敷患侧太阳穴处,日换 1 次。

方 2 翳子草 15 克,节骨草 15 克,香叶子 15 克,野菊花 20 克,蜂窝球 15 克,桑叶泡 15 克。

用法:水煎,每日 1 剂,分 3 次内服。

⑥白云穿河

主症:有两条白线分别从两眼角向中间黑眼珠穿过,疼痛难忍,眼不能睁,伴发热、口干、小便黄。

辨析:由于上元之火膨眼,故见有白线样的东西从眼角向黑眼珠穿过,疼痛难忍,不能睁眼,发热,口干,小便黄。

治法:赶火散云翳。

方 1 野千年矮、克马草、刺黄连各适量。

用法:捣烂外敷患侧太阳穴处,日换 1 次。

方 2 刺黄连 12 克,水黄连 10 克,百部 15 克,大鹅儿肠 15 克,铁马鞭 10 克,笔筒草 15 克,黄花 10 克,决明子 10 克。

用法:水煎,每日 1 剂,分 2 次内服。

⑦一窝疗

主症:黑眼珠上有一圆圈,刺痛,流泪,口干,小便黄。

辨析:本病多由上元火膨上,熏蒸于黑眼珠,故见黑眼珠上有一圆圈,圈内有几个小点,刺痛,流泪。口干,小便黄,为火热之象。

治法:赶火消疗。

方 1 克马草 15 克,刺黄连 15 克,生石膏 50 克,小鱼辣树叶 15 克。

用法:上药水煎,每日 1 剂,分 3 次内服。

方 2 水黄连 10 克,铁马鞭 15 克,笔筒草 15 克,斑鸠窝 20 克,刺黄连 10 克,鸡爪黄连 10 克,九里光 10 克。

用法:水煎,每日 1 剂,分 2 次内服。

⑧刷翳

主症:在白睛或黑眼珠上有一条白杠或红杠,周围红肿,刺痛,睁不开眼睛,怕光,流泪。

辨析:因外伤化毒,眼睛局部挡血,故见有一条白杠或红杠,周围红肿,刺痛,睁不开眼睛。怕光流泪。

治法:败毒活血。

方 1 鸭脚板、飞天蜈蚣,花椒叶各适量。

用法:上药捣烂外敷眼睛周围,日换 1 次。

方 2 犁头草 15 克,黄瓜香 15 克,六月凉 10 克,路边黄 15 克,苦麻菜 10 克,克马草 15 克,败酱草 15 克。

用法:上药水煎,每日 1 剂,分 3 次内服。

⑨鱼疗

主症:在眼珠中间凸出一点黑色的东西,像一个小鱼眼珠,疼痛厉害,看东西眼花,有重影,不及时治疗,使眼珠开花而失明。

辨析:由于下元腰子精不足,不能滋养上元心气,心火独旺,火气上逆,气血停滞于瞳仁处,故眼珠中间凸出一点黑色的东西像小鱼眼睛。瘀阻不通故疼痛厉害。黑点遮住部分瞳仁,故看东西眼花,有重影。重者眼水枯竭,引起眼珠开花而失明。

治法:补腰子,退心火。

方 1 倍子 10 克。

用法:焙干研末,将药粉放入开水中 5 分钟,另用一竹筒一端入药水中,另一端口含着,用舌尖抵住竹筒孔部,头用被子或衣盖在上面,熏 30 分钟,1 天 1 次。

方 2 梅片 5 克,鸭舌 1 克,麝香 0.6 克,硇砂 1.2 克,炉甘石 0.9 克,香油 10 毫升。

用法:上药焙干研末后,加香油,用鸡毛蘸上药,轻涂患处,每日 2～3 次。

⑩翳子

翳子,又分占翳、火翳、翳疗、刷翳、土翳、筒翳、水翳。

主症:有一个或几个灰白色的东西,小者如粟米,大者如绿豆大小,可长在眼睛的任何部位,眼内如砂涩痛,难忍,不能睁,泪如泉涌,舌尖黑色,面成淡青色。有的土家医认为,翳子,色黄为土翳,色白透明者叫冰翳,色亮叫水翳,色淡红色为火翳,有一条杠为刷翳,有一圆筒状的为筒翳等。

辨析:本病由多种原因引起,一是火毒入侵,导致三元功能失调,气血逆乱,上冲于眼而致病;二是外伤,直接损害眼珠,未及时治疗而致本病;三是腰子气虚,虚火旺,而致病。以上原因都可导致气血阻于眼,故见有大小不等的东西生于眼珠上,眼内如有砂粒而涩痛难忍,不能睁眼,泪如泉涌。由于黑血挡阻,故出现面带淡青色,舌尖黑色。

治法:赶火败毒,止痛。

方1　树豆根籽3克,人奶汁2毫升。

用法:用树豆根籽与人奶一起磨,用磨得之汁滴入患侧眼内,日3～4次。

方2　天上针(朝天一柱香)10克。

用法:水煎,每日1剂,分3次内服。

方3　中搜10克,狗骨头树皮10克,米粉150克,猪肝150克。

用法:中搜与狗骨头树皮焙干研末,猪肝切片与上药粉末拌匀,蒸熟后吃,2日1剂,日分3次吃。

⑪鸡麻眼

主症:在天黑时,眼前一片模糊,如鸡一样在天黑时看不见东西。

辨析:精血亏虚,血不养眼筋,故天由亮变黑时眼睛看不见东西。眼前一片模糊。

治法:补精血,明目。

方1　木别子(1岁1粒),猪肝150克。

用法:木别子去壳,切成小片,将肝切片,将木别子放于猪肝上蒸熟后,去木别子,吃猪肝。

方2　木别子5克,笔筒草10克,香叶树10克,猪肝草10克,四块瓦10克,娘儿红果15克,土沙参15克。

用法:水煎,每日1剂,分2次内服。

3. 鼻窍病

①鼻塞

主症:鼻塞不通,流清涕,从口中呼吸,伴咯,头胀痛,怕冷,四肢关节酸痛,饮食无味。

辨析:风寒病气,入于鼻窍,阻塞鼻道气血运行,故见鼻塞不通,流清涕,从口中呼吸。风寒入肌肤,故见怕冷,四肢关节酸痛。风寒上扰头部,故见头痛。

治法:赶寒通窍。

方1　土荆条10克,生姜3片,猫儿头10克,风球10克,苏叶15克,苍耳子10克,小杆子10克,野茄子15克。

用法:水煎,每日1剂,分2次内服。

方2　辣椒、花椒、生姜各适量。

用法:切成细末,放入锅内加一碗水(约300毫升),煮沸后,趁热将汤一次服完,每日1次。

②流鼻血

主症:一侧或两侧鼻孔经常反复出血,量时多时少,在晒太阳或过食辛辣之物后复发或加剧,有时发痒,伴头昏,四肢无力。

辨析:肺气亏损,火气旺盛,内外火相结,上冲于鼻而致鼻内细小脉管破裂,故见鼻流血,量时多时少,太阳晒或过食辛辣之物,使火更旺,故在晒太阳或食辛辣之物后复发或加剧。火热精血损伤,故见鼻中干燥,有时痒。虚火上冲见头晕,四肢无力。

治法:赶火止血。

方1　路边黄15克,土浆树20克,奶浆藤15克,毛蜡烛10克,丝茅根15克,过岗龙10克,打火草10克,娘儿红根15克。

用法:水煎,每日1剂,分3次内服。

方2　铁蒿子适量。

用法:将铁蒿子在手中揉搓,然后塞入鼻腔内,再用手蘸凉水在颈项、头额部拍打数次。一般用1次可止血,未止血者可重复1次。

4. 耳窍病

灌蚕耳

主症:一侧或两侧耳朵内流脓,有腥臭味,耳内痒,微痛,重者耳部肿痛,听力减退,甚至耳聋。

辨析:由于洗澡或淋雨,水或虫蚁入耳内,毒气内侵,致耳内气血壅结,久而化腐成脓,故见耳内流脓,腥臭、耳痒、微痛。毒气重则耳肿痛。脓血阻滞耳道,故听力减退或消失。

治法:败毒排脓。

方1　地散珠适量,麝香0.3克。

用法:将地散珠捣烂成粉,加入麝香,拌匀,用一小棉花球蘸上药粉,放入患耳内,每日1次。

方2　野菊花15克,蛇泡草10克,戳儿根20克,蜂窝球15克,枇杷树根15克,黄瓜香15克,刺黄连10克。

用法:水煎,每日1剂,分2次内服。

5. 毛窍病

闭毛窍

主症:怕冷发热无汗,头身疼痛,咯,腹胀,纳差,心慌胸闷,疲乏无力。

辨析:由于激烈运动或重体力劳动而致汗出未止,即洗冷水澡,使汗窍关闭,故出现怕冷,发热无汗,头身疼痛,汗窍闭塞,肺气上冲故见咯。寒湿入肚肠见腹胀,纳差。寒气攻心见心慌,胸闷,疲乏无力。

治法:开窍赶寒。

方1　生姜15克,土荆芥10克,紫苏叶10克,岩防风10克,小杆子10克,柑子皮10克。

用法:水煎2次,去渣内服,每日2次。

方2　芫荽菜20克,生姜30克,干辣椒3克,盐适量。

用法:上药切细,加水以小碗煮沸,将汤与药1次服下,盖上被子,待汗出为宜,一般用1次可愈,如症状未除,可再用1次。

孔窍病,总以内治与外治相结合为宜。外治的方法很多,如外敷药、推抹、针灸、拔罐、熏蒸等,也有的药匠用画符化水、念咒语等方法,试图解除孔窍病,其效果有待验证。

## 五、妇产科疾病

俗名:腌臜病、邋遢病

妇女病,是妇女经带胎产方面疾病的总称。土家医认为,妇女病脏臭,所以又称为腌臜病、邋遢病。

土家医认为,女子是多血之体,生育繁衍之根。对解剖部位,特别是局部解剖部位亦有认识。如子宫叫养儿肠、子肠,阴道叫阴门,输卵管叫儿花,阴蒂叫冠子。对妇人的生理功能,也有一定的认识,如妊娠叫怀儿,生孩子,叫坐大月,来月经叫坐小月,胎盘叫后人。

### 病因病机

妇女病,多由风、湿、寒、火等外气入侵体内,挡于妇人阴门及养儿肠等处,形成恶浊并干扰正常的气血输布,引起妇人中下元脏器功能失调,而出现一系列经、带、胎、产方面的病理变化。

妇女病致病因素很多,但主要病因有:

1. 外来病气。如寒、热、火、风、湿均可导致妇女病的发生。如寒湿之气停阻于内,易患闭经劳、小产等;火气入于筋脉,使血气乱窜而出现血崩山、倒经等;湿气引起摆白。

2. 饮食无节制。过食生冷、辣燥之品,或过饱、饥饿,或偏食,可产生停经劳、月经不对等。

3. 房劳过度。坐大月同房,得月家劳、酒色劳等。

4. 过度悲伤,或怄气,致气血逆乱,易引起小产。

5. 体质羸弱,气血不足,亦可患妇女病。如无子症,月经不对。

在少数民族地区,特别是广大山区农村,由于经济文化落后,加上缺乏卫生知识。妇女病较为普遍。在农村还有一种封建思想,认为妇女病是一种讲不出口的病,因而使很多妇女不能及时得到医疗救助,至万不得已的情况下,病情相当严重,才勉强找医生治疗。

### 妇女病病种

主要有摆红、摆白、月经不对、血崩山、崩黑、垮血、倒经、冷水闭经、血气病、阴冷症、月家寒、裂气病、坐小月小肚子痛、无子症、损身、吊茄子、盘肠生、阴痒、停经、鬼胎、胎中热毒症、流胎、喜病、产后风、后人不下、小产等25种。有一部分妇女病已在劳病类篇中论述。还有奶痛、阴霉、衙门疮、阴疮等妇女病,分别在其他类论述。

### 证治

1. 摆红

俗名:崩红

主症:未坐小月,阴门流血不止,小肚子隐痛,面黑,四肢软弱无力,不欲食,小便黄。

辨析:未坐小月,阴门流血不止,其病因为房劳过度或火气旺盛。火气入于筋脉,血液乱窜,从阴门排出,故阴门血流不止,面黑色,小肚子隐痛。气亏筋脉失养,而见四肢软弱无力。气亏,肚子失和,不想吃东西。小便黄属热象。土家族民间流传说:"少崩子,老崩死",意思是年老的出现崩红病情重,难治疗,久之则丧命,年轻的出现崩红,不及时治疗,可能会影响生育。

治法:赶火止血。

方1　血余炭5克,乌泡尖3个。

用法:将乌泡尖捣烂,与血余炭兑红糖适量,冲开水内服,每日2次。

方2　木芙蓉花20克,棕树根30克,白金条25克,野葡萄25克,木子树根25克,家麻根20克,月月红20克,生石膏30克,倒生根20克。

用法:水煎,每日1剂,分3次内服。

方3　松柏树浆25克,红糖20克。

用法:将松柏树浆研成细粉,每次1克,兑红糖冲服。日3次。

方4　棕皮3克,羊开口根或果15克。

用法:将棕皮烧存性,加入羊开口根或果水煎,每日1剂,3次分服。

2. 摆白

俗名:崩白

主症:阴门内流出白色清稀或黄色黏稠之物,腥臭,时多时少,腰痛腿软,精神疲倦,小便多,或小便黄少,阴痒。

辨析:由于房事过度,损伤下元腰子、养儿肠,湿气内挡并下流,故见阴门内流白色清稀之物,量时多时少。如为火气所致,流出物黏稠有恶臭味,阴痒,妇人腰子亏损,精不养筋,故见腰痛酸软,精神疲倦,小便多。

治法:赶湿,退火败毒。

方1 克马草25克,铁马鞭25克,牛打架15克,益母草20,边路黄15克,败酱草20克。

用法:水煎,每日1剂,分3次内服。

方2 益母草30克,克马草15克,鸡冠花20克,水菖蒲5克,鸡爪黄连10克,鸡合子皮20克,八月札20克。

用法:水煎,每日1剂,分3次内服。

方3 绿壳鸭蛋10个,金鸡尾50克。

用法:将鸭蛋与金鸡尾放入药罐中同煎煮,蛋熟后在鸭蛋壳上用针穿数个眼,再煮,每次吃1个蛋,日3次。

方4 岩花椒15克,土人参20克,打火草10克,新棉白布1块。

用法:将新棉白布烧存性,与上药水煎,每日1剂,分3次内服。

方5 斑鸠窝20克,柏皮根20克,赶山鞭25克,子上叶10克。

用法:上药水煎,1天半1剂,加红糖分3次内服。

方6 映山红20克,白鸡冠花20克,白菊花20克,山百合20克,鸡蛋10个。

用法:上药与鸡蛋一起煮,待蛋熟后,用柚子树上的针刺在蛋上刺数个小孔,再煮蛋,至蛋清表面成黑色。每次吃1个蛋,日3次。

### 3. 月经不对

主症:坐小月提前或推迟几天甚至十几天,亦有的月经每月来两次。提前主要表现为量多,色红,小肚子痛,重者色黑成块,小便黄。推迟主要表现为经期推后几天或十几天,经色黯而有血块,小肚子痛,头昏眼花,小便多,亦有双乳胀痛。经水前后无定期,量多或少,有血块色红,来经水时有小肚子胀痛。每月来两次经水,量不多,色淡红,小肚子痛,精神紧张。

辨析:引起月经不对的主要原因有气虚,气不固摄,血失统领而下行,导致经期提前,量多色清。血中

火旺,迫血下行,引起经水量多,色黯或有紫块,小肚子痛。气入下元,养儿肠,出现气滞,血行不畅而产生经水推迟,量少,色黯或有血块,头昏眼花,两侧乳房胀痛。血中有火,火迫血行,故经水不定或有黑块,小肚子痛。

治法:补养气血,退火散寒,和经脉。

方1 月月红10克,鸡冠花15克,钓鱼杆10克,克马草15克,倒生根20克。

加减:经水提前伴气虚者,加血当归10克,小人参20克,土黄芪20克。火重者加生石膏30克,月月红10克,益母草20克。经水推迟伴寒重者,加回头青10克,花椒10克。气滞加铁马鞭15克,胡椒1克(研末兑服)。月来两次,加黄柏15克,女儿红15克,打火草15克。

用法:水煎,每日1剂,分2次服。

方2 苦进中50克,鸡冠花15克,鸭脚当归30克,倒生根20克,岩川芎10克,女儿红15克。

用法:水煎,每日1剂,分3次内服。

方3 女儿红10克,黄珠子10克,血当归10克,红鸡冠花10克,艾蒿12克。

用法:水煎,每日1剂,分3次内服。

### 4. 血崩山

主症:妇女在坐月恶血未尽,突然血来如崩,亦有恶血已尽,流血不止或血中有紫块,伴四肢无力,心跳,不欲饮食。

辨析:本病原因,一是产后恶浊未尽,即行房事,导致气血大亏,血随气下流,故见大流血;二是血中有火,赶血下流引起血崩;三是腰子亏虚,先天不足或忧思所伤,形成精血不固。体虚,精血不足,见四肢无力,心慌心跳,不思饮食。

治法:补气,赶火,止崩。

方1 血三七7克,山苦瓜草10克,红鸡冠花20克,锅末烟子15克。

用法:水煎,每日1剂,分3次内服。

方2 打火草15克,益母草20克,丝茅根20克,血三七10克,朱砂莲10克,红鸡冠花15克。

用法:水煎,每日1剂,分3次内服。

方3 路边黄20克,锅末烟子10克,柏子树叶15克,毛蜡烛根20克,头发炭15克。

用法:上药炒存性,冲阴阳水,每日1剂,分3次内服。

注:阴阳水,即用开水约300毫升,冲入药碗中,

再将碗上履盖一碗,待10分钟后,揭碗,服药汁。

### 5. 倒经

主症:每逢经水来潮时,伴吐血或鼻出血,色黯红,经水干净后,吐血、鼻出血即停止,经量少或不行经,头昏耳鸣,心烦,情绪急躁,口苦而干。

辨析:本证由虚火上冲,或内火旺,火熏养儿肠筋脉,血气上逆,故每逢经水来潮时,吐血,鼻出血,量少色红,头晕,口苦咽干,有时耳鸣,烦躁。

治法:补虚败火。

方1 血当归10克,苦楝子10克,锯子草10克,牛克西10克,倒生根15克,棕树根15克,土柴胡10克,黄珠子15克,娘儿红20克。

用法:水煎,每日1剂,分3次内服。

方2 枞茯苓15克,牡丹花15克,牛克西10克,黄皮树10克,益母蒿30克,红鸡冠花15克。

用法:水煎,每日1剂,分3次内服。

### 6. 坐小月肚子痛

主症:坐小月前或后或坐小月时,小肚子胀痛,伴腰背疼痛,头闷,心烦,周身酸软,纳呆。

辨析:由于气血挡阻于下元养儿肠,血行不畅,故见坐小月前或后小肚子胀痛。亦有腰子精血亏虚所致疼痛,故见腰背痛。气血挡阻,血不上行于头、胸而见头昏心烦,周身酸软,痛甚则出现纳呆。

治法:赶气,赶血,止痛。

方1 八月瓜藤15克,蓑衣藤20克,隔山消10克,臭牡丹10克,木香10克,回头青10克,狗屎柑10克。

用法:上药水煎,每日1剂,分3次内服。

方2 山鲤鱼10克,牛克西15克,打火草10克,山胡椒10克,土大黄10克。

用法:上药水煎,每日1剂,分2次服。

### 7. 吊茄子

主症:从阴门里脱出一紫色像茄子样之物,初期在卧位时能自行收回,劳动或久站又脱出,重者不能自行收回,伴腰痛,背酸,小肚子坠胀,久之则溃烂流黄水,摆白多。

辨析:患者体弱气虚,劳累,产时用力过度,或久站久蹲,久咯气喘,大便干结等,均可损伤养儿肠,养儿肠失去固摄,而下垂。轻者在阴门边可见到,重者全脱出来,形如茄子。腰子之气不固,故腰酸背痛。小肚子坠张,是养儿肠下脱之故。久之,养儿肠内聚湿生毒,故见溃烂流黄水,摆白多。

治法:补养肝腰,升提儿肠。

方1 钓杆草15克,青浮萍15克,土人参20克,散血莲15克,金钓莲10克,铁马鞭15克,克马草15克,野升麻15克。

用法:上药水煎,每日1剂,分3次内服。

方2 棉花根100克,算盘子根20克,绿升麻15克,八月瓜藤20克,韭菜蔸15克,麻蔸15克。

用法:水煎,每日1剂,分3次内服。

方3 五倍子30克,枯矾30克。

用法:五倍子炒黄,加入枯矾研细末,每次10克用消毒纱布裹药粉塞入阴门内,1天1晚后取出,另换新药。

### 8. 无子症

主症:结婚夫妇,婚后同居2年以上,不孕。

辨析:本症由于腰子亏虚,精血亏少,不能排精成孕或忤气,夫妻感情不和,房事淡漠而无孕或寒气挡阻于筋脉,致养儿肠有寒而无孕。

治法:补精血,舒肝赶寒。

方1 红花10克,赶山鞭15克,牛克西10克,五花血藤15克,路边黄15克,麻根10克,对月草15克。

用法:水煎,每日1剂,分3次内服。

方2 儿多母苦15克,麦门冬15克,黄花菜果10克,糯米菜根15克,籽上叶15克,柴当归根20克,地枇杷根20克,荞当归15克,气行根15克,白牛克西3克,隔山消15克,藕节20克。

用法:上药水煎,每日1剂,分3次兑红糖服。

方3 月月红10克,红鸡冠花15克,倒生根15克,棕树根15克,水灯草10克,女儿红15克,子上叶10克,血当归15克,大血藤20克。

用法:上药水煎,每日1剂,分3次内服。

### 9. 喜病

主症:经水停止1个月以上,肚子逐渐增大,恶心呕吐,吐清水不止,饮食无味,不知饥饿,爱吃酸、辣、苦味食物,形体消瘦,精神疲倦。

辨析:由于胎孕而引起肚肠气虚。肚失和降,气机上逆,故见恶心,呕吐,不知饥饿,爱吃辣苦之物。久之,则生化气血之源缺乏,故形体消瘦。肚子逐渐增大是胎儿正常发育之故。

方1 生姜6克,枣子10枚,竹绒子10克,小人参15克,苏叶10克,续断10克,大麦芽15克,萝卜籽5克。

用法:水煎,日煎 1 剂,分 2 次内服。

方 2  柿蒂 15 克,红糖 20 克。

用法:将柿蒂煎水兑红糖内服,日 3 次。

10. 停经鬼胎

主症:指已婚妇女停经几个月,小肚子逐渐增大,胀痛,有时疼痛厉害,恶心,偏食,有时阴门流少量血。

辨析:结婚几年未孕,又想生孩子,思忧过度,而引致气血挡阻于养儿肠,故见小肚子胀痛。逐渐增大。气逆于肚肠故见恶心、呕吐,偏食。乌血不行,故阴门流少量血(本病为非孕之症,有人认为是前世做了亏心事,是鬼来报复所得,故名停经鬼胎,此系无稽之谈,不足为凭)。

治法:赶气,赶血,舒忧。

方 1  牛克西 15 克,桃子骨 15 克,益母蒿 30 克,血当归 20 克,大血藤 30 克,小血藤 25 克,血蜈蚣 20 克,地罗汉 10 克。

用法:上药水煎,每日 1 剂,分 3 次服。

方 2  九牛造 16 克,韭菜蔸 25 克,红糖适量。

用法:水煎,每日 1 剂,分 3 次兑红糖内服。

11. 小产

主症:怀孕后,胎儿坠下,小产时小肚子坠胀痛,阴门流少量血,重者疼痛剧烈,阵阵紧迫,流血不止,色红有块或有残胎排出。气短,面色苍白,呻吟不休,眼花。

辨析:妇女由于跌仆、摔伤,或腰子养儿肠素虚,导致胎儿损伤,无力着生而坠,故突然觉小肚子痛,阵阵紧逼,疼痛难忍,阴门流血,色红成块,怀孕时间长的可见死胎排出,有的流血不止。由于流血过多,而出现心跳,气短,面色苍白,眼花、恶心等。

治法:赶血下胎,养血止血。

方 1  朱砂莲 15 克,血筋草 15 克,益母蒿 50 克,回阳草 15 克,红鸡冠花 20 克,枯桃子 20 克,路边黄 20 克,牛克西 15 克。

用法:水煎,每日 1 剂,分 3 次内服。

方 2  散血草 15 克,铁扫把 15 克,狗芽菜 30 克,田三七 15 克,月月红 15 克,克马草 15 克。

用法:水煎,每日 1 剂,分 2 次内服。

12. 后衣不下症

主症:小儿已生下,而后衣未下,停于养儿肠内,小肚子剧痛,流血不止,四肢软弱无力,面色苍白,头昏。

辨析:因妇人生子时,流血过多,气血亏损,故小

儿虽然生出,但气血大亏,而无力排出后衣,引起小肚子剧痛,血流不止。血流过多,故四肢软弱无力,面色苍白,头昏。

治法:补气,下衣,止血。

方 1  蓖麻子 7 颗,黄牛屎 20 克。

用法:将蓖麻子捣烂与鲜黄牛屎拌匀,放于五心(心窝、手、足心)。

方 2  土大黄 30 克,花血藤 30 克,路边黄 25 克,打火草 20 克,小人参 20 克,益母蒿 15 克,血当归 15 克。

用法:水煎,每日 1 剂,分 3 次内服。

13. 产后风

主症:妇女生小儿后不久,突然昏倒,不省人事,几分钟或半小时不等,醒后怕风,面白而无血色,头昏,四肢困倦。

辨析:产后气血大伤,风寒进入体内,寒气内闭,脑神失养,故突然昏倒,不省人事,一般在几分钟至半小时不等方能苏醒。气血亏,见面色苍白,怕风,四肢倦怠,头昏等。

治法:赶风赶寒,补气血。

方 1  阴钩藤 20 克,土人参 25 克,白三七 15 克,血当归 15 克,臭牡丹 20 克,大血藤 15 克,刺五加 20 克,岩防风 15 克。

用法:水煎,每日 1 剂,分 3 次内服。

方 2  水灯草 10 克,薄荷 10 克,小五爪风 15 克,大五爪风 15 克,麦门冬 15 克,鸡屎藤 15 克,遍身刀尖 20 克,打火草 10 克。

用法:水煎,每日 1 剂,分 3 次内服。

## 六、瘟疫疾病

俗名:屙痢

夏秋季节,气温较高,滋生瘟毒,人们喜爱求凉饮冷,喜吃生冷和误食不洁之物,致使瘟毒侵入肚肠,以肚子疼痛,大便次数增多量少,里急后重,屙脓及脓血样大便为特征。

痢症,临床上分为白痢、红痢、红白痢、火痢、冷痢、暑痢、温痢、风痢、秋痢、疫痢、暴痢、劳痢、气痢、积痢、久痢、水谷痢、脓血痢、酒痢、五花痢、摆子痢等 20 种。

**病因病理**

痢症,常因外界瘟毒,或饮食不慎,瘟气侵入中元,积结肠中,致肠传导失常。反复发作,损伤机体,

引起肚肠及三元脏器衰弱,甚至危及生命。

**证治**

1. 火痢

主症:腹痛,里急后重,肛门灼热,大便脓血、小便短赤、舌苔黄腻、脉滑数。

辨析:湿热瘟毒积结中元,肚肠传导失司,故腹痛,里急后重,大便脓血。病由热毒所致,故肛门灼热,小便短赤,苔黄腻,脉滑数。

治法:败毒赶瘟。

方1 地苦胆、百味莲各适量。

用法:磨水或用刀锉药物适量吞服,每天 1~3 次。

方2 元宝草 20 克,铁苋菜 20 克,路边黄 20 克,克马草 10 克,小夜关门 10 克,铺地黄 10 克。

用法:水煎服,每日 1 剂,分 2 次内服。

方3 铁马鞭草 10 克,石榴皮 10 克,三月泡 10 克,野南瓜 10 克,六月凉 10 克。

用法:水煎,每日 1 剂,分 2 次内服。

2. 冷痢

主症:初起肚子痛,里急后重,屙白胨,口淡无味,头重身困,小便清,舌淡,苔白,脉缓。

辨析:寒湿瘟毒客于中元,气血挡阻肚肠中,传导失司,故见腹痛,里急后重,屙白胨等。病由冷毒所致,故口清无味,头重身困,小便清,舌淡苔少,脉缓。

治法:赶寒毒,调中元。

方药 小杆子 10 克,柑子皮 5 克,厚朴皮 10 克,三月泡根 10 克,平术 10 克,青木香 6 克,铁线草 10 克,瞿麦 10 克。水煎,每日 1 剂,分 2 次内服。

3. 久痢症

主症:屙痢日久不愈,时发时止,发作时屙脓血,里急后重,腹部疼痛,饮食减少,少气懒言,疲倦怯冷,舌苔腻,脉虚大。

辨析:毒邪侵入人体三元脏器,肚肠受损,故肚子疼痛,里急后重,屙脓血胨。三元气血虚。所以少气懒言,疲倦怯冷。由于三元气血虚,瘟气时起时伏,而病情时好时坏,反复发作。

治法:败毒止屙。

方药 天青地白 5 克,土豆根 10 克,枞茯苓 15 克,铁苋菜 1 克,岩丸子 10 克,地苦胆 10 克,火炭母 10 克。

用法:水煎,每日 1 剂,分 2 次内服。

注:此内容已载于《土家族医药学》由田华咏、潘永华等著。

# 第六章

# 土家医常用单验方秘方整理研究

## 第一节　内科杂症

### 水肿病

### （相当于西医的急性肾炎）

**方1：**

药物：尿珠子根 15 克，木子树根 10 克，散血草 10 克，儿多母苦 10 克，斑鸠窝 15 克。

用法：水煎，日 1 剂，分 2 次内服。

忌：盐，猪娘肉、牛肉等。

献方人：桑植县五道水镇汪家坪村　罗兰林。

**方2：**

药物：乌龟壳 15 克（打碎），脚板苕 15 克，山茱萸 10 克，牡丹皮 10 克，枞茯苓 10 克，尿珠子根 15 克，过岗龙 15 克，黄花 20 克。

用法：水煎，日 1 剂，分 2 次内服。

忌：盐，牛肉、羊肉、狗肉、酒、虾子、房事等。

献方人：保靖县梅花中学　蒋国粹。

**方3：**

药物：鹤麻草叶 200 克，黄豆 100 克

用法：先将鹤麻草叶洗净，切细，将黄豆用温水浸泡 4～5 小时，用磨子磨成浆，放入锅中烧开后放入鹤麻草叶，待煮熟后，1 日 1 剂，分 2 次吃完（连渣汁一起吃完）。

**方4：**

药物：干包谷子 50 克，桐油 5ml。

用法：将包谷子与桐油一起炒熟，吃包谷子，分 2

次吃完（吃干的），有个别患者有恶心现象。

忌：生冷、辛辣、牛肉、羊肉、狗肉，鲤鱼、雄鸡、甜酒、忌房事等。

献方人：龙山县火岩乡卫生院　向家国。

### 腰子病

### （相当于西医的肾病）

药物：斑鸠窝、淡竹叶、过岗龙、包谷子、糖罐子、凤尾草、克马草。

用法：上药各适量，水煎，日 1 剂，分 2 次内服。

忌：高盐、牛肉、发物等。

献方人：龙山县新城乡新城村　刘大成。

### 蚕豆黄

### （相当于西医所述溶血性贫血）

药物：矮地茶 50 克，满天星 5 克，蕺儿根 10 克，猪瘦肉 100 克。

用法：前三味药洗净，切碎，焙干，研成细末，将猪瘦肉切成小片，与药一起炒熟，不加盐，1 日 1 次，连用 3～5 天，可退黄。

忌：牛、羊、狗、猪娘肉，忌饮酒。

献方人：永顺县泽家乡卡镇村　李芳生。

### 黄疸病

### （相当于西医的急性黄疸性肝炎）

**方1：**

药物：土茯苓 15 克，酸筒杆 15 克，狗牙菜 15 克，

矮地菜 10 克,婆婆针 10 克,半边莲 15 克,败酱草 15 克,绵茵陈蒿 20 克,山楂 15 克,美人蕉 10 克。

用法:水煎,1 日 1 剂,分 2 次内服。

忌:辛辣、羊肉、牛肉、狗肉,猪娘肉,酒,虾子等。

献方人:保靖县梅花中学　蒋国粹。

**方 2:**

药物:黄柏皮 10 克,黄栀子 15 克,铁马鞭 10 克,天青地白 10 克,铜钱草 15 克。

用法:水煎,日 1 剂,分 2 次内服。

忌:辛辣、雄鸡、鲤鱼、魔芋、广菜、甜酒、酒等。

献方人:保靖县马王乡客寨村　田仁恩。

**方 3:**

药物:白花蛇舌草 10 兜,天青地白 3 兜,土大黄 3 兜,猪肝 2 两。

用法:上药洗净,切碎,在瓦上焙干,研成细末,猪肝切片,加入药粉,炒熟后吃药与猪肝,1 天 1 剂,连用 5～7 天。

忌:生冷、辛辣、酒、牛肉、羊肉、狗肉、雄鸡、鲤鱼等。

献方人:龙山县里耶镇大坪村　吴庆章。

**方 4:**

药物:六皮刺 10 克,白金条 10 克,仙人对坐(大铜),黄栀子 10 克,土茵陈 20 克,土大黄 10 克,水灯草、克马草 15 克。

用法:水煎,日 1 剂,分 2 次温服。

忌:酒、牛肉、魔芋豆腐。

献方人:古丈高坪乡各连村　黄长友。

### 鸡窝瘟

### (相当于西医的慢性病毒型肝炎)

**方 1:**

药物:曲曲草 15 克,万年青(牛角七)15 克,泽泻 15 克,生姜 10 克,石膏 15 克,铺地黄 15 克。

用法:水煎,1 日 1 剂,分 2 次内服。

忌:辛辣、酒、牛肉、羊肉。

献方人:永顺县高坪乡　彭吉林。

**方 2:**

药物:曲曲草 30 克,万年青 30 克,泽泻 30 克,生姜 10 克,石膏 30 克,铺地黄 30 克。

用法:水煎,日 1 剂,分 2 次内服。

忌:辛辣、牛肉、羊肉、狗肉、酒。

献方人:永顺县松柏乡　向跃兰。

**方 3:**

药物:号筒杆 30 克、冬血藤 15 克、桑树叶 10 克、荠菜花 10 克、半枝莲 10 克、风轮草 10 克、青鱼胆 10 克、青蒿 15 克、水灵芝 20 克、一点红 15 克、野菊花 10 克、樤木 10 克、狗肝菜 15 克。

用法:上药水煎,日 1 剂,分 2 次内服。

忌:油腻、酒、辛辣、发物。

献方人:贵州沿河县城内　肖国银。

### 中板症

### (相当于西医的肝硬化)

**方 1:**

药物:肥猪头 10 克、地枇杷 15 克、节骨草 10 克、夏枯草 10 克、枞茯苓 15 克、水豆腐 1 坨。

用法:将豆腐切成 3 片,然后上药水煎 2 次,约 300ml 左右。放入豆腐中,吃豆腐与药液,连用 4 次。

忌:辛辣、牛羊、狗肉。

献方人:桑植县上洞街乡上洞街村　向楚贤。

**方 2:**

药物:大通、搜山虎、中搜、大路边黄、牛打架兜、田边菊根、隔山消、困山龙。

用法:上药各适量,水煎,日 1 剂,分 2 次内服。

忌:盐、辛辣之物。

断根药:用 7 岁男孩童便泡鲫鱼七个,泡七天,然后在火上烤干,与最后一副药,一口药一口鱼同吃,可愈。

献方人:龙山县兴隆乡新坪村　蒋衡甫。

### 水臌症

### (相当于西医的肝硬化腹水)

**方 1:**

药物:露水草、克马草、过岗龙、麦门冬、青木香、构皮叶、梨替生子、蛇衣。

用法:上药各适量,水煎,日 1 剂,分 2 次内服。

忌:酒、辛辣之物。

献方人:龙山县白羊乡大坪村　张茂元。

**方 2:**

药物:巴豆 3 个,上搜 10 克,下搜 10 克,腹毛 15 克,红蓖麻草 15 克,克马草 15 克,枞茯苓 15 克,泽泻 10 克,克马草籽 15 克。

用法:巴豆焙干,研成细末,先给患者服巴豆 0.3 克,1 小时后,未来小便,再服一次 0.3 克,到小便后,停用,将上药水煎,1 日 1 剂,分 2 次内服。

忌:盐49天,忌烟酒、牛肉、羊肉、狗肉、魔芋豆腐、广菜等。

献方人:桑植县上洞街乡上洞街村　向楚贤。

## 屙肚子

### (相当于西医的急性肠炎)

**方1:**

药物:百味莲10克、地苦胆6克、黄连8克、苦参10克、马蹄香6克、白三七4克、夏枯草10克、倒生根10克。

用法:水煎,日1剂,分2次内服。

忌:生冷、硬食物、辛辣。

献方人:龙山县纸厂　朱显亮。

**方2:**

药物:马齿苋15克,三月泡薁15克,海蚌含珠15克,百味莲10克,十大功劳10克。

用法:水煎,日1剂,分2次内服。

忌:生冷瓜果。

献方人:龙山县桶车乡乡井村　夏家培。

**方3:**

药物:牛打架叶5克,线鸡尾叶5克。

用法:上药洗净,在口中嚼烂后,用冷开水吞服,连用2～3天。

忌:生冷、辛辣。

献方人:永顺县三家田乡卫生院　张正泉。

## 屙痢

### (相当于西医的细菌性痢疾)

**方1:**

药物:地胆10克,牛血莲10克,河风草15克,马齿苋5克,隔山消10克,鸡合子15克,谷芽子15克。

用法:水煎,1日1剂,分4次内服。

忌:生冷、瓜果、剩饭、剩菜。

献方人:保靖县比耳乡他不村　贾兴隆。

**方2:**

药物:红蜈蚣七10克,岩丸子10克,白酒5ml。

用法:上药洗净,切片,焙干,研成细末,冲开水兑白酒服,1日2次。

忌:生冷、瓜果、辛辣、剩饭、剩菜等。

献方人:龙山县塆塘乡龙咀村　周丁祥。

**方3:**

药物:板栗树球或花10克,算盘树薁10克,仙鹤草10克,朝天灌10克,三月泡根10克,红糖10克。

用法:水煎,1日1剂,分2次内服,连用3～5天,有带血者加白头翁10克,青木香10克,猪骨头20克。

忌:生冷、瓜果、辛辣、牛、羊肉。

献方人:永顺县塔卧乡龙哈村　田辉生。

**方4:**

药物:地蜂子(三爪风之果)3～8个。

用法:上药擂烂兑少许糖服,一次可愈。出现又呕又屙的,用蓼辣子草适量,煎水内服。日2次。

忌:生冷、瓜果。

献方人:龙山县洗车乡卫生院　彭大善。

**方5:**

药物:女儿红30克,白糖10克,红糖10克。

用法:上药水煎,1日1剂,分2次内服,屙红的加红糖服,屙白的加白糖服。

忌:生冷、辛辣、牛、羊肉。

献方人:永顺县首车医院　向贤胜。

## 骨节风

### (相当于西医的骨关节炎)

**方1:**

药物:荞麦三七10克,阴爪风10克,五爪风10克,五赶风10克,五藤风10克,五味风10克,五追风10克,七角风10克,八角风10克,五皮风10克,五加风10克,半边连10克,三百棒10克,木瓜10克,血当归10克。

用法:水煎,1日1剂,分2次内服。

忌:生冷、牛、羊肉。

献方人:桑植县南岔乡回龙村　罗顺芝。

**方2:**

药物:三爪风10克,五加风10克,红藿麻草15克,野葳眉豆角10克,七爪风10克,八角风10克,锯家草10克,水菖蒲。

用法:水煎,日1剂,分2次温服。

忌:生冷。

献方人:古丈县高峰林场交坪村　宋开云。

**方3:**

药物:乌薁30克,白及50克,血蜈蚣50克,蛇魔芋50克,青木香50克,土鳖虫50克,田三七50克,伸筋草50克,八角连30克,三百棒50克,岩防风50克,血三七50克,白三七50克,枫树球50克,马蹄香30克,红藿麻50克,白酒250ml。

用法：上药洗净，切碎，加入白酒，用密封罐子泡半个月后，内服，每日20克，1日2次，亦可外擦患处，1日2次。

忌：生冷。

献方人：桑植县上洞街乡上洞街村　向楚贤。

**方4：**

药物：五加风10克，藿麻草15克，岩防风10克，阴爪风10克，水菖蒲10克，垂钓树叶10克，斑鸠窝10克，风香树10克。

用法：上药水煎，1日1剂，分2次内服。

忌：生冷、襄荷、狗肉。

献方人：吉首市乾州镇中医院　王敬旋。

**方5：**

药物：岩防风、木瓜、红藿麻草根、四两麻、血藤、蛇魔芋、乌菀。

用法：上药各适量，洗净，切碎，用罐子装，然后用白酒（包谷酒3斤），一个星期后，内服每次40ml，日1次，可外用药酒柔擦患处。

忌：牛肉、发物。

献方人：龙山县石牌乡卧龙村　吕道学。

**方6：**

药物：棉花籽10克，鸡屎6克，生姜10克，桐油3ml。

用法：前三味药焙干，研细末，将桐油炒热后，包在关节处，一次可愈。

忌：生冷、避风寒。

献方人：桑植县上洞街乡上洞街村　向楚贤。

**方7：**

药物：铁树10克，龙舌头10克，三加风10克，七加风10克。

用法：上药切碎，捣烂，外敷患处，1日1剂，连用3～5天。

忌：辛辣。

献方人：永顺县对山乡积宝村　彭正相。

**方8：**

药物：铁箍散100克，萝卜七50克，千锤打15克。

用法：水煎，日1剂，分2次内服。

忌：生冷、感冒、避风寒。

献方人：龙山县洗车乡卫生院　彭成龙。

**方9：**

药物：蛇尾2寸长一节、白酒50ml。

用法：上药洗净，生嚼兑酒吃，1日1次，连用3～5天。

忌：生冷、避风寒。

献方人：龙山县石排乡红桥村　兰林生。

## 受凉

### （相当于西医的上感）

药物：克马草10克，水灯草10克，水菖蒲10克，紫苏叶10克，水竹叶10克，小柑子10克，枇杷花10克。

用法：水煎，日1剂，分2次内服。

忌：生冷，风寒。

献方人：龙山县桶车乡乡井村　夏家培。

## 小儿咯症

### （相当于西医儿科的小儿支气管炎）

药物：小柑子、克马草、水灯草、蓑衣藤、水竹皮。

用法：上药各适量，水煎，日1剂，分2次内服。

忌：生冷、瓜果。

献方人：龙山县新城乡新龙桥村　易传授。

## 肺热病

### （相当于西医的肺炎）

药物：水竹叶6克，克马草6克，麦冬6克，生石膏10克，生姜6克，干葛6克。

用法：上药水煎，1日1剂，分2次内服。

忌：生冷、辛辣、羊肉、雄鸡、鲤鱼等。

献方人：桑植县五道水镇岔角溪村　潘宗敬。

## 百日劳

### （相当于西医的肺结核）

**方1：**

药物：马蹄香10克，当归10克，黄山七10克，岩燕子10克，田三七10克，开喉箭10克，鸳鸯花根15克，退骨丹10克，八角莲10克，桐树上的替生子10克。

用法：水煎，日1剂，分2次内服。

忌：辛辣、牛肉、羊肉、狗肉、魔芋、雄鸡、鲤鱼、黄膳等。

献方人：永顺县首车乡卡撮村　彭武义。

**方2：**

药物：三通（大通、小通、中通）各10克，三清（内清、外清、隔山清）各10克，搜山虎10克，三血（大血10克，小血10，一点血5克），马蹄香5克，蛇包谷10

克,七叶一枝花 10 克。

用法:水煎,日 1 剂,分 3～4 次内服。

忌:辛辣、发物。

献方人:永顺县桃子溪乡卫生院　童光明。

**方 3:**

药物:苦楝树皮,花七,桑树皮,黎芦根、白萝卜、儿多母苦,鸡爪黄连,万年青、过岗龙、糖罐子、刺果、松树叶。

用法:上药各适量,水煎,日 1 剂,分 2 次内服。

忌:辛辣、牛肉。

献方人:龙山县白羊乡大坪村　张茂元。

### 虚阳灌顶

#### (相当于西医的神经血管性头痛)

药物:岩刚豆、鸡蛋油。

用法:上药适量焙干,研成粉,先吹鸡蛋油于两侧鼻孔内,再吹药粉末。轻者 3 次可愈,重者用 3 个月。

忌:脑怒、肥腻之物。

献方人:龙山县石牌乡卧龙村　吕道学。

### 铁板证

#### (相当于西医的胃癌)

药物:壁虎。

用法:将壁虎数条,焙干,研成细末,每次 2 克,日 3 次,服至肿瘤消失为止。

忌:酒、牛肉、发物等。

献方人:龙山县石羔乡石羔村　易少霖。

### 胃气痛

#### (相当于西医的急慢性胃炎)

药物:胃心花 10 克,苦瓜七 10 克,见肿消 10 克,八步消 10 克,隔山消 10 克,地苦胆 6 克。

用法:水煎,1 日 1 剂,分 2 次内服。

忌:生冷、硬东西、酒、糯米饭。

献方人:永顺县对山乡积宝村　彭正相。

### 霍乱症

#### (相当于西医的急性肠胃炎)

**方 1:**

药物:襄荷蔸 10 克,铁马鞭 10 克,路边黄 10 克,克马草 10 克,木瓜树根 10 克。

用法:水煎,1 日 1 剂,分 2 次内服,连用 3～5 天。

忌:生冷、瓜果、剩饭、剩菜。

献方人:永顺县艾坪乡宝塔村　彭武权。

**方 2:**

药物:刺黄连 10 克,水黄连 10 克,黄木香 10 克,青木香 10 克,青凤藤 10 克。

用法:上药洗净,切细,研细末,每次 4 克冲开水服,1 日 2 次。

忌:生冷、瓜果。

献方人:保靖县隆头乡择土村　田景丰。

### 心里痛

#### (相当于西医的胃炎)

**方 1:**

药物:鸦片壳 3 克,麝香 0.1 克。

用法:先将鸦片壳焙干,研细末,与麝香冲开水服,1 次可止痛。

忌:生冷、硬食物、酒。

献方人:保靖县野竹乡　梁先文。

**方 2:**

药物:线鸡尾 1 两,苦进中 1 两。

用法:水煎,日 1 剂,分 2 次内服。一般服用 10 余付可愈。

忌:酒、生冷、发物。

献方人:龙山县洗车乡卫生院　彭成龙。

**方 3:**

药物:青木香 50 克,桑菌 50 克,回阳草 50 克。

用法:上药洗净,切细,焙干,研成细末,内服每次 2 克,1 日 2 次。

忌:辛辣、生冷、酒、笋子、襄荷、虾子、广菜等。

献方人:永顺县首车区医院　向贤生。

**方 4:**

药物:棕树菌 10 克,白三七 6 克,田三七 10 克,高粱七 10 克,小谷七 10 克,麦子七 10 克,扣子七 10 克,算盘子 10 克,西芎 10 克,墨鱼骨 10 个,阳姜 10 克。

用法:水煎,日 1 剂,分 2 次内服,连用 5～7 天。

忌:生冷、酒、剩饭、剩菜。

献方人:桑植县南岔乡岩鸭村　彭么妹。

### 肚胀气

#### (相当于西医的胃肠胀气)

药物:(1)肠胀气:朱砂连 20 克,藤豆根 20 克。

用法:水煎,日 1 剂,分 2 次内服,连用 3～5 天。

(2)胃胀气:隔山消 20 克。

用法:水煎,日 1 剂,分 2 次内服,连用 3～5 天。

忌:生冷、辛辣、红薯、糯米饭。

献方人:龙山县石排乡红桥村　兰林生。

## 醉酒症

药物:韭菜筑。

用法:将韭菜筑洗净,含在口里嚼,边嚼边喝酒,可加大酒量不醉。

忌:辛辣之物。

献方人:龙山县白羊乡大坪村　张茂元。

## 闹脚

### (相当于西医小儿的营养不良)

药物:疳积草、甜酒曲。

用法:上药各适量,焙干,研细末,每次 3 克,冲开水服,日 2 次。

忌:生冷、发物。

献方人:龙山县卫生局　夏声鹏。

## 苦胆痛

### (相当于西医的胆囊炎)

药物:九牛造 10 克,苦进中 50 克。

用法:水煎 40 分钟以上,日 1 剂,分 2 次内服。

忌:油腻之物、肥肉、荷包蛋、酒等。

献方人:龙山县洗车乡卫生院　彭成龙。

## 摆红摆白

### (相当于西医的乳糜尿、血丝虫病)

药物:黄柏 50 克,线鸡尾 50 克,铁马鞭 50 克。

用法:上药水煎,日 1 剂,分 2 次内服。

忌:辛辣发物。

献方人:龙山县洗车乡卫生院　彭成龙。

## 石淋

### (相当于西医的泌尿系结石)

药物:黄洋木 50 克,克马草 50 克,斑鸠窝 50 克,血三七 10 克,化金石 6 克,木黄花 25 克,小通草 10 克,无娘藤 10 克。

用法:上药水煎,日 1 剂,分 2 次内服。

忌:辛辣、多饮水、多运动。

献方人:保靖县野竹乡那洞村　谭国华。

## 半边风

### (相当于西医的脑梗死、脑溢血)

药物:天麻 10 克,蜈蚣 1 条,僵蚕 15 克,葛根 15 克,紫苏 10 克,阴钩藤 15 克,忍冬藤 15 克,克马草 15 克,大血藤 15 克,胆南星 10 克,铁马鞭 10 克,威灵仙 15 克。

用法:水煎,日 1 剂,分 2 次口服。

忌:辛辣、酒、牛肉、羊肉、狗肉。

献方人:保靖县野竹乡那洞村　谭国华。

## 毛联痛

### (相当于西医的急性胰腺炎)

药物:血三七 8 克,青木香 10 克,藤木香 10 克,田三七 10 克,一点血 6 克,朱砂莲 10 克,拦路虎 10 克,扎头发的线一段(放入火中烧存性)。

用法:水煎,每日 1 剂,分 2 次内服,连用 3～5 天。

忌:油腻、生冷、牛肉、羊肉、狗肉。

献方人:桑植县南岔乡岩鸭村　彭幺妹。

## 咳嗽病

### (相当于西医的支气管疾患)

**方 1:**

药物:毛蜡烛根 15 克,猪肉 50 克。

用法:毛蜡烛切细,猪肉切成片后,一起煮半小时,加少量盐,吃猪肉和汤,每天 1 次,连吃 4 次,特效。

忌:生冷、辛辣之物。

献方人:桑植县南岔乡岩鸭村　彭幺妹。

**方 2:**

药物:白及(白夏舍)10 克,毛刺根 10 克,过岗龙 15 克,刺黄连 10 克,籽上叶 10 克,夜关门 10 克,土贝母 10 克,岩川芎 10 克,冰糖 6 克,鸡蛋 1 个。

用法:上药洗净,切碎,焙干,研成细末,每次 3 克与冰糖、蛋 1 个冲开水后服用,1 日 2 次。

忌:生冷、辛辣、发物。

献方人:保靖县隆头乡择土村　田景丰。

## 吼包

### (相当于西医的肺气肿、支气管哮喘)

**方 1:**

药物:火炭母 10 克,小杆子 10 克,铁包金 10 克,枇杷花(红糖炒)15,土贝母 10 克,东古子果 10 克,三步跳(用石灰水泡)10 克,蕺儿根 15 克。

用法:水煎,1 日 1 剂,分 2 次内服。

忌:生冷、辛辣、雄鸡、鲤鱼、黄鳝等。

献方人:龙山县垮塘乡龙咀村　周丁祥。

**方 2:**

药物:白木耳 15 克,白胡椒 20 克,白及果 20 克,巴豆 10 克,干姜 20 克,桃仁 20 克,杏仁 20 克。

用法:上药焙干,研细末,调成糊状,每次 10 克左右,贴敷足心(相当于涌泉穴处),分男左女右贴敷,1 日 1 剂,连用 3～5 天。

忌:生冷,一切发物。

献方人:古丈县岩头寨乡鸡公洞村　王兴海。

### 尿急病
### (相当于西医的尿路感染、膀胱炎等)

**方 1:**

药物:穿心箭 10 克,百步拉 10 克,小杆子 10 克,地雷 10 克,尿珠子根 10 克,鸟不站 10 克,叶下红 10 克,血三七 10 克,爬岩姜 10 克。

用法:水煎,日 1 剂,分 2 次内服。

忌:食辛辣、牛肉、羊肉、狗肉。

献方人:永顺县王村镇　刘海云。

**方 2:**

药物:克马草 15 克,铁马鞭 15 克,牛打架 10 克,韭菜蔸 10 克,益母蒿 15 克,水菖蒲 10 克,鸡爪黄连 6 克,鸡合子 10 克,蘘衣藤 10 克。

用法:水煎,1 日 1 剂,分 2 次内服。

忌:辛辣、牛肉、羊肉、狗肉、虾子、魔芋、酒等。

献方人:保靖县隆头乡择土村　田景丰。

**方 3:**

药物:克马草 50 克,水灯草 50 克,斑鸡窝 15 克,大通草 10 克。

用法:水煎,1 日 1 剂,分 2 次内服。

忌:辛辣、羊肉、狗肉、牛肉、虾子等。

献方人:拔茅乡卫生院　吴永安。

### 月家劳
### (经期同房男的患病,相当于
### 西医的盆腔炎等)

**方 1:**

药物:龙摆尾(乌泡藤)1 蔸,凤抬头(龙船泡)1 蔸,赶山鞭 1 蔸,路边黄 2 蔸,铁马鞭 1 蔸,牛克西 1

蔸,茯苓 1 蔸,极细草 1 蔸。

用法:水煎,日 1 剂,分 2 次内服。

忌:生冷、蕨菜、雄鸡、鲤鱼、羊肉、母猪肉、牛肉、虾子、泥鳅、黄鳝等。

献方人:保靖县梅花乡花井村　刘秀美。

**方 2:**

药物:杉树尖 10 克,枞树尖 10 克,柏树尖 10 克,水灯草 10 克,仙鹤草 10 克,克马草 10 克,锯子草 10 克,满天星 10 克。

用法:水煎,1 日 1 剂,分 2 次内服。

忌:生冷、羊、牛肉。

献方人:永顺县松柏乡　向跃兰。

**方 3:**

药物:松树尖 10 克,桐子树尖 10 克,杉树尖 10 克,仙鹤草 10 克,克马草 10 克,铁马鞭 10 克,锯子草 10 克,满天星 10 克。

用法:水煎,日 1 剂,分 2 次内服。

忌:辛辣、酒、羊肉、母猪肉、脚猪肉。

献方人:永顺县松柏乡　向岳南。

### 独心跳
### (相当于西医的心律失常)

**方 1:**

药物:牛独心(芭蕉树果)10 克,八月瓜根 15 克,野生麻 10 克,刺茄菜 10 克。

用法:水煎,1 日 1 剂,分 2 次内服。

忌:辛辣、酒、恼怒。

献方人:永顺县松柏乡　向跃兰。

**方 2:**

药物:芭蕉树心 10 克,刺加菜 10 克,八月瓜藤根 10 克,绿升麻 10 克。

用法:水煎,日 1 剂,分 2 次内服,可连用 2～3 个月。

忌:辛辣、牛、羊、狗肉,魔芋豆腐,忌发脾气。

献方人:永顺县高坪乡　彭吉林。

### 亏肾梦遗
### (相当于西医的遗精)

药物:韭菜籽 100 克,核桃仁 1 个,白酒 50 克。

用法:前二味药水煎后加白酒,日 1 剂,每晚服 1 次,连用 2 天,特效。

忌:同房、辛辣。

献方人:古丈县岩头寨乡鸡公洞村　王兴海。

## 伤风寒

**方1:**

药物:鸳鸯花15克,斑鸠窝15克,铁箍散10克。

用法:水煎,1日1剂,分2次内服。

忌:生冷、发物。

献方人:永顺县和平乡盐井村　向其文。

**方2:**

药物:毛耳朵10克,忍冬藤10克,鸡矢藤10克,三月泡10克,椿树皮10克,水灯草10克。

用法:水煎,1日1剂,分2次内服。

忌:生冷。

献方人:永顺县塔卧乡龙哈村　田辉生。

**方3:**

药物:铁板蒿10克,水竹叶10克,铁马鞭10克,毛耳朵10克。

用法:上药水煎,1日1剂,分2次内服。

忌:生冷。

献方人:永顺县首车乡卡撮村　彭武义。

**方4:**

药物:葱白根50克,生姜50克,茶叶18克,红糖20克。

用法:捣烂。冲开水待温后1次服下,盖上被子,汗出即愈。

忌:生冷、瓜果。

献方人:永顺县勾哈乡胜利村　向家湘。

## 头痛发热

### (相当于中医的外感发热)

药物:火葱20个。

用法:洗净,剥去外皮,一次生吃,吃后半小时症状改善。

忌:生冷、鸡蛋。

献方人:永顺县塔卧乡龙哈村　田辉生。

## 温热病

### (相当于西医的流行性感冒)

药物:十大功劳10克,鸳鸯藤15克,毛耳朵15克,野菊花10克。

用法:水煎,当茶饮,日1剂。

忌:生冷、酸菜、鸡蛋等。

献方人:保靖县马王乡岩寨村　田仁恩。

## 猪婆风

### (相当于西医的癫痫)

药物:铁树壳50克,陈猪脚(3年以上的)50克。

用法:铁树壳切片,陈猪脚砍成坨,一起煮软,去铁树壳,吃猪脚与汤,日1剂。

忌:辛辣、发物。

献方人:永顺县三家田乡卫生院　张正泉。

## 耳聋症

### (相当于西医的神经性耳聋)

(1)内服药

药物:水菖蒲30克,猪耳朵50克(猪的耳朵),黑黄豆100克。

用法:三种药一起煮熟吃,喝黑黄豆、猪耳朵汤,日1剂,分2次吃。

(2)外用药

药物:水菖蒲5克,苍耳子5克。

用法:二种药在红灰中炮一下,研细末,用薄布包药粉,塞入耳朵内,5分钟后取出。只要鼓膜未破都可有效。

忌:牛肉、羊肉。

献方人:吉首市乾州镇中医院　王敬旋。

## 乌斑

### (相当于西医的血小板减少性紫癜)

药物:

(1)山乌龟1个、水牛角2克。

用法:有出血者,两药磨水服1~2碗,可止血。

(2)牛皮胶10克,地苦胆10克,四块瓦10克,黄栀子12克,鸡蛋黄2个。

用法:上药加蛋黄,水煎,1日1剂,分2次内服。

忌:辛辣、牛肉、羊肉,虾子、襄荷、广菜等。

献方人:保靖县梅花中学　蒋国粹。

## 偏头风

### (相当于西医的面神经瘫痪)

药物:棉花籽15克,乳香15克,红糖50克,黄酒150克。

用法:将棉花籽炒黑后与乳香、红糖研成细末,饭后用黄酒送服,1日2次。

忌:辛辣、牛、羊肉。

献方人:永顺县勺哈乡胜利村　向家湘。

### 早衰症方

#### (相当于西医的改变转移基因作用,以达长寿目的)

药物:黄花菜苑 50 克,韭菜苑 50 克。

用法:上药洗净,切片,煮熟后吃,1 日 1 剂,早晚吃。

忌:在服药期间不吃盐、油、肉,连用 120 天,吃后冬天变老黄,到春天又变年轻。

献方人:龙山县火岩乡卫生院　向家国。

### 金鸡啄头

#### (相当于西医的神经性头痛)

药物:鸟辣子 10 克,荆芥 10 克,过岗龙 10 克。

用法:上药洗净,捣烂,冲开水后服药汁,1 日 1 剂,分 2 次内服。

忌:生冷、辛辣、羊肉、雄鸡、鲤鱼等。

献方人:龙山县塝塘乡龙咀村　周丁祥。

### 便结

#### (相当于西医的结肠炎、习惯性便秘)

药物:下搜山虎(老君扇)10 克,中搜(射干)10 克,下搜(收山虎)10 克,鸡蛋清 1 个,生菜油 10ml。

用法:上药水煎,加入蛋清煮熟后,加入生菜油、鸡蛋清与药汁,1 日 1 次,连用 2～3 天,大便可通。

忌:辛辣、温热之物。

献方人:龙山县石碑乡红桥村　兰林生。

### 伤力劳

#### (相当于西医的疲劳综合征)

药物:背蛇生(半节烂)10 克,白三七 30 克,皮子药 30 克,蛇尾七 10 克,四肢通 20 克,三七 10 克,红三七 30 克,毛尾七 30 克,血藤 30 克,三百棒 30 克,杜蘅 10 克,五加皮 20 克,白酒 1000ml。

用法:上药洗净,切细,放入罐中,加入白酒泡 1 天后可用。

内服:每次 10ml,1 日 2 次,早、晚服。

忌:生冷、牛、羊肉。

献方人:龙山县石碑乡红桥村　兰林生。

## 第二节　外伤病

### 腿流症

#### (相当于西医的深部脓肿)

药物:野棉花、黄瓜香、黄柏皮、铜钱草、麻苑苑、獭皮、枇杷树根皮、梨树皮、刺包头树皮、三百棒。

用法:上药各适量,洗净,捣烂外敷患处,日换药 1 次。

忌:鸡蛋、牛肉、糯米等。

献方人:龙山县洗车乡　彭大善。

### 火流症

#### (相当于西医的痈、深部脓肿)

药物:鸟不站 10 克,钓鱼杆 10 克,小血藤 10 克,散血草 10 克,葫芦根 10 克(野),水黄连 10 克,六月凉 10 克,犁头草 10 克,野麻苑 1 个,甜酒汁 20ml。

用法:上药洗净切碎,捣烂加甜酒汁,外敷患处,日换药 1 次。连用 2～3 天。

### 节骨流症

#### (相当于西医的化脓性关节炎)

药物:

(1)内服:铁箍散 50 克,冷桐花 50 克,斑鸠窝 50 克,克马草 50 克,散血草 50 克,天丁 50 克,生姜 50 克,鸡蛋 3 个。

用法:上药加水煮,待蛋煮熟后,在蛋上用针刺些眼,再放入药中煮 20 分钟,吃蛋,日 1 次 1 个鸡蛋,一般吃 3 个蛋可愈。

(2)外用方:白马桑树皮 10 克,爬山虎 10 克,淘米水 50 克,蛋清 1 个。

用法:上药洗净,捣烂加淘米水、蛋清拌均,用白酒炒热后,外敷患处,日 1 次。连用 2～3 天,肿胀可消退。

忌:辛辣、酒、牛、羊肉、糯米。

献方人:永顺县泽家乡大锁村　李芳生。

### 九子疡症

#### (相当于西医的淋巴结核)

方 1:

药物:草乌头、中山虎、石猴子、千年老鼠屎、蛇包谷、白酒。

用法：各适量与酒一起磨成糊状，外敷患处，日换药1次。

忌：辛辣、发物。

献方人：龙山县洗车乡老洞村　杜启明。

**方2：**

药物：狗芽菜10克，下山虎10克。

用法：上药洗净、捣烂，外敷患处，日换药1次。

忌：辛辣、羊肉。

献方人：永顺县勺哈乡胜利村　向家湘。

### 火疬子症

#### （相当于西医的淋巴结炎）

药物：糯米藤20克，食盐3克。

用法：捣烂，外敷患处，日1次，连用3～5天，

忌：辛辣、发物。

献方人：桑植县上洞街乡上洞街村　向楚贤。

### 取子弹方

### （相当于西医所述外伤后异物留于体内）

**方1：**

药物：土浆树叶5克（鲜品）。

用法：将上药用嘴嚼烂，或擂烂后敷在伤口上，几个小时子弹或异物可自行退出）。

献方人：保靖县梅花乡大田村　向天明。

**方2：**

药物：鲤鱼头1个，木子树叶一把。

用法：上药捣烂外敷患处，第二天钉子可自行退出。

忌：辛辣、发物。

献方人：永顺县桃子溪乡卫生院　童光明。

### 刀伤出血症

#### （相当于西医的伤口止血）

**方1：**

药物：大叶泡叶5克，地枇杷叶5克。

用法：洗净，用口嚼烂后，敷在伤口上（一般不得发炎，仅用于小伤口）。

忌：辛辣，发物。

献方人：保靖县梅花乡大田村　向天明。

**方2：**

药物：狗屎泡尖10个。

用法：捣烂，外敷患处，即可止血。

忌：辛辣，牛肉、羊肉。

献方人：永顺县三家田乡牛角山村　彭运香。

**方3：**

药物：金毛狗背10克，云南一支蒿10克，景田三七10克。

用法：上药、焙干、研成细末，上在伤口上，当即止血。

献方人：永顺县塔卧乡龙哈村　田辉生。

### 内伤停血症

#### （相当于西医的外伤内部瘀血）

**方1：**

药物：土狗子20克，土鳖虫20克，飞蚂蚁20克，臭虫20克。蛆（长尾巴的）10克，软螃蟹20克，癞蛤蟆1只，金腰带20克，五虎进20克，剥皮树20克。

用法：癞蛤蟆活的从口中灌黄豆，灌满后，将癞蛤蟆埋在土里面，让黄豆生芽，取出生长之豆芽。与其余诸药一起焙干，研成细末，放入瓶中备用。内服每次2克，日3次。温开水冲服。

忌：温热之物。

献方人：永顺县塔卧乡龙哈村　田辉生。

**方2：**

药物：遍山红苋10克，大血藤10克，三百棒10克，地雷10克，枞树皮10克，竹根七10克，羊角七10克，土三七10克，五花七10克。

用法：水煎，日1剂，分2次内服。

忌：辛辣、狗肉、羊肉、公猪肉。

献方人：保靖县昂洞乡　彭张图。

### 背花症

#### （相当于西医的蜂窝织炎）

药物：五爪龙10克，倍子花10克，见肿消10克。

用法：上药焙干，研成末，调桐油外敷患处。伤口先消毒，再敷药，日换药1次。

忌：牛肉、羊肉、狗肉、猪娘肉、忌酒。

献方人：桑植县上洞街乡上洞街村　向楚贤。

### 脚背花症

#### （相当于西医的足背蜂窝织炎）

药物：

（1）未溃时：散血草10克，六月凉10克，夏枯草10克。

用法:上药捣烂外敷患处,日换药1次。

(2)溃烂:早倍子花10克,七路蜂窝10克,梅片6克。

用法:上药焙干,研细末,调敷患处,日换药1次。

忌:辛辣、发物。

献方人:永顺县三家田乡牛角山村　彭运香。

## 蛇咬伤症
## (相当于西医的毒蛇咬伤)

**方1:**

药物:三加皮10克,草乌头10克,地枇杷根10克,犁头草10克,半边莲10克,水川芎10克。

用法:①水煎,内服,日1剂,分2次服。

②上药可捣烂外敷伤口。伤口先洗净,用三棱针刺出血,挤出败血再上药。

加减用法:伤口起泡的加铁马鞭10克,指甲花10克,全身肿胀厉害的,加克马草15克,蓑衣藤10克,倍子树叶10克,伤口溃烂的加地龙草10克,麝香0.1克,老龙角10克。

忌:辛辣、牛肉、羊肉、狗肉及猪娘肉、鸡蛋、酒、甜酒等。

献方人:保靖县簸箕乡卫生队　彭正元。

**方2:**

药物:一支蒿10克,月亮草10克,牛打架10克。

用法:先将咬伤处,用瓷瓦针刺出血,医生用双手挤压,出乌血后,再将上药捣烂,外敷患处。日换药1次。

病重的,上药水煎,日1剂,分2次内服。

忌:辛辣,牛、羊、狗肉。

献方人:永顺县对山乡积宝村　彭正相。

**方3:**

药物:

(1)外敷药:四两麻10克,苦参10克。

用法:上药口嚼烂后外敷患处,敷药前清洗挤压伤口,日1次。

(2)内服药:水木通10克,白金条10克,细辣蓼10克,蛇盘花10克,半边莲15克,铁灯台10克,八角莲10克。

用法:水煎,日1剂,分2次内服,连用3~5天。

忌:辛辣,牛、羊、狗肉。

献方人:永顺县塔卧乡龙哈村　田辉生。

**方4:**

药物:天干红50克,黄花青50克,鸳鸯叶50克,仙鹤草50克,野芹菜50克,鸭脚板50克,夏枯草50克,黄瓜香50克,红辣蓼50克,大蒜头50克,川芎50克,雄黄50克,鸡呀嘁50克,蜈蚣10条,青蒿菜50克,一支蒿50克,水川芎50克,脚麻50克,白酒100ml。

用法:上药洗净,切烂、喷酒、晒干后再焙干,研细末倒入瓶中备用,内服每次10克,日2次。亦可外用,将药末调成糊状,外敷患处,日换药1次。

忌:辛辣、牛、羊、狗肉、生姜、火葱。

献方人:保靖县中医院　彭祖玉。

**方5:**

药物:蛇泡草10克,瓜子金15克,半边莲10克,蛇不过10克,倍子叶10克。

用法:上药洗净,捣烂外敷患处,在敷药前先将伤口用瓦针刺出血,用力挤压,使毒血尽量排出来,再外敷药物,日1次。有五孔出血的,加竹叶菜15克。

**方6:**

药物:鸡公蛇咬伤:刺茄草30克,蛇不过30克,扬尘15克,食盐15克。

用法:上药洗净,捣烂后用药往下赶,然后在肿胀的上端用药围一个圈,1天换药1次。

**方7:**

药物1:外敷药:四两麻10克,苦参10克。

用法:无用药水清洗,挤压伤口,上药口嚼烂后外敷患处,每日1次。

药物2:内服药:水木通10克,白金条10克,辣蓼10克,蛇盘花10克,半边莲15克,铁灯台10克,八角边10克。

用法:水煎,日1剂,分2次内服,连用3~5天。

忌:辛辣、牛肉、羊肉、狗肉。

献方人:永顺县塔卧乡龙哈村　田辉生。

**方8:**鸡婆蛇咬伤

药物:水梧桐树20克,半边莲20克,小刺茄20克。

用法:上药洗净,捣烂外敷伤口处,日换药1次。

**方9:**五步蛇咬伤

药物:小木通20克,白辣蓼草20克,小刺茄20克,蛋清2个。

用法:上药洗净,切碎后捣烂,外敷患处,日换药1次。

忌:辛辣,牛、羊、狗肉,魔芋、广菜、鲤鱼、雄鸡等。

献方人:保靖县毛沟区医院　麻应祥。

## 天蛇毒症

### （相当于西医的脓性指头炎）

**方1：**

药物：土蛤蟆1只,青蛤蟆1只,雄黄5克,梅片5克。

用法：上药捣烂,外敷患处,日1次,连用2～3次,可愈。

忌：辛辣,牛、羊肉。

献方人：永顺县泽家乡大锁村　李芳生。

**方2：**

药物：蚕飞蛾1只,田边菊5克,散血莲5克,九道箍5克,黄连5克,梅片3克,蛇泡草5克。

用法：先将后五味药洗净,捣烂。再将蚕飞蛾活的头部放在伤口的正中处,然后把捣烂的药包在患处,日换药1次。

忌：辛辣、生冷、牛肉、羊肉。

献方人：永顺县艾坪乡玉桥村　王泽兰。

**方3：**

药物：猪苦胆1个(公猪胆)。

用法：将苦胆内胆汁倒出3/4,把胆囊颈部剪掉,然后套在患病的指头上,扎紧。一般用1次可愈,重者2次。

忌：辛辣食物。

献方人：龙山县白羊乡大坪村　张茂元。

## 大子吃小子症

### （相当于西医的急性睾丸炎）

**方1：**

药物：黄药子50克,牛王刺50克,刺黄连50克,竹叶菜50克,白酒50ml。

用法：上药焙干,切碎,泡白酒中,3天后内服,每次10ml左右,日3次,疗效可靠,3～5天可消肿。

忌：辛辣,发物。

献方人：保靖县拔茅乡卫生院　吴永安。

**方2：**

药物：韭菜莲50克,麦门冬50克,秤杆子50克,白酒50ml。

用法：前三味药切细,放瓶子里加白酒浸泡,5天后内服,每次20ml左右,酒量大的可服50ml左右。日3次。

忌：牛肉、羊肉、狗肉、猪娘肉等。

献方人：保靖县拔茅乡卫生院　向明玉。

## 伤筋症

### （相当于西医的各种跌打伤,扭伤）

**方1：**

药物：一点血10克,四两麻10克,五虎进10克,透身汉10克,地罗汉10克。

用法：上药切细,捣烂外敷患处,日换药1次。

忌：辛辣、羊肉、牛肉、狗肉。

童医生编一首顺口流：

打得地下困,离不开五虎进,打得地下拍,离不开一点血。

打得地下爬,离不开四两麻,打得地下弹,离不开透身汉。

打得稀巴烂,离不开地罗汉。

献方人：永顺县桃子溪乡卫生院　童光明。

**方2：**

药物：蛇泡叶10克,黄瓜香5克,斑鸠窝15克,细线鸡尾5克。

用法：上药洗净,用口嚼烂后外敷患处,日换药1次。

忌：辛辣,牛肉、羊肉。

献方人：永顺县艾坪乡宝塔村　彭武权。

## 暗伤症

### （相当于西医的外伤皮下瘀血）

**方1：**

药物：乌头10克,路边青10克,白酒10ml,爬岩姜10克,散血草10克。

用法：上药洗净,切碎,与酒捣成泥,敷于患处,日1次。

忌：辛辣,牛肉、羊肉、狗肉等。

献方人：保靖县清水乡卫生院　彭官福。

**方2：**

药物：路边水草10克,地雷10克,金腰带10克。

用法：上药捣烂,冲开水内服,日2次。

忌：辛辣、糯米、黄豆。

献方人：永顺县砂坝乡砂坝村　向金芝。

## 癫狗咬伤

**方1：**

药物：斑蝥7只,马钱子7粒,糯米250克。

用法:斑蝥去翅、足,马钱子去粗壳,糯米洗净,放入适量水将二味药放米中煮。待饭熟后,把药物取出。将米饭捣烂,做成黄豆大小丸子,焙干,内服,1次7粒,日服3次。开水冲服(说明:服用后可出现肚痛,小便或大便下瘀血。服用至大小便无血后,病即愈)。

忌:辛辣、酒、羊肉、牛肉、狗肉。

献方人:古丈县岩头寨乡鸡公洞村 王兴海。

**方2:**

药物:斑蝥7个,红娘7个,克马草15克,马鞭草10克,生地榆15克,土人参15克,紫竹根25克。

用法:水煎,日1剂,分2次内服,连用3～5天。

忌:牛肉、羊肉、狗肉,忌酒。

献方人:吉首市乾州镇中医院 王进旋。

**方3:**

药物:斑蝥1.5克,赶山鞭10克,搜山虎10克,爬山虎10克,紫竹叶15克。

用法:水煎,日1剂,分2次内服,连用3天。

加减:斑蝥用量第二付药减半,第三付在第二付的剂量上再减半,服药时边打锣加服药,不然会复发。

忌:辛辣、牛肉、猪娘肉等。

献方人:保靖县复兴镇茶市村 秦金中。

### 盘蛇症

### (相当于西医的不完全性肠梗阻)

药物:血藤15克,陈石灰5克,一窝蛆10克。

用法:上药水煎,日1剂,分2次内服,连用2～3天。

忌:辛辣、发物。

献方人:永顺县盐井乡 向其文。

### 黄膳打田坎症

### (相当于西医的足部两侧溃疡)

药物:茶枯20克,石灰10克。

用法:先将茶枯在火中烧成灰,与石灰研细末,用香油调成糊状外敷患处,先将伤口处洗后再敷药,日换药1次。

忌:辛辣、牛肉、羊肉。

献方人:永顺县三家田乡牛角山村 彭运香。

### 肚痛症

### (相当于西医的生在腹部上的痛)

药物:克马草10克,蒲公英10克,散血草10克,

夏枯草10克,四方草10克。

忌:辛辣、牛肉、羊肉。

献方人:永顺县三家田乡牛角山村 彭运香。

### 火巴疮症

### (相当于西医的烧伤)

**方1:**

药物:钓鱼草10克,地耳10克,鸡蛋清1个。

用法:前二味药洗净,加鸡蛋清捣烂,外敷患处。日换药1次。

忌:辛辣、牛肉、羊肉、狗肉。

献方人:永顺县三家田乡牛角山村 彭运香。

**方2:**

药物:满天星10克,马林光皮10克,枞树皮10克,鸡蛋2个,桐油5ml。

用法:满天星洗净,焙干,研成细末,与蛋清调后涂患处,日3～4次。然后将马林光皮、枞树皮切碎研成细末,调桐油,外涂患处,日2次。

忌:生冷,发物。

献方人:永顺县泽家乡卡锁村 李芳生。

**方3:**

药物:鱼腊树叶10克,犁头草10克,马林光10克,九里光10克,蛋清1个。

用法:上药洗净,捣烂,加蛋清外敷患处,日换药1次。

忌:辛辣、牛肉、羊肉、狗肉。

献方人:永顺县艾坪乡玉坪村 王泽兰。

### 疔疮症

### (相当于西医的疖肿)

药物:铁灯台20克,八角莲20克,木芙蓉20克,铺地龙20克,六月凉20克,臭草20克,镬头尖20克,黄瓜香20克。

用法:上药洗净,切细、焙干,研成细末,调敷患处,日换药一次。

忌:辛辣、狗肉。

献方人:永顺县塔卧乡龙哈村 田辉生。

### 鸡鸡烂症

### (相当于西医的龟头炎)

药物:岩燕子1只,梅片5克。

用法:将岩燕子去毛、头足、内脏及骨,与梅片捣

烂外敷患处,日换药1次。

忌:辛辣、狗肉。

献方人:永顺县艾坪乡玉坪村　王泽兰。

### 烂肠痧症

#### (相当于西医的阑尾炎)

**方1:**

药物:大血藤5克,败血草15克,红藤15克,尿珠根15克,刺黄连10克。

用法:上药水蒸,日1剂,分2次内服。

忌:生冷、辛辣、牛肉、羊肉、酒等。

**方2:**

药物:杉树根10克,四棱草10克,鸳鸯花15克,红藤10克。

用法:水煎,日1剂,分2次内服。

忌:辛辣、生冷、酒、虾子等。

献方人:保靖县野竹乡野竹村　梁先文。

### 腰痛症

#### (相当于西医的腰肌劳损)

药物:丝棉皮30克,猪腰子1个。

用法:将丝棉皮切细,猪腰切片,把药放在猪腰子上蒸熟后,吃猪腰子和药汁(不加油盐)。日1次。

忌:辛辣、劳累。

献方人:永顺县勺哈乡胜利村　向家湘。

### 外痔症

#### (相当于西医的外痔)

药物:苦参10克,明矾10克,狗尿包10克,茶油3ml。

用法:先将明矾、在锅中炒,起泡后与苦参、狗尿泡一起焙干,研细末,茶油炒老一下,调药外敷患处,日1次,连用3～5天可断根。

忌:辛辣、牛肉、羊肉、虾子等。

献方人:保靖县清水乡卫生院　彭官福。

### 内痔症

#### (相当于西医的内痔)

药物:野猫骨头10克,白酒50ml。

用法:野猫骨头磨白酒,一次服用40ml,另外10ml用注射器注入肛内痔处,未有注射器的,把肛门掰开,将药擦在痔核上,用2～3天可愈。

忌:辛辣、牛肉、羊肉等。

献方人:保靖县清水乡卫生院　彭官福。

### 老鼠抠粪门症

#### (相当于西医的肛漏、肛周炎)

药物:枯矾10克。

用法:研细末,调敷患处,日2次

忌:生冷、辛辣。

献方人:保靖县野竹乡那洞村　谭国华。

### 痈

#### (相当于西医的深部脓肿)

药物:肚痈,用:五爪风10克,半边莲10克,倍子10克。

脚痈,用:猪娘藤10克,鸟不站10克。

乳痈,用:红猪娘藤10克,蘘荷叶10克,柑子叶10克,乌蔹10克。

用法:上药洗净捣烂外敷患处,日换药1次。

忌:辛辣、牛肉、羊肉、虾子等。

献方人:保靖县毛沟区医院　麻应祥。

### 泥鳅毒症

#### (相当于西医的手指感染)

药物:茶枯10克,兔尾巴10克,茶油5ml。

用法:上药焙干,研细末,调茶油外涂患处,日2次。

忌:生冷、辛辣。

献方人:保靖县野竹乡　梁先文。

### 缩阴症

#### (现代医学对此无论述)

药物:灯草5寸长一段,桐油适量。

用法:将灯草蘸上桐油,用火烧燃后,从肛门处向阴茎处点烧3～7灸。

忌:生冷、酒、牛肉、羊肉。

献方人:保靖县野竹乡野竹村　梁先文。

### 走黄症

#### (相当于西医的化脓性关节炎)

药物:

(1)外用方:打破碗花花10克,接骨藤10克,苋菜七10克,雪里见(即半截烂)5克,黄柏叶10克,麻根 10 克,三百棒 10 克,犁头草 10 克。

用法:上药洗净,切细捣烂,外敷患处,日换药 1 次。

(2)内服方:土麻黄 8 克,过岗龙 10 克,野鹿含花 10 克,三百棒 10 克,隔山消(萝卜种荛荛)15 克,藤箭 10 克,犁箭 10 克,野生麻 10 克。

用法:水煎,日 1 剂,分 2 次内服。

忌:辛辣、酒、羊肉、牛肉等。

献方人:保靖县马王乡客寨村　田仁恩。

## 第三节　伤筋骨病

### 跌打损伤

#### (相当于西医所述的软组织挫伤等)

**方 1:**

药物:包谷七、竹根七、中根七、芦茅七、高粱七、血三七、辣子七、青菜七、白菜七、大蒜七、接骨草、龙骨藤。

用法:上药各适量,捣烂外敷患处。日换药 1 次,一般 2～3 天可消肿,止痛。

忌:糯米、牛肉。

献方人:龙山县火岩乡杨柳村　田喜文。

**方 2:**

药物:地胡椒 15 克,大血藤 10 克,血三七 10 克,三百棒 10 克,八两麻 5 克,九龙角 10 克,过岗龙 15 克,九拱桥 10 克,石吊兰 10 克。

用法:水煎,日 1 剂,分 2 次内服。

加减:是铁打伤的加铁灯台,是木打伤的加穆桂英 10 克,是岩打伤的加岩泽兰 10 克。

忌:牛肉、羊肉、狗肉、糯米、鸡蛋、雄鸡、鲤鱼等。

献方人:保靖县梅花中学　蒋国粹。

**方 3:**

药物:十八茄 50 克,马蹄香 50 克,透身汉 50 克,散血莲 50 克,满天星 50 克,半边钱 50 克,铁马鞭 50 克,六月凉 50 克,五爪龙 50 克,铁丝乱 50 克,田三七 50 克,臭根 50 克,小谷草 50 克,大救架 50 克,青菜七 50 克,克马草 50 克,老鸦酸 50 克,血肿消 50 克,铁蒿子 50 克,黄花草 50 克。

用法:上药晒干,切成小段,放入密封的罐子里,加包谷酒 5 斤,浸泡 7 天后,用少量药外擦患处,伤势重可内服,每次 20ml,日 2 次。

忌:辛辣。

献方人:桑植县上洞街乡上洞街村　向楚贤。

**方 4:**

药物:大血藤 10 克,小血藤 10 克,大通草 6 克,小通草 6 克,藤五加 10 克,小杆子 10 克,西芎 10 克,地胡椒 10 克,马蹄香 6 克,透身汉 10 克,地雷 10 克,野菊花 10 克,五虎进 10 克,金线吊葫芦 10 克。

用法:水煎服,日 1 剂,分 2 次内服。

忌:辛辣、发物。

献方人:桑植县上洞街乡上洞街村　向楚贤。

### 伤筋痛

#### (相当于西医的韧带扭伤)

**方 1:**

药物:背蛇生 10 克,血三七 10 克,皮子药 15 克,红三七 10 克,牛尾七 10 克,小血藤 15 克,三百棒 10 克,马蹄香 10 克,五加皮 15 克。

用法:上药洗净切成片,研细末,放入瓶中,加白酒 100ml。密封 5 天后可用,每次服 20ml,日 2 次。可用酒擦患处,日擦 2 次。

忌:牛肉、鸡蛋、糯米。

献方人:龙山县石排乡红桥村　兰林生。

**方 2:**

药物:被蛇生 10 克,血三七 10 克,皮子药 15 克,红三七 10 克,牛尾七 10 克,小血藤 15 克,三百棒 10 克,马蹄香 10 克,五加皮 15 克。

用法:上药洗净切成片,研细末,放入瓶中,加白酒 100ml。密封 5 天后可用,每次服 20ml,日 2 次,可用酒擦患处,日擦 2 次。

忌:牛肉、鸡蛋、糯米。

献方人:龙山县石排乡红桥村　兰林生。

### 骨折

#### (相当于西医的各种骨折)

**方 1:**

药物:蒙花树皮,白糖。

用法:上药各适量,捣烂,外敷骨折处,日换药 1 次。

忌:糯米、牛肉、羊肉。

献方人:龙山县卫生局　夏声鹏。

**方 2:**

药物:三百棒 10 克,马鞭草 10 克,马蹄草 10 克,马尾松 10 克,懒篱笆树根 10 克,杉树皮 10 克,洗头发树 10 克,散血草 10 克,夏枯草 10 克,地胡椒 10 克,九节龙 1 克。

用法：上药捣烂，外敷骨折处，日换药 1 次。

忌：糯米、牛肉、羊肉。

献方人：保靖县复兴乡卫生院　陈进忠。

**方 3：**

药物：铜罗汉 1 个，铁罗汉 1 个，接骨草 10 克，地枇杷叶 10 克，狗尿泡叶 10 克，红糖 5 克，白酒 20ml。

用法：上药捣烂加入红糖、酒，上夹板时包入夹板里面，1 次 5 天，共换 3 次药。

忌：辛辣、牛肉。

献方人：永顺县高坪乡　彭青林。

**方 4：**

药物：脚踏莲 10 克，路边青 10 克，接骨木 10 克，生乌头 10 克。

用法：上药洗净，捣烂，骨折用杉木皮固定，药包在杉木皮内，5 天换 1 次药。每天用酒将药淋湿 2 次。

忌：辛辣、糯米。

献方人：保靖县毛沟区卫生院　麻应泽。

**方 5：**

药物：四两麻 30 克，千锤打 30 克，羊蹄香 30 克，三百棒 60 克，白酒 1000ml。

用法：上药切碎泡入白酒。可内服，每次 20ml，外用药酒擦患处，日 2 次。

忌：牛肉、糯米。

献方人：龙山县洗车乡　彭正爱。

**方 6：**

药物：大血藤 10 克，小血藤 10 克，大通草 6 克，小通草 6 克，藤五加 10 克，小杆子 10 克，西芎 10 克，地胡椒 10 克，马蹄香 6 克，透身汉 10 克，地雷 10 克，野菊花 10 克，五虎进 10 克，金线吊葫芦 10 克。

用法：水煎服，日 1 剂，分 2 次内服。

忌：辛辣、发物。

献方人：桑植县上洞街乡上洞街村　向楚贤。

### 关节僵直症

#### （相当于西医的僵直性关节炎）

药物：蚂蝗 3 条，土狗 3 条，生姜 10 克，白酒 100ml。

用法：上药焙干，研细末，用包谷酒泡后，涂擦患处，日 3 次（用药 1 周后，关节可活动自如，多用于膝关节、腕关节、肘关节）。

忌：牛肉、羊肉、猪娘肉、魔芋豆腐等。

献方人：保靖县梅花大田村　向天明。

### 骨痨症

#### （相当于西医的骨结核）

**方 1：**

药物：红泡叶 20 克，梅片 8 克，千年老鼠屎 20 克。

用法：上药洗净，捣烂，外敷患处，日换药 1 次。

**方 2：**

药物：马齿苋 20 克。

用法：水煎，日 1 剂，分 2 次内服。

忌：辛辣、酒、牛肉等。

献方人：保靖县梅花中学　蒋国粹。

# 第四节　妇女病

### 红崩

#### （相当于西医的功能性子宫出血）

**方 1：**

药物：饿蚂蝗苑 10 克，月月花 15 克，倒生根 15 克，钓鱼杆 10 克，节骨丹 10 克，四块瓦 10 克。

用法：上药水煎，日 1 剂，分 2 次内服。

忌：房事、酒、发物。

献方人：龙山县弯塘乡龙咀村　周丁祥。

**方 2：**

药物：铁树 10 克，未老先白头 10 克，活剥藤 10 克，红鸡冠花 10 克，小母鸡 1 只。

用法：前四味药洗净，切碎与小母鸡煮后，吃鸡与药汤。一只鸡分 2 天吃完，连用 12 只鸡，可愈。

忌：辛辣、牛肉、羊肉、甜酒。

献方人：永顺县塔卧乡龙哈村　田辉生。

**方 3：**

药物：木芙蓉花 10 克，棕树根 15 克，白金条 10 克，白蚂娘子（野葡萄根）10 克，木子树根 10 克，家麻根 15 克，月月红根 15 克，尿珠子根 15 克，杉树皮 10 克，天青地白 20 克，糯米甜酒 10 克。

用法：水煎，日 1 剂，分 2 次内服。

忌：辛辣、羊肉、牛肉、火葱、酒。

献方人：永顺县松柏乡　向跃兰。

**方 4：**

药物：田三七 10 克，山黄瓜草 3 根。

用法：水煎，日 1 剂，分 2 次内服，连服 3～5 天。

忌：生冷、雄鸡、鲤鱼、羊肉、母猪肉。

献方人:保靖县梅花乡花井村　刘秀美。

**方 5:**

药物:肥猪头 10 克,巴菜菀(河中的)10 克,过岗龙 15 克。

用法:水煎服,日 1 剂。

**方 6:**

药物:人头发 20 克,乌泡尖 3 个,红糖 10 克。

用法:人头发烧存性,与乌泡尖捣烂放红糖冲服,日 1 剂,连用 3～5 天,可愈。

忌:辛辣、牛、羊、狗肉。

献方人:永顺县泽家乡卡锁村　李芳生。

**方 7:**

药物:血钩藤 50 克,炒焦米 50 克,胡椒 20 克。

用法:前二味焙干,研细末,做成小丸子,内服,服时用胡椒水送服,每次 20 粒,日 2 次。

忌:生冷、辛辣。

献方人:永顺县官坝乡官坝村　向金芝。

**方 8:**

药物:棕树根 50 克,麻根 50 克,松柏树叶 50 克,小杆子 50 克,血藤 50 克,羊开口 50 克(三叶通的果实)。

用法:水煎,日 1 剂,分 2 次内服。

忌:生冷、羊、牛肉,忌房事。

献方人:永顺县王村镇　刘梅云。

**方 9:**

药物:饿蚂蝗菀(草子)10 克,月季花 10 克,侧生根 10 克,钓鱼杆 10 克,接骨丹 10 克,四块瓦 10 克。

用法:水煎,日 1 剂,分 2 次内服。

忌:生冷、辛辣,房事。

献方人:龙山县塆塘乡龙咀村　周丁祥。

## 摆白症

### (相当于西医的阴道炎、子宫内膜炎)

**方 1:**

药物:毛耳朵 50 克,黑梗 50 克,蛇不过 10 克,黄洋木 50 克,斑鸠窝 25 克,克马草 25 克。

用法:水煎,日 1 剂,分 2 次内服,连续 7 天,可除根。

忌:辛辣、发物。

献方人:保靖县梅花乡大田村　向天明。

**方 2:**

药物:白胡椒 7 粒,天青地白 10 克,地枇杷根 10 克,生石膏 15 克,过岗龙 15 克,黄柏皮 10 克。

用法:水煎,日 1 剂,分 2 次内服。

忌:辛辣、发物。

献方人:龙山县洗车乡卫生院　彭大善。

**方 3:**

药物:土茯苓 15 克,甘草 6 克,草藤 10 克,益母蒿 15 克,克马草 15 克,白鸡冠花 10 克,懒篱笆树根 10 克,百草霜 6 克。

用法:水煎服,日 1 剂,分 2 次内服,连用 5～7 天。

忌:辛辣、生冷。

献方人:桑植县南岔乡岩鸭村　彭幺妹。

**方 4:**

药物:杉树浆 5 克,柏子树浆 5 克,白糖 5 克,鸡蛋 3 个。

用法:前二味药研细末,加入蛋中,煎熟后,不加油盐,一次内服,连用 2～3 天,可愈。

忌:生冷、辛辣。

献方人:永顺县泽家乡卡锁村　李芳生。

**方 5:**

药物:映山红 20 克,白鸡冠花 20 克,白菊花 20 克,山百合 20 克,白果 20 克,鸡蛋 10 余个。

用法:上药加水放鸡蛋 4 个,一起煮,待煮熟后,用柚子树刺,将鸡蛋刺眼后,再煮,待鸡蛋煮成黑色,吃鸡蛋,每次 2 个蛋,日 2 次,连用 3～5 天。

忌:生冷、辛辣、牛肉等。

献方人:永顺县官坝乡官坝村　向金芝。

**方 6:**

药物:小算盘树 20 克,白糖 10 克。

用法:水煎,日 1 剂,分 2 次内服,服时加白糖。

忌:生冷、辛辣。

献方人:永顺县桃子溪乡卫生院　童光明。

**方 7:**

药物:杉树油 5 克,鸡冠花 15 克,白糖 10 克。

用法:水煎,日 1 剂,分 2 次内服,连用 3～5 天,特效。

忌:辛辣、生冷。

献方人:桑植县南岔乡回龙村　罗顺芝。

## 月家症

### (相当于西医的妇科产后感染)

**方 1:**

药物:搜山虎 10 克,大血藤 15 克,月月红 15 克,三百棒 10 克,黄柏皮 20 克,薰衣草 10 克,克马草 15 克,过岗龙 15 克,牛克西 10 克。

用法:水煎,日 1 剂,分 2 次内服,服时加红糖。

献方人:龙山县埂塘乡龙咀村　周丁祥。

**方 2:**

药物:大血藤 10 克,小血藤 10 克,吊柳(柳树)20 克,荞三七 10 克,散血草 10 克,益母蒿 20 克,回头青 10 克。

用法:水煎,日 1 剂,分 2 次内服,连服 5~7 天,可愈。

**方 3:**

药物:打破碗花花 10 克,凤凰衣 5 克,食醋 20ml,白酒 20ml。

用法:将前二味药焙干,研成细末,装入碗中,加入醋与酒,然后在碗上再盖一个碗。半小时后,服药,日 1 次,连用 3~5 天。

忌:辛辣、生冷、牛、羊肉。

献方人:永顺县对山乡积宝村　彭正相。

**方 4:**

药物:红老鸦酸 10 克,茶油 10ml,鸡蛋 4 个。

用法:老鸦酸捣烂,加鸡蛋调匀后,用茶油炸熟,第 1 天 1 个蛋,第 2 天吃 3 个蛋。

忌:辛辣、发物。

献方人:永顺县和平乡盐井村　向其文。

**方 5:**

药物:四棱草 20 克,乌藤 25 克,铁马鞭 10 克,克马草 10 克,水灯草 10 克,满天星 10 克。

用法:水煎,日 1 剂,分 2 次内服。

忌:辛辣、生冷、瓜果。

献方人:永顺县松柏乡　向跃兰。

**方 6:**

药物:野黄豆 10 克,山乌龟 10 克,五爪风 10 克。

用法:水煎,日 1 剂,分 2 次内服。

忌:生冷、瓜果,房事。

献方人:保靖县梅花乡　蒋国粹。

**方 7:**

药物:搜山虎 10 克,大血藤 10 克,月月红 10 克,三百棒 10 克,五加皮 10 克,蓑衣藤 10 克,克马草 15 克,过岗龙 10 克,红牛克西 10 克。

用法:水煎,日 1 剂,分 2 次内服,服药时兑红糖水服。

忌:生冷、瓜果,忌房事。

献方人:泸溪县中医院　瞿绍双。

**方 8:**

药物:岩花椒 10 克,高丽参 12 克,打火草 6 克,新棉布一块。

用法:先把棉布烧成灰,与三味药一起煮,日 1 剂,分 2 次内服。

忌:生冷、发物。

献方人:龙山县八面山乡卫生院　吴运桂。

## 停经劳症

### (相当于西医的停经)

药物:白牛克西 10 克,散血丹 10 克,蓑衣藤 10 克,土茯苓 10 克,小血藤 10 克,过岗龙 10 克,拦路虎 10 克,隔山消 10 克,半边莲 10 克,满天星 10 克,鸡屎藤 10 克,路边黄 10 克,糯米藤根 10 克,女儿红 10 克,小杆子 10 克,胡椒七 10 克,水通草 10 克,甘草 6 克,鸭脚板 10 克。

用法:水煎,日 1 剂,分 2 次内服。

忌:房事、生冷、发物。

献方人:桑植县五道水镇土溪洞村　孙发宝。

## 闭经劳症

### (相当于西医的原发性闭经)

**方 1:**

药物:干桃子 10 枚,干枇杷 10 个,干茶泡 10 个。

用法:水煎服,日 1 剂,分 2 次内服,连服 3~5 天。

忌:辛辣、发物。

献方人:桑植县上洞街乡上洞街村　向楚贤。

**方 2:**

药物:阴阳草 15 克,月月红 10 克,四块瓦 10 克,克马草 15 克,生姜 6 克,过岗龙 15 克,过路黄 10 克。

用法:水煎,日 1 剂,分 2 次内服。

忌:辛辣、发物等。

献方人:永顺县泽家湖乡卡锁村　李芳生。

## 小月肚子痛症

### (相当于西医的痛经)

**方 1:**

药物:回头青 10 克,大血藤 10 克,荞麦三七 10 克,过岗龙 15 克。

用法:水煎,日 1 剂,分 2 次内服,经期服用。

忌:生冷、瓜果。

献方人:保靖县拔茅乡　吴永安。

**方 2:**

药物:白金条根 10 克,野葡萄 10 克,大血藤 10 克,小血藤 10 克。

用法:水煎,日 1 剂,分 3 次内服。

忌:生冷、羊肉、牛肉、辛辣等。

献方人:保靖县野竹乡　梁先文。

**方 3:**

药物:回头青 10 克,大血藤 10 克,小血藤 10 克,垂柳 20 克,荞麦三七 10 克,散血莲 10 克,益母蒿 20 克。

用法:水煎,日 1 剂,分 2 次内服。

忌:辛辣、牛肉、羊肉等。

献方人:保靖县拔茅乡卫生院　向明玉。

### 小肚子痛症

#### (相当于西医的盆腔炎等)

**方 1:**

药物:野菊花 10 克,白鸡冠花 10 克,酸筒杆 10 克,饭坨草 15 克,土花卷 10 克,犁头草 15 克,益母蒿 20 克。

用法:水煎,日 1 剂,分 2 次内服。

忌:生冷、辛辣、甜酒、雄鸡、魔芋等。

献方人:保靖县梅花乡中学　蒋国粹。

**方 2:**

药物:血当归 20 克,红糖 20 克。

用法:水煎,日 1 剂,分 2 次内服,连用 3～5 天。

忌:辛辣、羊肉、牛肉。

献方人:永顺县三家田乡卫生院　张明泉。

### 产后肚痛症

#### (相当于西医的产后腹痛)

药物:杉树浆 6 克,柏子树枝 10 克,乌藨 6 克。

用法:水煎,日 1 剂,分 2 次内服。

忌:生冷、辛辣。

献方人:保靖县野竹乡　梁先文。

### 小月不对症

#### (相当于西医的月经不调)

药物:月月红 15 克,鸡冠花 15 克,钓鱼杆 15 克,倒生根 10 克,红克马草 15 克。

用法:水煎,日 1 剂,分 2 次内服。

忌:生冷、瓜果,辛辣,房事。

献方人:龙山县塆塘乡龙咀村　周丁祥。

### 倒经症

#### (相当于西医的子宫内膜异位症)

药物:韭菜 20 克,艾叶 10 克,童便 10ml。

用法:将前二味药捣烂,加入童便,用开水冲服,日 1 剂,分 2 次内服。

忌:辛辣、骚羊肉。

献方人:永顺县勺哈乡胜利村　向家湘。

### 不孕症

#### (相当于西医的继发性不孕症)

**方 1:**

药物:儿多母苦 15 克,麦门冬 15 克,黄花菜果 10 克,糯米菜根 15 克,籽上叶 10 克,紫当归根 10 克,地枇杷根 10 克,荞当归 10 克,辣椒七 10 克,白牛克西 10 克,隔山消 10 克。

用法:水煎,日 1 剂,分 2 次内服。

忌:辛辣、发物。

献方人:桑植县五道水镇土溪洞村　孙发宝。

**方 2:**

药物:籽上叶 15 克,叶上籽 15 克,牛克西 15 克。

用法:水煎,日 1 剂,分 2 次内服。

忌:生冷。

献方人:保靖县梅花乡大田村　向天明。

**方 3:**

药物:黄花草 20 克,金钱草 20 克,水灯草 20 克,水竹叶 25 克,斑鸠窝 20 克,散血草 20 克,小路边黄 20 克,大路边黄 20 克,鸡冠花 20 克,叶红花 20 克,映山红 20 克,四两麻 5 克,马蹄香 5 克,透身汉 20 克,鸡爪连 20 克,胡椒 50 克。红粉 20 克。

用法:上药洗净,切碎焙干,研细末,加入红糖,内服每次 25 克,日 2 次,连服 5 天。

忌:辛辣、牛肉、羊肉,魔芋豆腐。

献方人:永顺县官坝乡官坝村　向金芝。

**方 4:**

药物:天青地白 10 克,麦冬 10 克,龙串泡 15 克,倒生根 15 克,乌泡到生根 15 克。

用法:上药水煎,日 1 剂,分 2 次内服。

忌:辛辣。

献方人:大庸县沅古坪乡　张家秀。

## 奶痈症

### （相当于西医的乳腺炎）

**方1：**

药物：生野魔芋 5 克，生三步跳 5 克，火葱蔸 3 个。

用法：上三味药捣成绒，拧成一根小条，左奶痈放在右侧鼻中，右侧痈放在左侧鼻孔中。放 5 天 5 晚，可愈。

忌：辛辣、牛肉、羊肉、猪娘肉。

献方人：贵州县城　省国强。

**方2：**

药物：田边菊 10 克，黄爪香 10 克，九道箍 10 克，白头翁 10 克，散血莲 10 克，王盛花 10 克。

用法：上药洗净，揭烂外敷患处，日换药 1 次。

忌：辛辣、发物。

献方人：永顺县艾坪乡宝塔村　彭武权。

**方3：**

药物：克马草 10 克，蒲公英 10 克，六月凉 10 克，夏枯草 10 克，木芙蓉 10 克，野葡萄 10 克，梅片 6 克。

用法：上药洗净后，捣烂外敷患处，日换药一次。

忌：辛辣、牛肉、羊肉，魔芋豆腐。

献方人：永顺县三家田乡牛角山村　彭运香。

## 吊茄子症

### （相当于西医的子宫脱垂）

**方1：**

药物：吊杆草 10 克，青浮萍 10 克，小人参 10 克，散血莲 10 克，金钩连 20 克，克马鞭 10 克，克马草 15 克。

用法：水煎，日 1 剂，分 2 次内服。

忌：辛辣、酸菜、牛肉、羊肉、狗肉。

献方人：保靖县靖水乡卫生院　滕民维。

**方2：**

药物：鲜鲫鱼头 1 个。

用法：将鱼头焙干，研细末，用一半敷在患处，另一半用酒冲服，日用 1 次，一般用 2～3 次可愈。

忌：生冷、辛辣。

献方人：永顺县勾哈乡胜利村　向家湘。

**方3：**

药物：钓杆草 15 克，青浮萍 15 克，小人参 15 克，散血莲 10 克，金钩连 10 克，铁马鞭 15 克，白糖

10 克。

用法：水煎，日 1 剂，先白糖内服，分 2 次服。

忌：辛辣、生冷、魔芋等。

献方人：保靖县清水乡卫生院　彭官福。

## 冷脉药

### （相当于西医的妇女避孕药）

药物：绿豆 250 克，石膏 200 克，鸡蛋清 12 个。

用法：将石膏研粉与鸡蛋清调成糊状。在来月经时服用，服到月经干净。用绿豆水冲服，连用 3 个月经周期，可绝育。

忌：生冷、辛辣。

献方人：永顺县官坝乡官坝村　向金芝。

## 打胎

### （相当于西医的人工流产）

药物：红娘 1 只，巴豆 2 个，乌头 1 个，麝香 0.5 克，茶油 20ml。

用法：前二味药用茶油炸后，与后二味药一起研细末，再放入茶油共研，然后用开水冲服，日 1 次。

忌：辛辣、生冷。

献方人：永顺县勾哈乡胜利村　向家湘。

# 第五节　五官科

## 小儿白口疮症

### （相当于西医的口腔炎）

药物：蚯蚓 3～5 条，胡椒 12 粒。

用法：共捣烂外敷涌泉穴，男左女右，敷药一个晚上可愈。

忌：生冷，发物。

献方人：龙山县卫生局　夏声鹏。

## 蛾子症

### （相当于西医的急性扁桃体炎）

**方1：**

药物：地胆 10 克，樟脑 10 克，梅片 10 克。

用法：上药研细末，先用瓦针把泡刺破，然后用小竹筒把药吹到患处，日 2 次。

忌：生冷、发物。

献方人：保靖县梅花乡大田村　向天明。

**方2：**

药物：双蝴蝶5克，手指甲2克，蜘蛛网1克。

用法：共焙干，研细末，用细竹筒吹入患处，2次可愈。

忌：辛辣、生冷、牛肉、羊肉。

献方人：永顺县泽家乡卡锁村　李芳生。

**方3：**

药物：蚕子(蚕茧)5个。

用法：先将蚕子在水中煮一下，晾干，用时在火中烧(烧过性无烟子为度)，用稻草筒吹入患处。日2次，一般2天可愈。

忌：生冷、辛辣。

献方人：永顺县连洞乡卫生院　谢茂涵。

### 失明症

### （相当于西医的失明）

药物：木香6克，地胆6克，地罗汉6克，蚂蝗3条，土狗3条，白酒100ml。

用法：泡白酒100ml，3天后服用，每次服用一匙羹，日3次。

忌：辛辣、发物。

献方人：保靖县梅花乡大田村　向天明。

### 灌蚕耳症

### （相当于西医的中耳炎）

药物：地散珠5克，麝香0.2克。

用法：焙干，碾成细末，将药蘸在棉花上放入患耳中，一天上1次。

忌：生冷，辛辣发物。

献方人：桑植县南岔乡岩鸭村　彭幺妹。

### 白云窜珠症

### （相当于西医的白内障、角膜炎）

药物：梅片5克，鸭色5克，麝香0.2克，硇砂0.8克，炉甘石3克，香油10克。

用法：先将香油稍炸一下，然后将上几味药研细末，加入香油中，用鸡毛沾上药涂患处，日2次。

忌：辛辣、羊肉、牛肉。

献方人：永顺县王村镇趴壳村　刘海云。

### 翳子

### （相当于西医的角膜炎）

药物：蚊哈(棓子)50克。

用法：蚊哈焙干研细末，每次用10克，倒入缸子中，用开水500ml冲，再用一节竹筒，长7～8寸左右，将竹筒一端放入缸子中，令患者用口含住竹筒另一端，舌头抵住竹筒。另外用被子把头盖上，眼睛闭着，口不能张开，不能吸水，坚持5分钟(冬天时间长些，热天时间短些)。治2～3天，翳子可消退。

忌：牛肉、羊肉、辛辣。

献方人：永顺县桃子溪乡卫生院　童光明。

### 火眼症

### （相当于西医的结膜炎）

药物：黄瓜藤10克，满天星10克，鸡蛋清1个。

用法：前二味药洗净，捣烂，加鸡蛋清调敷患处，日换药1次。

忌：生冷、辛辣。

献方人：永顺县三家田乡牛角山村　彭运香。

### 螃蟹戏珠症

### （相当于西医的角膜溃疡）

药物：钓鱼草5克，观音莲5克，六月凉5克，小血藤5克，铁蒿子5克。

用法：洗净，捣烂，外敷在眼睛周围及太阳穴处，日换药1次。

忌：辛辣、牛肉、羊肉，酒、螃蟹。

献方人：桑植县南岔乡回龙村　罗顺芝。

### 鼻塞

### （相当于西医的鼻炎、过敏性鼻炎）

药物：女儿红15克，水黄莲15克，鸡爪黄连10克，地胡椒10克，苍耳子10克，薄荷10克，辛夷10克。

用法：水煎，日1剂，分2次内服。

忌：辛辣、牛、羊肉、魔芋豆腐、虾子等。

献方人：保靖县梅花中学　蒋国粹。

### 眉毛风

### （相当于西医的额窦炎）

药物：九龙角50克，白酒100ml。

用法：九龙角打碎，泡白酒，外擦患处，日3次。

忌：辛辣、牛肉、羊肉、虾子、魔芋等。

献方人：保靖县梅花中学　蒋国粹。

### 鼻出血症

#### （相当于西医的鼻黏膜出血）

药物：小槐花(草籽)15克。

用法：水煎，日1剂，分2次内服。

忌：辛辣，羊肉等。

献方人：永顺县首车区医院　向贤胜。

### 牙痛症

#### （相当于西医的龋齿、牙周炎）

药物：生石膏10克，荆芥10克，岩防风10克，生地黄10克，升麻10克，甘草6克，青皮10克。

用法：水煎，日1剂，分2次内服。

### 蚁症

#### （相当于西医的咽后壁淋巴滤泡增生）

药物：梅片5克，苋菜根10克，竹子上长的蟊子5克，香油2ml。

用法：焙干，研细末，用小竹筒放药吹患处，日3次。

忌：辛辣、生冷、发物。

献方人：保靖县黄连乡清风村　向安平。

## 第六节　皮肤病

### 漆疮症

#### （相当于西医的土漆过敏）

**方1：**

药物：①鬼箭羽(六月凉、卫茅)。

用法：上药150克左右，水煎后洗患处，一日2次(只能在漆疮未溃烂时使用)。

②溃烂后，用河中的螃蟹2只，懒篱笆树根20克。

用法：洗净，捣烂外敷患处，日1次。

忌：辛辣食物。

献方人：龙山县石碑乡红桥村　兰林生。

**方2：**

药物：八月瓜30克，鬼箭羽30克，樟木树30克，杉树皮30克，号筒杆30克。

用法：水煎，外洗患处，日2次，一般3～5天可愈。

忌：辛辣、牛肉、羊肉、狗肉。

献方人：永顺县松柏乡陈家村　向岳南。

### 腰带疮症

#### （相当于西医的带状疱疹）

**方1：**

药物：红辣蓼叶30克。

用法：洗净后，嚼烂，外敷患处，日换药1次。

忌：辛辣之物。

献方人：桑植县五道水镇岔角溪村　潘宗敬。

**方2：**

药物：

方①：蛇泡叶20克，酒精100ml。

用法：蛇泡叶切碎加入酒精中泡后，擦患处，日3次。

方②：蛇皮1尺长左右，桐油50克。

用法：将蛇皮烧存性与桐油调敷患处，日2次。

忌：辛辣食物。

献方人：永顺县王村镇小寨村　向西云。

**方3：**

药物：无娘藤10克，苦瓜叶10克，铁马鞭10克，茶油10ml。

用法：上药焙干，研细末，调茶油外涂患处，日2次，3天可愈。

忌：辛辣。

献方人：永顺县对山乡积宝村　彭正相。

**方4：**

药物：无娘藤20克。

用法：捣烂外敷患处，日换药1次，冬天用干品碾末外敷。

忌：辛辣、牛、羊、狗肉。

献方人：永顺县艾坪乡宝塔村　彭武权。

### 牛皮癣症

#### （相当于西医的神经性皮炎）

**方1：**

药物：藜芦、苦参各适量。

用法：切片，烘干，碾细末，用时，将患处洗净，去痂，将药粉撒在疮面上，一日1次。

忌：牛肉、狗肉、羊肉。

献方人：龙山县新城乡新龙桥村　易传授。

**方2：**

药物：斑蝥 5 只，红娘 5 只，砒石 5 克，香油 15 克。

用法：前二味药烤干去翅膀、足，与砒石一起碾细末调香油，外涂患处。先用盐水洗疮面，再涂药，日 2 次。

忌：蛋类、发物。

献方人：龙山县桶车乡乡井村　夏家培。

**方3：**

药物：糠油 5 克，艾绒 2 克，麝香 0.1 克，梅片 0.1 克。

用法：①糠油制作：用大瓷碗 1 个，碗上铺一层细竹片，再铺一层薄烧纸，然后在纸上放上细米糠 500 克左右，堆成宝塔形，上面再盖一层烧纸，在顶部用火点燃，待米糠燃烧毕，碗里流出的为糠油。

②艾的制作，艾叶揉成细绒、去末，加入麝香、梅片、拌匀。治疗时先把患处洗净，涂上一层糠油，然后在皮损的中间，用艾（已制作过）烧灸，愈后不复发。

忌：辛辣、牛肉、羊肉。

献方人：永顺县王村镇　刘海云。

**方4：**

药物：雄黄 5 克，樟脑 5 克，巴豆 5 克，梅片 5 克，硫黄 5 克，花椒 5 克，茶油 20ml。

用法：前六味共研细末，用茶油调后，擦患处。日 2 次。

忌：牛肉、羊肉、狗肉。

献方人：永顺县泽家乡卡镇村　李芳生。

**方5：**

药物：樟脑 10 克，雷蜂子窝 30 克，白酒 50ml。

用法：将前二味药焙干，研成粉末泡白酒，外擦患处，日 2 次。

忌：辛辣、牛肉、魔芋等

**方6：**

药物：打破碗花花 30 克，血蜈蚣 30 克，蜈蚣 2 条，千脚虫 2 条，蛋清 1 个。

用法：前二味药，切碎、水煎 20ml，将蜈蚣、千脚虫捣烂，后加入蛋清，药水调均后，敷患处。敷药前在伤处擦一次酒精，再敷药，日换药 1 次，一般 1 个星期可愈。

忌：辛辣。

献方人：保靖县比耳乡他不村　贾兴隆。

## 癣症

### （相当于西医的体癣）

药物：羊毛大黄（土大黄）适量。

用法：将羊毛大黄叶适量在火中，烧出水，用此水擦患处，日 3～4 次。

忌：辛辣，牛肉、羊肉、虾子。

献方人：保靖县黄连乡清风村　向安平。

## 陈疤烂疮

### （相当于西医的大疱性皮炎等）

药物：米糠 200 克，梅片 10 克，樟脑 10 克，桐油 5ml。

用法：用一大碗，把米糠放入碗中，上面盖一张纸压紧，然后点火烧成灰后，加梅片、樟脑、桐油调敷患处，日 2 次，特效。

忌：辛辣。

献方人：永顺县王村镇人　刘海云。

## 丹毒

### （相当于西医的丹毒）

药物：雄黄 10 克，枯矾 1 克，百草霜 10 克，鱼腊叶 10 克。

用法：鱼腊叶烤干，与前三味药研末，用香油调敷患处，日次 2 次。

忌：辛辣食物。

献方人：保靖县野竹乡那洞村　谭国华。

## 干疮闹

### （相当于西医的疥疮）

**方1：**

药物：细鱼腊 10 克，梅片 5 克，黄丹 5 克，硫黄 5 克，花粉 10 克，茶油 10ml。

用法：上药焙干，研细末，调茶油，外涂患处，日 3 次。

忌：辛辣、牛肉、羊肉。

献方人：永顺县高坪乡卫生院　彭兴庆。

**方2：**

药物：明矾 10 克，花椒 10 克，硫黄 20 克，大葱 2 根，白萝卜 1 个，猪油 15 克。

用法：将白萝卜切开两半，中间挖空，把前三味药放入萝卜中，再将萝卜合拢，埋在红灰中煨半小时后，取出，加入葱、猪油捣烂，外擦患处，日 2 次。

忌:辛辣、牛肉。

献方人:永顺县勺哈乡胜利村  向家湘。

## 巴骨肌

### (相当于西医长在膝关节下的清水疮)

药物:散血草 10 克,六月凉(鬼箭羽)10 克,黄瓜香 10 克,满天星 10 克,夏枯草 10 克,蒲公英 10 克。

用法:上药洗净,捣烂外敷患处,日换药 1 次。

忌:辛辣、牛肉、羊肉。

献方人:永顺县三家田乡牛角山村  彭运香。

## 烫火伤

### (相当于西医的烧伤水烫伤)

**方 1:**

药物:大刺茄子根 50 克,蛋清 2 个。

用法:将药物洗净,捣烂和蛋清外敷患处,敷药将伤口消毒再敷药,日换药 2 次。

忌:辛辣、牛肉、羊肉、狗肉、雄鸡、鲤鱼、黄鳝等。

献方人:保靖县梅花乡  蒋国粹。

**方 2:**

药物:野鸡泡叶、香油。

用法:干鲜均可,药物适量,焙干研细末,先将伤口用盐水洗净,再涂一层香油,上面撒上药粉,日 1 次。

忌:蛋类、发物。

献方人:龙山县新城乡新龙桥村  易传授。

## 疔毒

### (相当于西医的疖肿)

**方 1:**

药物:臭牡丹 10 克,灯笼草 10 克,水灯草 10 克,铁马鞭草 10 克,桑树皮 10 克,三月泡蔸 10 克,紫苏叶 10 克。

用法:水煎,日 1 剂,分 2 次内服。

加减:疔长在上部的加天丁 10 克,疔长在下部的加牛克西 10 克,头部乌色的加藿麻草 10 克。

忌:辛辣、羊肉、牛肉、狗肉等。

献方人:永顺县首车医院  向贤胜。

**方 2:**

药物:铺地莲 10 克,火巴药 10 克,一支黄花 10 克,黄瓜香 10 克。

用法:上药洗净,捣烂外敷患处,日换药 1 次。

献方人:保靖县马王乡岩寨村  田仁恩。

## 节骨疔

### (相当于西医的关节处长疖)

药物:救命粮 10 克,地五爪龙 10 克,半边钱 10 克。

用法:上药洗净,捣烂,外敷患处,日换药 1 次。

忌:辛辣,鸡蛋、牛肉、羊肉。

献方人:永顺县首车乡卡摄村  彭长运。

## 皮肤瘙痒

### (相当于西医的皮肤瘙痒症)

药物:山胡椒根皮 20 克,大金刀籽 20 克,地胡椒 20 克,九里光 20 克,茶油 30ml。

用法:上药切碎焙干,研细末调茶油,外擦患处,日 1 次。

忌:辛辣,牛肉、羊肉。

献方人:保靖县清水乡卫生院  彭官福。

# 第五篇　学术论文

# 第七章

# 学术论文

## 水桃丸治疗乙型肝炎 374 例疗效观察

乙型肝炎是世界公认的三大疑难症之一,而我国是乙肝病高发区,全国约近 1 亿人感染过乙肝病毒,乙肝带菌者、乙肝患者约 3000 万人。HBV 的传播途径主要是体液传播,母婴传播和血制品输血传播。严重的影响患者的身体健康。一旦患了乙肝,出现肝功能损害,不及时抗病毒护肝治疗,几年或十几年肝细胞严重破坏,继而形成肝纤维化、肝硬化,出现代偿性肝硬化,失代偿期肝硬化,约有 1%～6% 发展为肝细胞性肝癌。目前乙肝的治疗很棘手,治疗效果差,还没有一种药物能在短时间内把乙肝病毒杀灭,所以乙肝的治疗是世界上的难题。目前治乙肝病毒的药物拉米夫定、干扰素、阿德福维酯等,使用周期长,费用高,易反弹。我们从土家药单验方中筛选出一种治乙肝的有效方剂——水桃丸,近 3 年来在我院门诊及住院部病房治疗乙肝患者 374 例,临床疗效显著,现总结如下。

### 1. 临床资料

1.1 一般资料:374 例患者中,年龄最小的 8 岁,最大的 78 岁,平均 51 岁;病程最短 3 个月,最长的 21 年;土家医辨证分型,湿热黄疸型 140 例,瘀血阻滞型 95 例,精气亏虚型 75 例,虚实夹杂型 64 例;肝功能异常的 113 例。HBsAg 阳性 374 例,HBsAb阳性 1 例,HBeAg 阳性 257 例,HBeAb 阳性 222 例,HBcAb 阳性 351 例。

1.2 诊断标准

①患者血液化验,HBsAg、HBeAb、HBsAb、HBcAb其中三项以上阳性的 DNA 测定含量增高。

②临床表现起病较慢,全身乏力,食欲不振,口干,口苦,肝区不适,一部分出现黄疸,一部患者出现皮疹、关节痛,小便色黄。

### 2. 治疗方法

水桃丸,由我院药剂科制剂室将土家药各适量,加工制成小蜜丸,内服每次 6 克(50 丸),日 2 次,1 个月为 1 个疗程。水桃丸组方:水黄连、洋桃根、山鲤鱼、鸡合果、女儿红、美人蕉、枸杞子、黄芪、女贞子、腹水草、毛耳朵。其功效可清热解毒、疏肝理气、活血祛瘀、利胆退黄。

### 3. 疗效判断标准

治愈:临床症状及体征消失,肝功能正常,乙肝五项大三阳转小三阳,乙肝病毒含量测定<500。

显效:临床症状及体征基本消失,肝功能正常,乙肝大三阳转小三阳,乙肝病毒含量测定>500。

好转:临床症状及体征较治疗前减轻,谷丙转氨酶、胆红素偏高,乙肝病毒含量测定>500。

无效:临床症状及体征无改善。

### 4. 治疗结果

治疗前后肝功能恢复的比较,见表1。

**表1**

| 项目 | 湿热黄疸（例） | 瘀血阻滞（例） | 精气亏虚（例） | 虚实夹杂（例） | 合计（例） |
|---|---|---|---|---|---|
| 治疗前 | 57 | 19 | 18 | 19 | 113 |
| 治疗后 | 2 | 5 | 8 | 5 | 20 |

肝功能恢复正常113例，恢复率82.3%。

治疗前后表面抗原转阴的比较，见表2。

**表2**

| 湿热黄疸 | | 瘀血阻滞 | | 精血亏虚 | | 虚实夹杂 | |
|---|---|---|---|---|---|---|---|
| 治前 | 治后 | 治前 | 治后 | 治前 | 治后 | 治前 | 治后 |
| 145例 | 138例 | 88例 | 84例 | 77例 | 49例 | 64例 | 60例 |

转阴23例，转阴率5.69%。

治疗前后e抗原转阴比较，见表3。

**表3**

| 湿热黄疸 | | 瘀血阻滞 | | 精血亏虚 | | 虚实夹杂 | |
|---|---|---|---|---|---|---|---|
| 治前 | 治后 | 治前 | 治后 | 治前 | 治后 | 治前 | 治后 |
| 45例 | 43例 | 24例 | 22例 | 22例 | 20例 | 21例 | 20例 |

转阴10例，转阴率6.25%。

分型疗效比较，见表4。

**表4**

| 症型 | 病例（例） | 痊愈（例） | % | 显效（例） | % | 好转（例） | % | 无效（例） | % |
|---|---|---|---|---|---|---|---|---|---|
| 湿热黄疸 | 140 | 13 | 9.2 | 71 | 50.71 | 50 | 35.71 | 6 | 4.29 |
| 瘀血阻滞 | 95 | 3 | 3.1 | 31 | 32.63 | 54 | 56.85 | 7 | 7.37 |
| 精血亏虚 | 75 | 2 | 2.67 | 20 | 26.17 | 40 | 53.33 | 13 | 17.33 |
| 虚实夹杂 | 64 | 1 | 1.56 | 12 | 18.75 | 37 | 57.81 | 14 | 21.88 |

总有效率89.3%。

## 5. 讨论

土家医鸡窝瘟相当于现代医学的急慢性乙肝，多由邪气侵入中元肝胆或内邪阻于中元所致，是一种比较难治的疾病，其主要表现为，胁下胀痛、疲乏无力、目黄身黄、小便黄、饮食减退、面色晦暗，重者出现腹大如鼓。

水桃丸是从土家医单验方中筛选出的一种治乙肝的有效方剂，其功能：疏肝理气，养肝、活血祛瘀、行气止痛，可降胆红素，降转氨酶，使部分患者乙肝五项

转阴，大三阳转为小三阳，改善饮食，提高生活质量，增强机体的免疫功能，延缓肝纤维化、肝硬化的进程。水桃丸有补虚泻实，达到泻不伤正，补不留邪，调节人体三元功能平衡，达到治疗目的。

乙肝，按土家医分为四型：即湿热黄疸型、瘀血阻滞型、精气亏虚型、虚实夹杂型。根据资料分析，湿热黄疸型疗效最好，有效率达95.71%；瘀血阻滞型次之，有效率达96.53%；精气亏虚型第三位，有效率达82.67%；虚实夹杂型最差，76.12%。水桃丸使部分患者表面抗原转阴，资料表明转阴率为5.69%，对乙肝e抗原部分转阴，转服率为6.25%。

从以上资料分析，水桃丸不仅有恢复肝功能作用，还有抗病毒作用，有提高机体的免疫功能作用。

水桃丸临床观察374例，无副作用，未出现不良反应，总有效率达89.3%，是目前土家医治肝病的有效良方，有待进一步的研究。

此文载于《中国医学科学》杂志，2011年第20期

其他作者：李志国，彭芳胜，刘文杰，蔺桂莲，田贵清，杨庆，邓显平

# 消臌丸治水臌症105例疗效观察

土家医所述之水臌症，是临床上常的危重病症（相当于西医所论述的肝硬化腹水），原因复杂，多有HBV和HCV感染或慢性酒精中毒或寄生虫感染等引起。一旦出现门脉高压，肝功能损害，腹水产生，就已形成肝纤维化、肝硬化，代偿期或失代偿期，治疗作用差，难以逆转，死亡率高。我们采用消臌丸治疗水臌症临床观察效果。现报告如下：

## 1 资料与方法

### 1.1 诊断标准

参照全国高等院校中医内科学教材臌胀的诊断标准和分期为标准，结合土家医诊断分型标准。

### 1.2 一般资料

105例水臌症患者均系我院近3年来的住院患者及门诊患者，其中住院患者96例，门诊患者11例；男性82例，女性23例；病史最长的23年，最短的2个月；年龄最大的80岁，最小的8岁，平均年龄53岁；腹胀96例，乏力58例，纳差的101例，腹疼的21例，肝功能异常的91例；其中谷丙转氨酶升高的71例，总胆红素升高的68例，直接胆红素高的71例，总

蛋白降低的 42 例,白蛋白降低的 53 例,球蛋白升高的 26 例,白球比倒置的 57 例,肾功能异常的 28 例,电解质紊乱的 42 例,血脂异常 11 例,小便常规异常的 28 例,血常规异常的 21 例。

土家医将水臌症辨症分型为 6 型,即实毒症 16 例、虚毒症 9 例、水毒泛滥症 28 例、热毒内扰症 12 例、血毒郁结症 17 例、虚实夹杂症 18 例。

### 1.3　治疗方法

消臌丸由土家医药山鲤鱼、山黄连、尿珠子根、克马草、猪苓、腹毛、泽泻、遍地黄、鸡合果等药组成。按照一定的比例,由我院药剂科制剂室加工成小蜜丸,内服,每次 6 克,日 2 次,忌食牛肉、猪娘肉、魔芋豆腐、虾子、雄鸡、鲤鱼等发物。

### 1.4　疗效标准

显效:腹水基本消退、腹胀缓解、饮食改善,胆红素基本恢复正常,转氨酶基本正常,小便正常。

好转:腹水减少,腹胀减轻,饮食有所改善,胆红素有所下降,转氨酶有所降低,饮食稍有改善。

无效:腹水无变化或加重,腹胀无改善,饮食无味,胆红素无变化或升高,转氨酶无变化或升高。

## 2　治疗结果

| 症型 | 病例 | 显效 | % | 好转 | % | 无效 | % |
|------|------|------|------|------|------|------|------|
| 实毒症 | 16 | 6 | 37.5 | 7 | 43.75 | 3 | 18.75 |
| 虚毒症 | 9 | 3 | 33.32 | 4 | 44.45 | 2 | 22.22 |
| 水毒泛滥 | 28 | 11 | 39.29 | 12 | 42.86 | 5 | 17.85 |
| 热毒内扰 | 12 | 3 | 25 | 7 | 58.33 | 2 | 16.67 |
| 血毒郁结 | 17 | 4 | 23.53 | 10 | 58.82 | 3 | 17.65 |
| 虚毒夹杂 | 18 | 3 | 16.67 | 10 | 55.55 | 5 | 27.78 |

## 3　讨论

土家医所述水臌症是临床常见的危重病,多由感受湿热毒气或长期大量饮酒或患病毒性肝炎治疗不当,转为慢性迁延不愈而成水臌症,其症见腹胀,腹部隆起,青筋显露,下肢水肿,胁下痛,全身乏力,纳差,小便短少而黄,面色晦暗,身起蜘蛛痣等。

消臌丸是土家医治水臌症的经验方,其功能健脾益气,利水渗湿,化瘀通络,适用于肝硬化引起的腹水。作用为消腹水,消臌胀,消下肢水肿,恢复肝功能,降转氨酶,降胆红素,改善饮食,增强机体的免疫

功能,延缓肝纤维化、肝硬化的进程,提高生活质量。消臌丸有驱邪不伤正,攻补兼施,调节阴阳平衡,达到治疗目的。

水臌症,土家医辨证分 6 型,早中期有:实毒症、虚毒症,中晚期有水毒泛滥、热毒内扰、血毒郁结、虚实夹杂等。在治疗过程中实毒症效果最佳 81.35%,改善症状快,虚实夹杂症效果差 71.99%。

消臌丸临床观察治疗 105 例,副作用少,未出现不良反应。总有效率达 80.95%,是目前土家医治水臌症的有效方药,值得推广应用。

此文载于《中国民族医药杂志》,2011 年 12 期

其他作者:彭芳胜、李志国、刘文杰、蔺桂莲、田贵清、杨庆、邓显平

## 土家医治肝病的思路

我院关厢门分院被列为国家"十一五"重点肝病专科建设单位。以土家医药理论为指导,将土家乙肝病(鸡窝瘟)进行辨证分型证治,把土家医治肝病的理、法、方、药,收集整理,规范化。撰写土家医治肝病论文 3 余篇,继承和发扬了土家族医药理论,创新和丰富了土家族医药学术思想,土家族医药理论体系不断充实完善。土家医药治肝炎,在本地周边有一定的影响力,现将其主要学术思想论述如下。

### 一、病因

认为乙肝病(鸡窝瘟)发病主要原因是邪气所致,肝位于中元,居排叉骨后方,主水精谷精的生成,为人体营养物质之源泉,水精、谷精供给三元、十窍、筋脉、肢节各种所需的营养物质。一旦肝受邪气所侵,人体所需要的营养物质匮乏,就会出现面色萎黄、身黄、身倦乏力、消瘦、小便黄等。

1. 湿热邪气:因久住潮湿之地或久在高热之处作业,大汗不止,湿热之邪入侵中元、肝胆,肝不受湿热,肝受湿热之邪困扰,水谷之精气煎熬。全身营养物质供养不足,出现身目发黄,神疲乏力,饮食无味,小便深黄。

2. 饮食之邪:进食辛温之物或不洁之物,使中元肝胆受损,肝失疏泄,水谷精微不化,出现腹胀、厌油、厌食、恶心呕吐、大便稀、小便黄。

3. 酒邪:因长期酗酒或过量饮酒,使中元肝胆被酒邪所困扰,水谷运化失调,湿热内生阻滞于肝胆,出

现右胁下痛,身目发黄,不欲饮食,口干、口苦、无力、小便黄等。

4. 瘟毒之邪:受外界温毒的侵袭,有传播性,肝脏比较娇气,瘟毒侵袭,首先伤及肝脏,使肝不化水谷精微,而致出现发热,目黄,身黄,全身无力,腹胀,纳呆,小便黄。

5. 内邪阻滞:因怄气,使气血阻滞,肝失调达,水谷之精不化,出现右胁下刺痛,面色晦暗,右胁下痞块,身起蜘蛛痣,饮食差,肌肤甲错。

土家医认为肝病主要由以上6种病因引起发病,有个别的因体虚房劳过度伤及肝所致肝病。

## 二、肝病的发病机理

土家医对肝的发病机理,不像西医那样,用生理病理检测手段阐明。但土家医对肝的认识有一定的理论根据。

1. 认为肝病的发病机理主要是人体上、中、下三元与自然界天、地、水相联系。上元:脑、心、肺与天相应。中元:肝、胆、胃与地相应。下元:肾、膀胱、生殖器与水相应。其中任何一种与相应的失去平衡,就会产生疾病,如中元与地失去平衡,相应的肝、胆、脾、胃,就会发生不同的疾病。因为中元得地气而生,地生万物,亦损害万物,肝在其中,地气过胜、太热、太湿、太寒、太燥均可使中元相应的受到不同的损害,只有地气滋润,不干、不燥,与中元之气相对平衡,中元之气才能旺盛,邪气不能侵入人体中元,疾病无从产生。一旦地气失调,中元之气相对不足,如地气过热、过燥、使中元肝气相对而产生热过胜,热胜肝受热扰,久之,肝胆湿热内蕴,热不得发泄,水谷精微干枯而产生一系列肝病症状,如发热、目黄、身黄、小便黄、口干、口苦,右胁下胀满,饮食减退,疲乏无力等。

2. 认为肝病发生与人的精神、情志有关。肝主情志,人的精神面貌好,工作顺心,与家庭、他人和睦,思想开朗,与世无争,保持良好的心态,肝气平和,疾病无从产生。相反的精神面貌差,工作不顺心,与人争吵、怄气,精神抑郁忧虑,久之伤肝,肝失调达,肝郁气滞,阻于中元,不得疏泄,肝失所养,而致肝病产生。

## 三、治肝以祛邪、扶正为主,饮食调养为辅

肝病均由邪气所致,邪有内邪外邪之分,外邪是由自然界的湿邪、热邪、瘟毒之邪过胜侵入人体,扰害中元之气,使中元之气失去平衡;内邪是由人体内三

元之气失常,导致气血阻滞,气滞血瘀,或情志失调,肝郁气滞而致肝病发生。

首先要辨清邪的性质是湿、热、瘟,还是情志所伤,是湿则祛湿;是热,则清热败毒;是瘟毒,败瘟除毒;是情志引起,则疏肝理气解郁。是酒所伤,则应禁酒,解酒毒。久病体虚的,则在祛邪的同时兼顾扶正,扶助三元之气,以扶中元之气为主。正气旺盛,邪气自然会消退。所以在治肝病的同时都要加用扶正药,正旺邪自去。气虚者:加土人参、白三七、肉罗汉。血虚者:加血当归、衣包、熟地。肾虚者:加枸杞子、糖罐子、八月瓜。肝阴虚者:加生地黄、麦门冬。阳虚者:加制附片、香树皮、干姜等。有的肝病单用祛邪药,效果欠佳,因尽用祛邪药有伤人体正气,祛邪药多为寒苦之类,用之过久,导致邪未去而正气伤。肝病多为慢性,患病时间长,十有八九都有虚的表现,所以在治肝病的时候,一定要注意祛邪不忘补虚。只有在急性期方可全用祛邪法,另外内邪所致肝病,祛邪不宜过猛,太猛亦伤正,尤以肝病后期出现水臌症时,祛邪宜慎用。以扶正活血破瘀为主。

在治疗肝病的同时,特别注意饮食调理,古人曰:"三分治疗七分调理",饮食宜清淡,多食用新鲜蔬菜,多吃水果、香菇、冬瓜、萝卜、白菜、黄瓜、苦瓜、豆制品。少吃腊肉、酸菜、辣椒、牛肉、魔芋豆腐、狗肉、羊肉、猪娘肉、椿尖、襄荷、霉豆腐。少吃甜酒,禁烟酒。饮食有规律,不宜过饱,也不宜过饥,定时、定量、定餐。调节情志,莫发怒,莫伤心,莫怄气,保持心态平稳,与世无争,莫做重体力活动,可以宜当活动,打太极拳、舞剑、做体操、慢步走等。饮食调理与药物治疗,往往起到意想不到的良好作用。

此文载于国家重肝病验收材料

## 对民族医张学友自拟止痛散止痛效果的临床观察

我们在民族医药调查中,发现了吉首市民族医生张学友。张学友,男,50余岁,他身残志不残,潜心研究民族医药20余个春秋,现在民族医生中享有一定的威望。开有民族医药诊所一间,前来就诊者,一天几十人次。有从广州、北京、上海等全国各地的疑难病患者慕名而来。他现在带有学徒5人,其中有本科毕业生,研究生。他主要治疗以各种癌症、风湿病、乙肝、腰椎病、糖尿病,肾病为专长。药物均制成小蜜丸

或散剂,价格低廉,每瓶药30~80元,可服用1个月。作用显著。张医生自制止痛散,治疗各种疼痛,尤以癌症疼痛,作用非常显著,由十几味民族药组成。以南星、震天雷为主药。研成散剂,每包约1.5克左右。用温开水送服。轻者服用1包可以止痛,重者一天服用2~3次。无毒副作用。一包价仅0.5元,据张医生介绍,已用于各种疼痛1000余例。有效率98%左右。我们将止痛散带回来用于几位癌症患者,确有其效。其中有一位肺癌晚期患者,每天用吗啡控释片,曲马多才能止痛,一天服用3~5次。我们给患者改用止痛散内服,停用吗啡控释片、曲马多,患者服用1包就能止痛,可管半天,一天服用2次,一次1包,能安静入睡。止痛散的作用确实神奇。我们与张医生协作,湘西州中医院关厢门分院作为止痛散临床研究基地,成立了研究小组。以潘永华为组长,张学友为顾问,并供应药,彭芳胜、刘文杰、李志国、杨德良为组员,对该药进行各种止痛作用的临床观察。现将近2年来临床观察小结如下:

表1　癌性痛

| 病名 | 肺癌 | | 肝癌 | | 肠癌 | | 子宫癌 | | 脑瘤 | | 胃癌 | |
|------|------|------|------|------|------|------|--------|------|------|------|------|------|
| 例数 | 16 | % | 6 | % | 9 | % | 4 | % | 3 | % | 8 | % |
| 近控 | 10 | 62.50 | 4 | 66.67 | 6 | 66.67 | 3 | 75.00 | 1 | 66.67 | 3 | 37.50 |
| 显效 | 3 | 16.67 | 1 | 16.67 | 3 | 22.22 | 1 | 25.00 | 0 | 33.33 | 2 | 25.00 |
| 好转 | 2 | 12.50 | 1 | 16.67 | 1 | 11.11 | 0 | 0 | 0 | 0 | 1 | 12.50 |
| 无效 | 1 | 6.25 | 0 | 0.00 | 0 | 0.00 | 0 | 0.00 | 0 | 0.00 | 2 | 25.00 |
| 有效率 | 93.75 | | 100 | | 100 | | 100 | | 100 | | 75.00 | |

表2　其他痛

| 病名 | 风湿病 | | 颈椎通 | | 头痛 | | 胆囊前 | | 胸前 | | 胃痛 | | 牙前 | | 痛经 | |
|------|--------|------|--------|------|------|------|--------|------|------|------|------|------|------|------|------|------|
| 例数 | 50 | % | 60 | % | 30 | % | 47 | % | 21 | % | 35 | % | 16 | % | 18 | % |
| 近控 | 40 | 80.00 | 32 | 53.33 | 25 | 83.33 | 25 | 53.19 | 6 | 47.62 | 18 | 51.43 | 11 | 68.75 | 7 | 38.89 |
| 显效 | 6 | 12.00 | 20 | 33.33 | 3 | 10.00 | 12 | 25.53 | 4 | 28.57 | 8 | 22.86 | 3 | 18.75 | 7 | 38.89 |
| 好转 | 3 | 6.00 | 6 | 10.00 | 2 | 6.67 | 8 | 17.02 | 1 | 19.05 | 6 | 17.14 | 2 | 12.5 | 3 | 16.67 |
| 无效 | 1 | 2.00 | 2 | 3.33 | 0 | 0.00 | 2 | 4.26 | 1 | 4.76 | 3 | 8.57 | 0 | 0.00 | 1 | 5.56 |
| 有效率 | 98.00 | | 96.97 | | 100.00 | | 95.74 | | 95.24 | | 91.43 | | 100.00 | | 94.44 | |

典型病例:

兰国英,女,58岁,居民,住湘西银都,全身关节痛,反复发作4年余,患者于4年前因淋雨后,出现四肢关节痛,认为是感冒所致,服用感冒药,但仍关节疼痛。经外院检查诊断为类风湿性关节炎,服用布洛芬、扑炎痛,痛可缓解。3年后,出现指关节肿胀,晨僵,疼痛加剧,服用诸药无效,痛不可止。多方求治,均未获效。最后改用泼尼松口服,痛止,服用半年后,全身发胖,面色潮红,心慌气促,关节肿胀仍存,不能停用激素,停用3天后痛复发,痛难忍,于去年8月来我院求治。患者双指关节肿胀畸形,握拳不拢。天气变化时加剧,心烦。痛苦病容,要求服中药治疗。查舌质红,苔薄黄,脉细数。中医诊为尪痹,寒湿瘀久化热之象。给与服用止痛散每日2次,1次1包,加中药

尪痹汤加减。在服药期间停用激素,现生活能自理。

讨论:

止痛散经观察无不良反应及毒副作用,使用安全可靠,老少皆宜。

止痛散对各种疼痛均有明显的疗效,但对胃痛的作用稍微差一些。

止痛散的作用机理尚不太明确,是否有抑制神经传导达到止痛作用,或抑制大脑痛觉中枢起到止痛作用,但按民族医讲,是由于通络、赶气、活血止痛。

止痛散对癌性疼痛作用强,在某种程度上可取代吗啡、度冷丁、曲马多等毒性止痛药。

止痛散是一种理想的民族药制剂,其作用机制有待进一步的研究,有着广阔的发展前景,将为民族医药的发展开发利用起到应有的作用。

此文载于《全国民族医药养生保健研讨会论文集》,2011 年

其他作者:潘黎

# 自拟"水桃 10 味汤"治疗乙型肝炎 35 例疗效观察

近 3 年来,笔者从土家医民间治乙型肝炎验方中筛选出一基本方,定名为"水桃 10 味汤"。

经 35 例临床观察疗效满意,现将其报道如下:

## 1. 临床资料

1.1 一般资料:35 例中男性 26 例,女性 9 例;年龄最大的 67 岁,最小的 6 岁;病程最长的 23 年,最短的 2 个月;乙肝 5 项检查:HBsAg、HBeAg、HBeAb 3 项阳性者 13 例,HBsAg、HBeAb、HBeAb 3 项阳性者 9 例,HBeAB、HBeAb、HBsAh 3 项阳性者 7 例,总胆红素、直接胆红素增高者 8 例,谷丙转氨酶增高者 10 例。总蛋白降低、A/G 倒置的 6 例,肝硬化腹水 5 例,肝脾肿大者 12 例,黄疸者 7 例。

1.2 病例选择:本组病例均系我科住院及门诊病人,其中住院 28 例,门诊 7 例。

## 2. 诊断依据

按照最新国内外疾病诊断标准《全国病毒性肝炎专题学术会议修订》的诊断依据:

(1)血清 HBsAg 阳性或伴 HBeAg 阳性者。

(2)血清 HBsAg 阴性,但抗 HBeAb 阳性或抗 HBsAb 或抗 HBcAb 阳性者。

(3)血清 HBV、DNA 或 DNA 多聚酶或 HBeAg 或抗 HBeAb 阳性者。

(4)HBV 感染指标不明显或只有抗 HBc 项指标阳性。

以上 4 项中任何一项阳性就可诊断为乙型肝炎病毒感染。

## 3. 治疗方法

"水桃 10 味汤"基本方:水黄连 10 克、洋桃根 30 克、虎杖 20 克、七叶一枝花 15 克、赤芍 60 克、郁金 10 克、白花蛇舌草 15 克、半枝莲 15 克、白茅根 15 克、白芍 15 克。每日 1 剂,水煎服,日分 2 次内服。门诊患者,用上药做成大小蜜丸,每次 6 克,日 3 次。有肝硬

化腹水者加安体舒通,总蛋白低者补充白蛋白,有黄疸者补充能量合剂。12 岁以下小儿药量适当减量。

在治疗中基本方不变,根据不同临床表现随症加减。肝区隐痛者加元胡、苦楝子;黄疸深者加茵陈、田基黄;转氨酶增高者加垂盆草、五味子;饮食减退者加山楂、麦芽;肝硬化腹水者加炮山甲、丹参;神疲乏力者加土人参、黄芪;口苦而干者加黄栀子、柴胡;腹胀者加枳壳、木香。

## 4. 治疗结果

痊愈:体征消失,乙肝 5 项全部转阴,肝功能恢复正常,B 超无异常。痊愈 5 例,占 14.28%。

显效:体征基本消失,乙肝 5 项由大三阳转为小三阳,肝功能基本正常。显效 15 例占 42.9%。

好转:体征有所改善,乙肝 5 项中 HBeAb 转阴,肝功能有所好转,好转 11 例占 31.42%。

无效:体征无变化,乙肝 5 项无变化,肝功能无改善。无效 4 例占 11.42%,总有效率达 88.48%。

## 5. 典型病例

张某,男,28 岁,吉首市排绸乡供销社工人,患者因右胁下隐痛,身目俱黄 1 年半,加重 7 天,于 1999 年 5 月 10 日来我科住院治疗。患者先后在乡卫生院、市医院、个体诊所及草医等处多次诊治,其效果不佳。故急来我科。刻下:右胁下隐痛,腹胀,身目俱黄,头昏乏力,恶心呕吐,大便干结,小便黄如浓茶,纳呆,舌质红,苔黄厚,脉弦滑。体查:T:37.2℃,P:88 次/分,R:20 次/分,BP:14/8.5kPa。神清,形体消瘦,周身黄染,疲乏无力。心肺无异常,肝在肋下 3cm,腹部有移动性浊音,下肢轻度水肿。化验检查,谷丙转氨酶 1217U/L,总胆红素 312mmol/L,直接胆红素 176mmol/L,碱性磷酸酶 472mmol/L。乙肝 5 项:HBsAg、HBeAg、HBeAb 均为阳性。B 超:肝大、肝腹水、肝光点增粗。诊断:乙肝(活动期)肝细胞性黄疸。治则:扶正祛邪。治法:清热解毒,利胆退黄。方用"水桃 10 味汤"加味:水黄连 10 克、洋桃根 30 克、虎杖 20 克、七叶一枝花 15 克、赤芍 120 克、郁金 15 克、白花蛇舌草 15 克、半枝莲 15 克、白茅根 15 克、白芍 15 克、炮山甲 10 克、田基黄 20 克。每日 1 剂,分 2 次内服,1 个月为 1 疗程。配合西药用安体舒通 40 毫克,口服,日 3 次,肌苷片 0.4 克,口服,日 3 次,在必要时补充能量合剂,经服用 1 个疗程药后,复查

肝功能,谷丙转氨酶降至 342U/L,总胆红素降至 120mmol/L,直接胆红素降至 34mmol/L。乙肝 5 项复查 HBsAg、HBeAb、HBcAb 阳性,但 HBeAg 转阴。患者因经济困难,住院 1 个月后,带药回家治疗。经服药 3 个月后,于 1999 年 8 月 12 日,来我院复查,谷丙转氨酶 42U/L,总胆红素 18.4mmol/L,直接胆红素 11mmol/L,乙肝 5 项 HBsAg 阳性,现右胁下隐痛消失,周身俱黄已全部消退,腹水消除,精神转佳,饮食正常,二便正常。9 月中旬再次复查肝功能恢复正常,乙肝 5 项仅 HBsAg 阳性,现已返单位上班。

## 6. 讨论

采用土家族民间治乙肝验方,组成基本方,定名为"水桃 10 味汤",治疗乙肝患者 35 例,总有效率为 88.48%,方中以水黄连、洋桃根、七叶一枝花为主药,有疏肝理气、清热解毒、退黄等作用。现代药理研究,水黄连有抗病毒作用,对革兰阴性菌、革兰阳性菌、痢疾杆菌、大肠杆菌、肺炎球菌、幽门螺杆菌均有很强的抑菌作用。"水桃 10 味汤"不仅对乙肝有效。对甲肝、丙肝均有很好的疗效。此方价格便宜,无副作用,疗效显著,有待进一步探讨。

此文载于《中国民族民间医药杂志》,2001 年总 48 期

其他作者:向晟

## 土家药克马草的临床之妙用

我们在民族医药调查中,发现土家医用克马草治疗多种疾病,疗效神验,经过 10 多年的临床验证,对某些疾病确有其很好的疗效。现介绍如下:

克马草,我州田边地角到处皆是,随手可采。克马草,别名车轮草,车前草。车前属植物。味甘淡,性寒。功效有利尿、清热、镇咳、强壮的作用。主治肾水肿、泄泻、尿路感染、外感咳嗽、青光眼、细菌性痢疾、糖尿病、痔疮、各种结石等。

### 1. 治疗小儿百日咳

用克马草根 3～5 蔸,洗净,捣烂,放一瓷碗中,另用一黄蛤蟆放于药中,再扑上一个碗,从缝中渗入开水大半碗,待 15 分钟后,揭开盖碗,去渣及小蛤蟆,令患者将药液服下,日 1 次,连用 3 天可愈。

### 2. 治肾炎水肿

克马草 15 克、包谷须 10 克、虫衣 5 克、斑鸠窝 15

克尿珠子根 15 克、黄柏皮 10 克、三月泡 10 克、丝棉皮 15 克、紫草根 10 克,甘草 6 克。水煎服,日 1 剂,分 2 次内服,连用 10 日至 1 个月。一般 3 天内开始消肿。

### 3. 治疗湿热泄泻

克马草(鲜)全草,5～7 蔸洗净,切碎,煎水服,1日 2 次,连用 1～3 天后可愈。

### 4. 治疗 2 型糖尿病

克马草 15 克、斑鸠窝 15 克、土党参 10 克、野葛根 20 克、玄参 10 克、黄柏皮 10 克、生黄芪 15 克。上药为一剂量,日 1 剂,分 2 次内服。可连用 7 天至 2个月。

### 5. 治泌尿系结石

克马草 20 克、斑鸠窝 15 克、巴岩姜 10 克、尿珠子根 15 克、化金石 3 克、茅草根 15 克、鸡合子 15 克、千年老鼠屎 8 克。

水煎服,日 1 剂,分 2 次内服。

注:化金石,有小毒,不能久服,一般服用 10 付左右即停用或结石排出即停用。服药期间患者多活动,多饮水,有利于结石排出。

### 6. 治疗高血压

克马草 10 克,用法:每天 10 克,放入茶杯中,用开水泡 1 小时后频频服用,可连用几个月,对 1、2 级高血压病有效。

### 7. 治外痔及肛裂

克马草全草,鲜用 11～15 蔸,洗净切碎,用瓦罐煎 30 分钟后,去渣,用药水坐浴,日 1 次,连用 3～5天,一般 2 天见效。

### 8. 治妇女月经不调、痛经

克马草 15 克、血三七 10 克、月季花 10 克、土牛膝 10 克、鸡冠花 10 克、益母蒿 15 克、臭牡丹 10 克、人字草 10 克。

水煎服,日 1 剂,分 2 次内服,连用 7 天左右。

### 9. 治湿疹及外阴瘙痒

克马草 20 克、枯矾 6 克、炉甘石 10 克、儿茶 10克、梅片 4 克、黄柏皮 10 克。

用法:上药焙干,研末过 80 目筛,备用。将上药粉加入香油适量,调成糊状,外涂患处,日 2 次。涂用前,用双氧水将患处洗一次,再涂药。

### 10. 风湿热痹

克马草 15 克、爬山虎 10 克、岩泽兰 10 克、一点血 4 克、三百棒 10 克、岩麝 10 克、黑蚂蚁 10 克、替生

子 10 克、五花血藤 10 克。水煎服，日 1 剂，分 2 次内服。

注：服药期间忌食牛肉、羊肉、雄鸡、鲤鱼。

**11. 治口舌生疮**

克马草，用鲜草 3～5 兜，切碎，煎水 300 毫升左右，内服 1/3，另 1/3 含漱口，连用 3～5 天。

**12. 治尿路感染**

克马草根 5～7 兜，捣烂，用开水冲阴阳水内服，日 2 次，连用 3～5 天可愈。

**13. 治前列腺炎**

克马草 20 克、蚂蝗 4 克、斑鸠窝 15 克、黄柏皮 10 克、土牛膝 10 克、荞麦三七 10 克、水菖蒲 10 克。上药水煎服，日 1 剂，连服 1 个月左右。

克马草无毒副作用，价格低廉，作用可靠。

此文载于《中国民族医药杂志》，2004 年增刊

# 土家医烧麝治疗痛痹
# 128 例疗效观察

烧麝是土家医民间用来治疗"风湿痹症、腰腿痛"的传统外治法。笔者在土家族医药调查中，跟随土家族名医王长生学到祖传之烧麝法，近 6 年来，用烧麝治疗"痛痹"128 例，取得了满意疗效。现将其结果报告如下：

## 1. 临床资料

### 1.1 一般资料

本组病例全部系门诊患者。128 例中，男性 56 例，女性 72 例。年龄：10～20 岁的 9 例，21～40 岁的 32 例，41～60 岁的 87 例。职业：农民 81 例，工人 23 例，干部 18 例，学生 6 例。疼痛部位：腰痛 35 例，膝关节痛 34 例，踝关节痛 15 例，肩痛 12 例，腕关节痛 14 例。

### 1.2 实验室检查

化验：抗"O"阳性 52 例，血沉升高 25 例，类风湿因子阳性 3 例，尿酸增高 2 例。

### 1.3 临床诊断

西医诊断：风湿性关节炎 81 例，腰颈椎骨质增生 27 例，痛风 2 例，类风湿性关节炎 3 例，肩周炎 5 例，陈旧性关节挫伤 6 例，骨膜炎 4 例。病程最长的 41 年，最短的 1 周。

## 2. 药物与方法

### 2.1 药物制作

艾叶 10 克，焙焦，用双手反复搓揉半小时左右，将粉末全部去掉，剩下为全艾绒。另用梅片、麝香各 2 克共研细末。将 2 味药末倒入艾绒中充分搅匀，即为麝艾，放入密封之玻璃瓶中备用。

### 2.2 使用方法

先将患者的病情基本诊断清楚，然后根据疼痛部位选定穴位。一般腰痛选用肾俞穴、委中穴；颈痛选用大椎穴、风池穴；肩痛选用肩三贞、尺泽穴；腕关节痛选用外关穴、养老穴；膝关节痛选用内外膝眼，伏兔；踝关节痛选昆仑，解溪穴，足三里等。有的疼痛没有固定点，多选用阿是穴 1～2 处。

选定穴位后，令患者坐位或卧位，将穴位处显露，在选定的穴位上粘少许水，能使麝团黏附皮肤上，将揉成包谷子大小的宝塔形麝团，放在穴位上，然后用香或烟点燃麝团。医者用右手的拇指、食指在麝团的两侧皮肤上轻轻地摩擦皮肤，起到分散患者的注意力，减轻疼痛的作用。待麝团燃烧到皮肤时，患者有剧烈的疼痛难忍时，医者用右手大拇指粘点水，突然按压在燃烧的麝团上，并轻轻按揉几秒钟后松手，为烧好一灸麝。

## 3. 疗效观察

### 3.1 疗效标准

治愈：肢体关节疼痛消失，关节屈伸自如，遇寒无疼痛；

显效：肢体关节疼痛基本消失，关节屈伸基本自如，遇寒稍有疼痛；

好转：肢体关节在天气变化时隐痛，关节屈伸稍不利，遇寒时疼痛；

无效：肢体关节疼痛无好转，关节肢体屈伸不利，遇寒时疼痛加剧。

### 3.2 结果

用烧麝治疗痹痛 128 例，治愈 33 例，显效 71 例，好转 20 例，无效 4 例，总有效率为 96.88％。各部位痹痛临床疗效结果，见下表。

各部位痹痛治疗结果

| 部位 | 病例 | 治愈 | % | 显效 | % | 好转 | % | 无效 | % |
|------|------|------|------|------|------|------|------|------|------|
| 腰痛 | 35 | 8 | 22.86 | 18 | 51.43 | 8 | 22.86 | 1 | 2.85 |
| 膝关节 | 35 | 11 | 32.35 | 20 | 58.83 | 4 | 11.76 | 0 | 0 |
| 踝关节 | 18 | 6 | 33.33 | 10 | 55.56 | 2 | 11.11 | 0 | 0 |
| 颈部 | 13 | 2 | 13.33 | 8 | 53.33 | 2 | 13.33 | 1 | 6.66 |
| 肩部 | 13 | 3 | 25 | 6 | 50 | 2 | 16.67 | 2 | 16.67 |
| 腕关节 | 14 | 3 | 21.43 | 9 | 64.29 | 2 | 14.28 | 0 | 0 |

总有效率为:96.88%。

## 4. 讨论

烧麝是土家族民间现仍使用的一种外治法,其作用快,疗效好,副作用小。烧麝是利用经脉穴位与人体内在联系的原理,经过局部加温,使体内的风寒之气消散,起到温经散寒、行气止痛、宣痹的作用。方中麝香辛温,有芳香走窜,通关利窍,温经散寒之功。梅片辛苦,微寒,亦有开窍醒神、止痛、深透之功。艾叶辛苦温,散寒止痛,温经通络,有引火燃烧之功,三药并用加强了温经散寒止痛之功。烧麝因直接烧着皮肤,要适度,不要烧得太过,以免烧伤皮肤。烧后局部皮肤会起水泡,一般1周后自行消退。烧麝处不要打湿生水,以防感染。烧麝时有剧烈疼痛,有严重冠心病、高血压者,忌烧麝,以防心脏骤停或高血压中风。风湿热痹、行痹,不宜用此法。烧麝要避开浅表静脉血管,以防烧伤血管。烧麝疗效显著,但目前麝香昂贵,每烧一灸成本为10元左右,是否有其他药物代替麝香有待进一步研究。

此文载于《湖南民族医药研讨会论文集》,2005年

其他作者:潘黎

# 苦血汤治疗心脉瘀阻型胸痹98例疗效观察

摘要:目的:观察苦血汤治疗胸痹心脉瘀阻的疗效。方法:162例患者随机分为2组,观察组98例,用苦血汤;对照组64例,用复方丹参片,10天为1个疗程,3个疗程后统计疗效。结果:观察组:治愈率15.31%,显效30.61%,好转50%,总有效率95.92%;对照组:治愈率7.81%,显效23.43%,好转50%,总有效率81.24%。两组统计学差异有显著性(P<0.05),血脂比较差异有显著性意义(P<0.05)。结论:苦血汤对胸痹心脉瘀阻有很好的疗效。

关键词:苦血汤;胸痹;疗效

胸痹心脉瘀阻,相当于现代医学的缺血性心脏病,治疗比较棘手,易反复发作,笔者自1995—2003年,采用中药与民族药治疗胸痹心脉瘀阻患者98例,取得显著疗效,现总结如下。

## 1. 临床资料

1.1 一般资料:本组病例均为我院住院及部分门诊病例。162例中,男92例,女70例;年龄41~83岁,平均62岁;病程最短8天,最长25年,平均16.5年;在发作期均有不同程度的心电图改变。其中T波低平倒置43例,S-T段下移125例,房性早搏54例,室性早搏42例,心动过速33例,心动过缓的28例,心房纤颤9例,房室传导阻滞11例,右束支传导阻滞25例,左束支传导阻滞8例;心脏B超:左房扩大35例,右房扩大8例,左室扩大13例,右室扩大6例,全心扩大8例,二尖瓣关闭不全5例,主动脉硬化11例。实验室检查:胆固醇增高38例,高密度脂蛋白增高20例,低密度脂蛋白增高35例,甘油三酯增高68例;伴有血压增高58例,伴左心衰18例,右心衰6例;从事脑力劳动125例,从事体力劳动37例;有吸烟史52例;有饮酒史56例。两组一般情况及病情等统计学处理差异无显著性(P>0.05)。

1.2 诊断标准:两组162例均符合《中医病症诊断疗效标准》。

(1)中医诊断标准:胸痛、胸闷气短、心悸。中医辨证及证候判定标准:心脉瘀阻证:主证胸部刺痛,固定不移,入夜更甚。兼次证:胸闷心悸,时作时止,日久不愈或眩晕或因恼怒后心胸剧痛。舌象:舌质紫暗或有瘀斑,苔薄白或白腻或黄腻;脉象:沉涩或弦涩或结代。

(2)西医诊断标准:参照国际心脏病学会和协会及世界卫生组织临床命名标准化联合专题组报告《缺血性心脏病的命名及诊断标准》制定。

1.3 纳入病例标准:①符合胸痹,辨证为心脉瘀阻的患者。②间断性出现胸闷刺痛者。③心电图检查有阳性的患者。④年龄在41~85岁。⑤排除痰浊内阻,阴寒凝滞,气阴两虚,心肾阴、阳虚及真心痛患者。凡具备以上条件者纳入观察范围。

1.4 观察方法

1.4.1 分组方法:本组观察采用随机分组的方法,根据随机数字表,分为观察组和对照组。

1.4.2 观察例数:观察组 98 例,对照组 64 例。在治疗前停用一切治疗冠心病的西药,出现心绞痛、心衰、心律失常等危重情况时,按中西医结合原则治疗,积极处理并做为剔除病例的统计。

1.4.3 观察组:苦血汤是由苦参 15 克,血三七 10 克,一点血 8 克,甘松 8 克,赤芍 20 克,红花 7 克,土鳖 10 克,地龙 15 克,山楂 15 克,蒲黄 10 克,川芎 10 克,丹参 15 克等药组成一个基本方。可根据临床症状酌情加减,刺痛甚者加血竭,元胡、莪术;胸闷心悸者加五味子、枣仁、桂枝;痛连肩背者加葛根、薤白;胸闷气短者加郁金、厚朴、瓜壳。上药为一剂量,水煎,日分 2 次内服,10 天为一疗程,用药 3 个疗程。服药期间忌食牛肉、猪肉及辛辣之物。本方具有活血化瘀,行气止痛,养心复脉之功。

1.4.4 对照组:用复方丹参片,每次 3 片,日 3 次,本药由我院药剂科提供,系广西来宾金钱草药业有限公司生产。

1.5 疗效观察:在治疗观察中密切注意临床症状、体征的变化情况并及时记录,及时复查心电图、心脏 B 超、血脂等,根据化验及物理检查结果,临床症状体征,最后做出疗效判定。

疗效标准:临床治愈:主症与伴随症状消失,心电图、血脂复查正常;显效:主症与伴随症状均有明显改善,心电图、血脂基本正常;好转:主症与伴随症状均有改善,心电图、血脂复查有改善;无效:主症与伴随症状,均无改善或加重。心电图、血脂无变化。

1.6 统计学分析有效率比较用 $\chi^2$ 检查,两组均数比较用 t 检验,等级资料比较用秩和检验。

## 2. 治疗结果

见表1~表4。

**表1 治疗前后的心电图改善情况比较(例)**

| | | T波低平 | S-T段下移 | 房早 | 室早 | 室速 | 窦缓 | 心房纤颤 | 右束阻滞 | 左束阻滞 |
|---|---|---|---|---|---|---|---|---|---|---|
| 观察组 | 治疗前 | 25 | 75 | 36 | 29 | 21 | 17 | 6 | 15 | 5 |
| | 治疗后 | 7 | 25 | 10 | 8 | 6 | 12 | 4 | 13 | 4 |
| 对照组 | 治疗前 | 18 | 50 | 18 | 13 | 12 | 11 | 3 | 10 | 3 |
| | 治疗后 | 7 | 17 | 13 | 8 | 6 | 9 | 2 | 9 | 3 |

注:两组比较,差异无显著性($P>0.05$)。

**表2 两组治疗前后对血脂变化的比较(mmol/L)**

| 组别 | n | CH | | TG | | HDL-CH | | LKL-CH | |
|---|---|---|---|---|---|---|---|---|---|
| | | 治疗前 | 治疗后 | 治疗前 | 治疗后 | 治疗前 | 治疗后 | 治疗前 | 治疗后 |
| 观察组 | 98 | 5.33±2.16 | 4.68±1.68 | 1.92±0.78 | 1.62±0.43 | 1.27±0.87 | 1.60±0.65 | 3.29±1.13 | 2.5±1.32 |
| 对照组 | 64 | 5.43±2.28 | 5.16±1.67 | 1.97±0.89 | 1.92±0.52 | 1.30±0.38 | 1.37±0.38 | 3.24±1.36 | 3.18±0.84 |

注:两组比较 $P<0.01$,差异有显著性。

**表3 两组B超治疗前后改善情况比较(例)**

| 组别 | 左房大 | | 右房大 | | 左室大 | | 右室大 | | 全心大 | | 二尖瓣关闭不全 | | 主动脉硬化 | |
|---|---|---|---|---|---|---|---|---|---|---|---|---|---|---|
| | 前 | 后 | 前 | 后 | 前 | 后 | 前 | 后 | 前 | 后 | 前 | 后 | 前 | 后 |
| 观察组 | 23 | 18 | 5 | 3 | 8 | 7 | 7 | 3 | 5 | 5 | 3 | 3 | 6 | 5 |
| 对照组 | 12 | 11 | 5 | 3 | 3 | 3 | 2 | 2 | 3 | 3 | 2 | 2 | 5 | 5 |

注:两组比较,差异无显著性($P>0.05$)。

表4　两组观察结果比较[例(%)]

| 组别 | n | 治愈(%) | 显效(%) | 好转(%) | 无效(%) | 总有效率(%) |
|---|---|---|---|---|---|---|
| 观察组 | 98 | 15(15.31) | 30(30.61) | 49(50) | 4(4.08) | 95.92 |
| 对照组 | 64 | 5(7.81) | 15(23.43) | 32(50) | 12(18.76) | 81.24 |

注:两组比较,差异有显著性,$P<0.01$。

## 3. 讨论

苦血汤治疗胸痹心脉瘀阻,疗效可靠,总有效率95.92%,明显优于对照组的81.24%。两者比较差异有显著性($P<0.01$)。本方降低血脂和胆固醇作用明显,并且有高密度脂蛋白升高作用。与对照组比较($P<0.01$)差异有显著性。在治疗前后,心电图改善情况比较,苦血汤对T波低平、S-T段下移、房早、室速有很好的作用,明显优于对照组,但对窦缓、心房纤颤、左右束支传导阻滞作用较差,对照组更差。$P>0.05$,两者比较差异无显著性。本方对左、右心房扩大,心室扩大,全心扩大,二尖瓣关闭不全,主动脉硬化等有部分改善,但作用不明显。$P>0.05$,两者比较,差异无显著性。方中一点血、血三七是土家族医常用来治疗心胸疼痛,中风偏瘫之要药。因此,本方以这两味药为主药,起行气活血、通络之作用。配伍行气活血药,如川芎、丹参,活血化瘀,配赤芍、土鳖祛瘀生新;配红花、蒲黄具有活血通络不留邪;加用苦参、甘松具有抗心悸作用;配地龙血肉有情之物,通经活络祛风不伤正。用山楂健脾消食降血脂。上药合用按现代医学分析可以改善微循环,扩张冠状动脉,降低血液黏稠度,增加血流速度,加强心肌收缩力,提高血流灌注量,改善心肌缺血缺氧,降低凝血酶原的活性,防止血栓形成,减少心肌细胞的凋亡,提高机体的免疫力,恢复心脏的正常功能,减少心肌梗死的发生。本方不仅对心血瘀阻有效,并对其他胸痹的几种证型。均有效。如气阳两虚,心肾阴虚等。另外,对脑络痹,缺血中风,中风后遗症,痛痹均有一定的疗效。本方长期使用无明显的毒副作用。但出血患者用量要减量或慎用。用此方一般3～5剂后临床症状有不同程度的改善。目前,仅用汤剂,方法原始,有待进一步改进剂型,观察其疗效。

此文载于《中国现代中西医杂志》,2004年第1期

## 消肿止痛散治疗关节韧带损伤的临床研究

关节损伤多由于体育运动不当或劳作不当跌伤致关节及其周围肌肉、韧带的损伤。常出现关节红肿、疼痛、屈伸不利,活动受限。如不及时治疗,可影响学习、工作、劳动,久之可使关节变形,功能障碍。因此自拟消肿止痛散外敷患处,取得满意效果,现将其治疗方法,报告如下。

### 1. 临床资料

#### 1.1　一般资料

本组病例共162例,其中大学生80例,中小学生43例,农民21例,工人18例。均为闭合性关节损伤,经X线片检查,排除骨折及脱位。分治疗组及对照组。

治疗组82例中,男性53例,女性29例,年龄最小的7岁,最大的68岁。病程最短的1小时,最长的6年半。其中,踝关节损伤占40例,膝关节损伤占5例,肩关节损伤占5例,肘关节损伤占8例,腕关节损伤占24例。其中红、肿、灼痛有57例,瘀斑肿块有25例。功能障碍有76例。

对照组80例中,男52例,女28例,年龄最小的8岁,最大的65岁。病程最短的40分钟,最长6年。其中,踝关节损伤占40例,膝关节损伤占5例,肩关节损伤占5例,肘关节损伤占8例,腕关节损伤占22例;其中红、肿、灼痛有60例,瘀斑肿块有20例。功能障碍有75例。

#### 1.2　治疗方法

#### 1.2.1　基本处方

从土家族民间收集的治疗关节损伤的单验方数十个,根据其药理作用及功能主治,将其主要药物融合成一个基本方,取名为"消肿止痛散"。具体药物如下:

一点血20克,散血莲30克,一口钟20克,乌头20克,岩泽兰20克,马钱子8克,血三七25克,赤芍

30 克,血见愁 20 克,打不死 25 克,梅片 10 克,枯矾 10 克,山栀 20 克,地雷 20 克,红花 20 克,牛膝 25 克。

### 1.2.2 药用方法

上药晒干后,用炭火烤干,共研细末过 60 目筛备用。

根据患者损伤的部位不用,进行调药,先将药粉适量用温水调成稀糊状,然后用纱布 1 块,将药均匀的铺在纱布上,再贴敷在患处。用绷带固定即可。药干后,用温开水浸湿纱布及药。一般 2 天换一次药,10 天为 1 个疗程。

对照组选用伤湿涂膜,外涂患处,每日 3 次。

### 1.3 疗效分析

#### 1.3.1 疗效标准

临床治愈:关节肿痛消失,活动自如。

有效:敷药 2 天后关节肿痛减轻、活动稍受限。

无效:敷药 4 天后关节肿痛无变化。

#### 1.3.2 结果见下表。

附表:止痛散与伤湿涂抹对人体主要关节治疗效果比较

| 组别 | 踝关节 | | 膝关节 | | 腕关节 | | 肘关节 | | 肩关节 | |
| --- | --- | --- | --- | --- | --- | --- | --- | --- | --- | --- |
| | n | 有效人数 | n | 有效人数 | n | 有效人数 | n | 有效人数 | n | 有效人数 |
| 治疗组 | 40 | 39* | 5 | 5* | 24 | 24* | 8 | 8* | 5 | 5* |
| 对照组 | 40 | 32 | 5 | 3 | 22 | 17 | 8 | 6 | 5 | 3 |

注:治疗组用"止痛散",对照组用"伤湿涂膜"; * $P < 0.05$。

## 2. 讨论

长期以来,在土家族民间用来治疗关节损伤,风湿疾病的单方、验方颇多。疗效颇佳。本次我们自拟消肿止痛散,治疗关节损伤 82 例,总有效率达 98.78%。其作用快、方法简便、无副作用,一般敷药 1 天内起效,最短的敷药 2 次可愈。最长的敷药 5 次。明显优于对照组的总有效率 76.25%。经统计学处理,$P < 0.05$ 两者有显著性差异。

方中马钱子有很好的镇痛作用。一点血、地雷、血见愁、红花、牛膝均有活血祛瘀作用,用枯矾、梅片有收敛作用。上药共同组成药方后,具有很好的消肿止痛、祛瘀、行气活血作用。

此文载于《中国民族医药杂志》

其他作者:陈景、崔素珍

## 土家族养生七法

千百年来,土家族人们繁衍生息在这块神奇的土地上,不断发展壮大。这是他们在与自然做斗争和与疾病做斗争中,总结出一套自我保护的养生方法,能够享尽其天年。我们在调查中,发现土家族居住的地方有耄耋之人不少,有的年过一百。现将他们保养身体的方法,论述如下:

## 1. 饮食调理

土家族人们最注重饮食调理,饮食要清淡,不要择食,不要过饥,也不要饱胀。早餐要吃好,中餐要吃饱,晚餐要吃少。饮食要有节制,不要酗酒,不要吸烟,强调孕妇不要饮酒吸烟,以免损害胎儿。吃东西要细嚼慢咽。一旦患病,要注意饮食搭配,不要食发物东西,如雄鸡、鲤鱼、猪娘肉、魔芋豆腐、广菜、虾子等。不要食辛辣之物,不要食腐烂霉变的食物。饭后半小时内莫洗澡、莫洗头、莫干重活,以免发生气机紊乱。要多吃新鲜蔬菜,多吃水果。饮食的调理是健康的保证。

## 2. 精神因素

土家族人们对情志调理也非常重视。如喜、怒、忧、思、悲、恐、惊,任何一种情志过度,就会损伤身体。过于高兴会伤及心神,使精神涣散;过于恼怒,大发脾气会伤肝,使肝气郁结;过于思虑,会伤脾胃,使脾失和降;过于悲伤会伤肺,使肺失宣降;过于恐吓会伤及肾,使肾气不固。又说恐吓会掉魂落魄,使人的魂体相离,身体软弱无力,面色无华。又有的土家人讲:"过于悲伤,会使人茶水不沾,神志恍惚,五脏皆受损。"所以强调,七情和谐,与家人、外人搞好团结,凡事都要忍让。调畅情神,精神内守,五脏调和,身体健康。

### 3. 劳动锻炼

勤劳勇敢的土家族人们，认为长寿的关键在于运动，"门不朽，动也"。运动包括劳动与体育锻炼，任何运动不能过量过度，不然会伤身体。如久负重会伤肺肾，成压劳病；久行走会伤筋；久站会伤骨、人要是不经常活动，气血滞，水谷之气不化，就会产生各种疾病。所以近现代提出："生命在于运动"的口号。

### 4. 防止外邪侵入

土家族人们倡导"有病早治，无病先防"思想。适宜春夏秋冬四季的气候变化，保持人体正气的旺盛，使邪气不能侵入肌体内。春天万物生发，人体正气开始旺盛，不要过于损伤。在这个时期，旧固之疾易复发，应注意调理。夏天，天气炎热，最易耗伤正气，精气亏损，注意保全正气及精液。夏天不要在露天或地板上睡觉，睡不露脐，以免感受风寒之邪气。大汗时不能马上洗冷水澡；剧烈活动时，不要立即饮冷水，以免寒邪之气内闭。妇女在坐大月（产期），莫洗冷水澡、冷水脸，头戴帕子避风，莫干重活，莫吃生冷、发物，这时邪气最易侵入体内。秋天，燥气重，易患肺部疾病，皮肤脚手易引起皲裂。所以土家族人们在秋天少食辛辣之物。冬天，天寒地冻，人体阳气易伤，寒邪之气盛，要注意保暖，多食温补性的东西，如狗肉、羊肉、姜、葱等。土家族人们在冬天最注意脚的保护，他们说："脚是千金顶，寒从脚起"。受寒，首先从脚开始，然后再遍及全身。一旦脚受邪后出现恶寒鼻塞、咳嗽、流清鼻涕，用生姜捣烂，冲开水，待温后泡脚，1～2次可愈。土家族人们有饮酒去寒的习惯。他们为了防止疾病的发生。常打扫室内外卫生，杀虫、灭蛆。屋前屋后栽菖蒲、艾叶防瘟疫，栽指甲花防蛇，端午节饮雄黄酒，防疱疮发生，3月初3食地米菜煮鸡蛋预防疮疖发生。每逢佳节都有祭神，祭祖的习惯，保佑全家平安。

### 5. 房事节制

土家族人们认为房事无节制引起疾病，叫劳病。人体的精液是身体的根本，过度耗伤会伤元气。如妇女坐大月（产期），未满30天不能同房，同房必患月家劳；坐小月（经期）不能同房，同房后男的得病，叫色劳（又叫碰头病）。认为月水是一种恶浊毒气，侵入男方而患病。民间流传俗语"小月伤郎，大月伤娘。"酗酒后不能同房，同房后会患酒色劳；淋雨或洗冷水澡后不能即时同房，同房事后患水色劳；劳累或大汗后不能同房，同房事后会患汗色劳；饭后半小时不能同房，同房后会患饭色劳；患病或体虚时不能同房，强行房事，会患虚劳病等。注意房事调节，是保持身体健康的一个重要因素。

### 6. 起居有常

土家族人们生活很有规律性。如早睡早起。适当劳动，老年人，饮食有时，活动量不要太大。调节情志，空闲时，一个寨的老人聚集在一起，唱山歌、跳土家族摆手舞、打拳、登山、讲故事等。土家族人们大多居住在吊脚楼上，干燥、清洁、卫生，不住潮湿之地，防止风湿入侵。他们最讲究个人卫生，饭前便后洗手，劳动回家后洗澡，再吃饭。

### 7. 药物调理

土家族人们几乎都认识几种药材，知道药性和能医什么病。许多老人身上都带有几种药。如胃痛了，嚼点白三七、豆根等，当即可止痛。蛇咬伤后马上用七叶一枝花外敷患处。呕吐用生姜嚼服可愈。年老体虚的用土人参、枸杞子、糖罐子、大枣泡酒服，可强身健体，有病治病，无病延年益寿。患风寒感冒的患者，自己刮痧，或用生姜、辣椒汤一大碗顿服，汗出可愈。腹泻、痢疾患者抓一把青鱼胆草，煎后内服即可愈。肚子痛用滚蛋法治疗效果好。黄疸病人用发泡疗法。有温病发生时，用艾叶、银花、板蓝根煎水当茶饮。这些防病的小常识土家人都能自己使用。

总之，土家族人的养生方法很多。在这里仅以个人管窥之见收集一部分土家族人们的养生之法，尚不能全面论述土家族人们的养生之理，在此表示歉意。

此文载于《全国民族医药学会年会论文集》，2001年

其他作者：潘黎

## 土家药四宝

土家族民间将半截烂、麝包、白三七、四两麻视为土家药的四宝。这些药物难采，价格贵，一般单味用药，用药量少、疗效快、作用好，多用于急症，厥症。土家医生或一般土家人大都随身备有这几种药物，多用于自身防范或为他人急救用药，以防不测。现将土家

药四宝的作用分别论述如下:

### 1. 半截烂

别名:躲雷草,背蛇生。学名:为天南星科植物雪里见的块茎入药。性热、味麻、有毒。多生长于高寒山区,阴暗潮湿,岩窠丛中。功能:活血通络,赶气止痛,败毒祛风。民间用法如下:

1.1 五劳七伤:半截烂 3 克、泡白酒 200 毫升,每次服用 2 毫升,1 日 3 次。

1.2 跌打损伤:半截烂 1 克,磨水兑白酒内服,一般内服不超过 3 次。

1.3 胃痛:半截烂切米大一粒,用米泔水吞服,一般用 1~2 次,吞时要快,不能在口中停留久,否则口腔会起水泡。

1.4 咯吼病:半截烂 0.5 克,磨水,兑白糖或蜜糖水内服,1 天 2 次,连用 3 天。

1.5 无名肿毒:半截烂适量,磨水或生品捣烂,调白酒或醋外敷患处,1 天 1 次,如有起泡,应立即取掉。

1.6 风气麻木:半截烂 10 克、九牛造 50 克、路路通 100 克、岩防风 40 克、泡白酒 100 毫升,泡 7 天后内服,每次 15 毫升,1 天 3 次,亦可用药酒外擦患处,内服不能过量。

1.7 用于突然昏厥:即用半截烂 0.5 克,磨水兑白糖水灌服。

此药一般不入煎剂,供生品兑白酒或糖、醋等吞服。本品有毒忌久服,用量不宜大。

### 2. 麝包

别名:麝香、当门子、香子包、香包。学名:为麝科动物公香獐香囊的分泌物入药,是湘西地区特有的名贵药材之一。性微热、味涩、辣、稍苦。香包是土家族人称为公香子的动物身上的囊性香袋,与尿道口相接近。捕后挖取香袋即为香包。功能:舒筋活血,行气止痛,开窍提神,回阳救逆等。民间用法有:

2.1 肚子剧痛:香包 0.03 克,研细末,温开水吞服,当即可止痛,如未止痛者可重复一次。

2.2 突然昏厥:不省人事,香包 0.3~0.8 克,研末兑红糖或白糖水灌服,一般 3~5 分钟可苏醒过来。

2.3 呕血:香包每次 0.03 克,研细末,温开水吞服,1 天 2 次,连用 3~5 天。

2.4 灌蚕耳(中耳炎):香包 0.03 克,研细末,先用浓茶水或淡盐水将患侧耳内洗净蘸干,将香包末用小竹筒吹入耳内,一般用 1~3 次可愈。

2.5 避孕:妇女身上口袋里装香包 1 克,靠贴身内衣口袋,同房不受孕,妇女如服 5 克香包可避孕 3 年,服 50 克可终身不孕。香包还有堕胎作用,孕妇及未婚女子一般不用香包治疗疾病,身上亦不携带,如孕妇用香包易致小产,未婚女子用香包易致停经或月经不调。

2.6 关节肿痛、腰背痛:香包 1 份研细末配艾绒 3 份,拌均匀,装入密封的瓶中备用,用时将药绒做成黄豆大小团粒成锥形,烧患处穴位或者经络穴位烧,又叫烧艾,一般烧 1 次可止痛。有的可过 7 天后烧第二次。

2.7 流鼻血:香包 0.05 克、梅片 1.5 克共研细末,拌匀,先用冷开水或消毒液洗净鼻内结痂,然后将药粉适量吹入鼻内,如未止血可重复 2~3 次。

2.8 尿闭、尿涩、尿痛:香包 0.03~0.08 克研细末,温开水冲服,1 天 1~2 次,连用 3 天。

### 3. 白三七

别名:算盘七、竹叶莲、大叶三七、扣子七、九节龙。学名:本品为五加科植物竹节参 panaxiaponicus-gameg 的地下根茎入药。性冷、味甜、微涩、生长于高寒山区大森林里阴暗潮湿之处。功能:益气补虚,健脾和胃,涩肠止痢,活血通经。民间用法有:

3.1 胃气痛:白三七 3 克,研末,用温开水或糖水吞服,1 天 2~3 次,连用 3~5 天。

3.2 肚子痛:白三七 3 克,研末,用温开水吞服,1 天 2~3 次。

3.3 隔食:白三七 5 克,鸡合子 10 克,水煎内服,1 天 1 剂,分 2 次服。

3.4 跌打损伤:白三七 10 克,研末兑白酒内服,每次 30 毫升,日 3 次内服。

3.5 久病体虚:白三七 10 克,子鸡 1 只,鸡去毛与内脏,将白三七放入鸡腹中炖熟,吃鸡和汤。可连服几次。

3.6 头晕眼花:白三七 5 克,研细末,兑甜酒汁冲服,1 天 2 次。

3.7 肚痛腹泻:白三七 6 克,研细末,温开水吞服,1 天 2 次。

### 4. 四两麻

别名:土细辛、华细辛。学名:本品为马兜铃科细辛属植物的根茎全草入药。多生长于阴暗潮湿、森林山岩丛中。性热、味辣、麻、有小毒。功能：止咯化痰、赶风寒。行气止痛，温经通络。民间用法有：

4.1 肚子痛：四两麻 2 克，研末，兑温开水服，一般连用 2 次。

4.2 咯痰：四两麻 3 克，水煎内服，日 1 剂，连用 2～3 次。

4.3 伤风感冒：四两麻 5 克，加岩川芎、岩防风各 10 克，水煎内服，日 1 剂，连用 3～4 天。

4.4 牙痛：四两麻、野花椒各适量捣烂，放在牙痛处，可连用多次。

4.5 风湿麻木：四两麻 20 克加白酒 500 毫升，泡 1 周后，内服，每次 20 毫升，日 3 次，亦可用药酒外抹患处。

4.6 跌打损伤：四两麻鲜品适量捣烂配白酒外敷患处，日 1 次。

此文载于《中国民族医药杂志》,1997 年第 4 期

# 土家医与苗医划分标准

2 年多来，湖南省湘西自治州民族医药研究所对全州十个县、市的民族医药人员进行了普查，摸清了民族医药人员的基本情况，另外，还展开了民族医药的历史、现状及其特点、特色的线索性调查，经过调查获得了大量的有关民族医药资料。但是在所搜集到的病因、病理、症状，疗法和秘方，究竟是土家医还是苗族医还是中医的，难以定论，因此要开展民族医药的研究，首先应搞清楚哪些是属于民族医药的范畴，再根据民族医药的发生、发展、变化过程及其规律，抓住民族医药的特点，特色进行分析，寻根求源，才能确定属于哪一个民族的。民族医药学与其他民族学科一样，有着悠久的历史，是我国民族文化宝贵遗产之一，也是祖国医学遗产的重要分支。民族医药是先民们在长期的医疗实践中与疾病作斗争而逐步形成的，有他独特的医学形式，可以独立门户，自成体系，几千年来民族医药为保障人民的健康做出了巨大的贡献。鉴于目前民族医药广泛散在于民间，尚未整理成较全的理论系统，国家尚未认定我州土家族医、苗医为单一医学体系，这需要我们花大力气去挖掘、搜集、整理，使民族医药重放异彩。

确定是否一个民族的导向，离不开构成一个民族的四大要素，其一是共同语言，语言是民族的重要特征，语言是交际工具，各民族都有自己的语言。民族医药也是在共同语言的基础上产生的。其二是共同的民族意识，也是就是自我意识，一个民族对事物，对自然界有他独特的认识，民族医药也是在认识中逐渐形成的。其三是共同的文化，风俗习惯，宗教信仰，文化艺术、音乐、舞蹈等，都与其他民族有别，如土家族的摆手舞，苗族的芦笙曲等，有其民族特色。又如土家医的一百单八症，七十二劳，苗族的三十六疾七十二大症，也是本民族独有的东西。其四是共同的历史渊源，一个民族的形成经历过漫长的时期，有民族形成，就一定会有民族医药存在，这是无可置疑的。

对民族医药的划分标准，笔者有管窥之见，不成定义，仅供同道们参考。

1. 追溯医史，一个民族医药形成，起源于何朝代，何时，何地，有无古籍记载或祖传口述了多少年代，最初是哪个民族传下来的，就应属于哪个民族。

2. 要进行广泛深入的调查研究，不限于民族地域，将所得资料进行综合分析，如某一个治疗方法，土家医用，苗族也用，但汉族也同样用，这就要寻找原始根据，最早是何人，何族传下来的，只要追其本源，不难分辨。

3. 对病因病机，人体解剖结构，生理功能等方面具有本民族独特的认识。

4. 在疾病的诊断，治疗，处方用药与中医不同，具有本民族自己的一套理论解释。

5. 对疾病的分类、分科、命名、对病症的解释具有本民族的特点。

6. 民间流传着众多的民间疗法，如拔火罐，刮痧，推抹等具有民族独特的方式方法者。

7. 历史资料，如文物考证，证明是最早或较早使用于本民族的诊疗方法，诊疗工具和药物使用方法等。

8. 发现医学古籍，木刻本，传抄本，其内容是本民族所流传者。

9. 言传身授，拜师学徒，是本民族历代相继者。

10. 根据本民族地区的卫生民俗和具有本民族特色的，防病保健措施。

11. 民族地区，用本民族的宗教，信仰来消灾除疾者。

12. 某些外来民族的诊疗方法，由于长期在本民族地区间使用，而又有所发展者。

13. 医药方面的有关歌诀，诗赋，警句，歇后语，

谚语等形式出现的,是本民族所创造者。

14. 某些疾病的病因,病名,药物与中医相同,但具体诊断治疗方法不同,用药途径不同,有本民族特点者。

民族医药是在不断发展的,他受到中西医的影响,同时也受到其他民族的影响,在某些方面也是相互渗透,相互为用的。总之民族医药像一颗明珠,应发挥他应有的作用。以上是个人对民族医药划分标准的肤浅认识,有不妥之处,望同道指正。

参考资料民族医药资料汇编1985年第一篇,民族医药调查提纲,石通文撰。

此文载于《民族医药资料汇编》,1987年

其他作者:陈景

## 浅谈土家医对劳病的证治

劳者,损也。劳病是多种原因引起的一类损伤性疾病。早在两千多年前《素问·通评虚实论》曰:"精气夺则虚。"《素问·宣明五气》指出:"久视伤血、久卧伤气、久坐伤肉、久立伤骨、久行伤筋,是为五劳所伤。"《景岳全书·虚损》说:"劳倦不顾者多成劳损,不自量力而误从勉强,则妄作妄为,皆能致损。"古人对劳病的病因病机,分类证治都作了精辟的论述,将劳病归纳为五劳七伤六极。然而土家医对劳病的认识虽然没有文字记载,但在长期的医疗实践中不断地总结经验,将劳病进行分类证治。对劳病有比较全面的认识,并在前人的基础上有所发展、创造。从我们收集的资料分析,它不同于中医所论述的劳病。有个别病名相同,但治法、方药完全不同。它比中医所讲述的劳病范围要广泛,内容要多些。民间传说有七十二劳,五劳七伤。我们在民间调查中收集了劳病43种。即:色劳、真月劳、月初劳、月中劳、满月劳、干溪劳、停经劳、干筋劳、假月劳、崩劳、饭劳、水色劳、烟色劳、汗色劳、奶劳、酒色劳、压劳、闭经劳、背节劳、板劳、童子劳、倒经劳、饿劳、传尸劳、肺劳、坐劳、干花劳、巴骨劳、相思劳、痒劳、转节劳、气色劳、咯劳、打劳、挺伤劳、鸭姑劳、百日劳、伤力劳、疲劳、志劳、忧劳、心劳、干瘦劳等。

土家医所讲的上述劳病,实际上包括现代医学的内、外、妇、儿、五官、传染等科的部分疾病在内,譬如百日劳、疲劳等属内科病;真月劳、倒经劳等属妇科疾病;挺伤劳、背节劳等属外科疾病;童子劳、奶劳等属

儿科疾病;肺劳、巴骨劳等属传染科疾病;鸭姑劳等属于五官科疾病等。

劳病的病因病机:

劳病是由于劳伤过度或久病后使人体的某个脏器或某部位受到损伤,这种损伤超过人体的正常限度,使气血逆乱,久之则气血亏损脏器功能失调,然后产生很多虚损性的疾病,叫劳病。劳病的致病因素较多,归纳起来有以下几个方面。

(1)男女房事无节制,性欲妄纵,耗伤元气。妇女在坐大月未满48天,就行房,患真月劳。在坐月10天内同房叫月初劳。20天内同房叫月中劳。在满月后但气血虚弱,身体未有恢复健康而同房叫满月劳。在坐小月(经期)同房,男的得病叫色劳(又叫碰头病)。认为月水是一种恶浊毒气,侵入男方而患病。民间传着一俗语:"小月伤郎,大月伤娘。"意思是坐小月(月里)行房事男的患病,坐大月行房事女的患病。男女在酗酒大醉后行房事易患酒色劳。淋浴或洗冷水澡后行房事易患水色劳。大汗时同房易患汗色劳。饭后马上行房事易患饭色劳。小儿在吃奶时行房事小儿易患奶劳。解放前边抽大烟(鸦片)边行房事易患烟色劳等。

(2)风寒湿之邪气侵入儿肠阴门易患停经劳,干溪劳;妇女在坐大月时易受风寒而患假月劳、转节劳、咯劳等。

(3)外伤可致挺伤劳、打劳、伤力劳、压劳等。

(4)火毒之邪、灼伤精气,易患干花劳、火毒迫血妄行易患倒经劳、崩劳等。

(5)因大病或久病或先天不足而致气血亏虚,精血无源,易患停经劳、童子劳、干瘦劳、干筋劳等。

(6)精神因素:久思欲妄或丧亲友,易患相思劳、志劳、忧劳等。

(7)虫伤:劳虫侵入肺部易患肺劳。虫侵入阴门易患痒劳。

诊断:抓住主要病因及主症,详问病情,便可诊出。劳病的病因很多,但总的不外乎虚损范围。劳病的共同症状有干瘦、小肚子痛、面黄、咯半声、饮食无味、头昏眼花,四肢无力或精气不正常等。但由于各种劳病的致病原因不同而症状有所区别。

在治疗时要根据病情采取不同的方法进行治疗。有内治法,用单味药或多味药煎水服,亦可用粉末吞服,用酒泡后内服。外治法:外敷药、推抹、烧灯火、艾灸等多种外治法治疗。其作用有补养气血、通经脉、

赶气止痛、健脾开胃、补虚赶邪，散寒消风，退火败毒，调经血，平衡阴阳等。

劳病，土家医认为是一类比较难治的病，一旦患病应及早治疗。土家医认为有些劳病不经治疗，半年内可丧命。

劳病这一病症在土家族民间，特别是广大农村，因缺乏卫生常识与性教育，所以患此病的人为数不少，一旦患病，心急如火，四处求医，思想紧张。为了使患者有药可医，我们将几年来收集积累的单验方、祖传秘方附录如下，不妨一试。

1. 色劳

方1：牛舌头鲜品2~3克。擂烂与白酒1两一同吞服，日服3次。

方2：丝毛根20克，桃仁15克，土大黄10克，克马草15克，大血藤25克，荞麦三七15克，牛打架10克。水煎，日1剂，分3次内服。

2. 真月劳

方1：搜山虎10克，大血藤30克，月月红15克，三百棒20克，五加皮15克，蓑衣藤15克，克马草10克，牛克西10克，血当归10克，水煎，日1剂，2次服。

方2：龙摆尾1根，凤抬头1根，赶山鞭1根，路边黄2根，牛克西1根，木芙蓉根一把，上药切片，水煎，日1剂，早晚空腹服。

3. 假月劳

方药：牛大黄10克，土人参15克，百部12克，百合10克，鸡蛋3个，牡丹花10克。上药焙干研末加蛋炒熟，放少量油盐，日1剂，分2次吃。

4. 停经劳

方药：枯桃子12克，倒生根10克，红鸡冠花10克，月月红10克，散血草10克，山鲤鱼10克，对月草15克，血当归10克。水煎，日1剂，分2次服。

5. 干溪劳

方药：衣包2个，血当归20克，桂鱼风10克，云木香20克，黄芪30克，娘儿红15克。上药切片焙干，研粉加蜜适量，做成麻雀蛋大小药丸。每次2丸，红糖水吞服，日2次。

6. 饭色劳

方药：隔山消15克，杜根5克，白三七6克，朝天罐10克，萝卜子15克，回头青10克，黄草10克，青木香10克。水煎，日1付，分3次内服。

7. 酒色劳

方药：洋百合10克，韭菜兜15克，葛麻兜15克，荞麦三七10克，三颗针10克，毛蒿子15克，十大功劳15克，一支蒿15克。水煎，日1付，分2次内服。

8. 肺劳

方药：小通草10克，蓑衣草15克，剥皮血15克，隔山消15克，搜山虎12克，大小血藤各15克，一点血5克，青木香10克，透身汉5克，百部15克。水煎，日1剂，分3次内服。

9. 鸭姑劳

方药：开喉箭10克，退骨丹15克，八角莲5克，田三七10克，地苦胆5克，岩燕子10克。水煎，日1付，分3次内服。

10. 打劳

方1：乌苑30克，童子尿200毫升。用健康男孩尿，将乌兜放入尿中浸泡七天七夜取出晾干，切成薄片。每次2克，捣烂，兑白酒内服，日2次。此药有毒不能久服，病愈便停用。

方2：半节烂1克，三百棒20克，散血草10克，大血藤15克，四两麻5克，千锤打15克，打不死15克，强盗草20克，大救驾10克，上药切片，泡白酒1斤半。泡3天后可用，每次10~20毫升，内服，日3次。

11. 干瘦劳

方药：脚板苔20克，白三七5克，土人参15克，土沙参15克，九节杯15克，鸡血藤20克，衣胞10克，上药除衣胞外，水煎，衣胞焙干、研末，每次10克。以上药水煎剂冲兑内服，日3次。

劳病的治疗方法多，方药不计其数。在本篇中简单的介绍11种劳病的方药供同道们参考。

此文载于《中国民族民间医药杂志》，1999年第3期

其他作者：田华咏

# 浅谈土家医对走胎的证治

土家医对走胎的证治认识较全面，但各有不同的论述。走胎多见于14岁以下小孩。现将我们收集整理到的有关走胎的资料分述如下：

## 1. 病因病机

认为是小孩饮食无节制，饥饱无常，或过食生冷不洁之物或母乳喂养不当，致使小孩中元之气损伤，中元之肚肠功能减弱，水谷之物不化，精气亏损所致。

认为是由于小孩先天不足，从母体生下来就体弱

多病,经常发热,肚胀,不吸吮奶或纳食无味,不欲饮食,致精、气、血不足,气血不养经脉所致。

认为是小孩三元之气禀赋不足,加之外出,走夜路或遇危险场面,突然惊骇,神不守舍而致气血逆乱,上阻于头面耳目所致。

带有迷信之说,认为走是走掉、失散、消失之意,胎指胎气,父母赋予三元之气。意即:因惊骇、体虚、病后失掉魂魄,魂不附体所致。走胎越久,病情越重,不治疗久之可致夭亡。

土家医所论述走胎病,类似于现代医学所述之营养不良、胃肠道疾病、贫血、寄生虫、佝偻病、淋巴结核、甲状腺机能低下、微量元素缺乏等疾病。

土家医将走胎病分为走人胎、走猴胎、走狗胎等12种走胎病。主要临床表现为:毛发稀疏成束、枯黄无光泽、面黄肌瘦、肚胀如鼓、青筋暴露、耳后筋脉隆起、体倦无力、少气懒言、入睡露睛、吃东西无味、嗳腐吞酸,喜食生冷异味物等。走胎一病根据病因不同症型不同而临床症状有所区别。在此仅列举走花胎、走鬼胎二种如下。

## 2. 走胎证治

2.1 走花胎:主症:耳后筋上有一小团,可见几个像小花瓣样的东西,头发黄而不润泽,呈结索状。面色蜡黄,形体削瘦,饮食无味,爱吃酸腐之物,肚子饱胀,体倦无力,大便稀软,舌质淡,苔白。

辨析:患儿由于饥饱无常或母乳喂养不当,损伤中元之气,肚气伤则纳少,肠气伤则食物不化,肾气伤则精气不生,致使气血生化之源匮乏,气血不能上冲于头耳,故见筋脉阻滞,耳背后筋起一小团黑色。由于饥饱无常,损伤中元肚肠之气,纳食磨谷之能减退,故见纳食无味,嗳腐吞酸,肚子饱胀;肚肠功能弱,生化之源不足,气血不能营养全身及头面部故见形体削瘦,面色蜡黄,头发黄而无光泽,结索成束;气血亏少不达四肢见体倦乏力。中元之气少,水谷不化,故大便稀软,舌质淡,苔白是中元之气不足之象。

治法:补养中元之气。

方药1:鸡合子皮10克,麦芽子10克,疳积草8克,甜酒曲6克,一窝蛆8克,萝卜子10克。水煎,日1剂,分2次内服。

方药2:隔山消10克,青木香6克,白三七4克、薏米15克,甘草3克,狗屎柑8克。水煎,日1剂,分2次内服。

方药3:灯草1段,桐油适量。用法:将灯草蘸桐油点燃后迅速点烧耳后(男左女右)隆起之筋团,点烧3~5次,听到有一粒米之爆炸声为烧准穴位,效果满意。一般烧1次即可。未愈隔半月后可再烧1次。

方药4:白面肉500克,五谷虫50克,一窝蛆50克,鸡合子100克。用法:将白面肉切片焙干,五谷虫用清水洗净,在清水中泡24小时,然后焙干,一窝蛆洗净切细末焙干,鸡合子焙干然后将4味药合并研细末,过80目筛,装入密封瓶中备用。每次5~8克,冲开水加入蜂糖或白糖内服,日3次。

服药期间忌食一切生冷瓜果、发物(广菜、韭菜、魔芋豆腐、虾子、猪娘肉、羊肉等)。

2.2 走鬼胎:主症:耳背后筋上有一黑团,面色晦暗,体瘦形小,肚胀,青筋暴露,胆小怕事,常易惊骇,饮食不香,大便稀,小便清长,舌质暗红,苔白。

辨析:患儿突然惊骇,气血上逆阻于头面、耳后,故见面色晦暗,耳后有一黑团;气血逆乱,阻于肚部,故见肚部青筋暴露;由于惊骇,致气血失常,中下元之功能不足,故见肚胀,大便稀,小便清长;患儿由于胆小,常易惊骇,损伤心神,损伤中上元肚肠之气,生化不足,故见体瘦形小,饮食不香;舌质暗红,苔白为气血阻滞血瘀之象。

治法:安神定志,培补中元。

方药1:追魂草10克。用法:将上药焙干研细末,然后用一黑布袋装好,佩戴在胸前内衣口袋里,连戴7天。

方药2:疳积草10克,铁扫帚10克,鸡蛋1个。用法:将前2味药洗净,切细。将鸡蛋与药拌匀,蛋与药炒熟后食用,连服3天。

方药3:糯米50克,山茶果50克,青木香20克。用法:将糯米炒黄、山茶果、青木香焙干,3药合并研细末,内服,每次用温开水冲服5克,日3次。

方药4:陈茶叶10克,牡丹七10克,甜酒曲6克,萝卜籽10克,白三七4克,百味莲5克。水煎内服,日1剂,分2次内服。

## 3. 讨论

走胎是土家医民间几千年来通过实践观察逐步总结出来的一种疾病,从病因病机、症型、临床表现、治法、方药诸方面有较全面的认识。特别是在目前广大农村少数民族地区,缺医少药的情况下,仍然用土医土药治疗这一类疾病。其作用快,疗效好,副作用少,价格便宜,深受患者欢迎。

走胎一病在中医、西医中均未有此病名,是土家族医独有的一类疾病。有独特的临床表现,以及独特的治疗方法,走胎的病位主要在中元之肚肠,涉及下元之肝、肾,上元之脑,与气、血、精密切相关。

走胎的病因病机中,谈论到惊骇掉魂一病因,应辨证看待,掉魂实属神经功能失调现象。由于历史条件所限,对病因认识和表述有欠科学。

此文载于《中国民族医药杂志》,1998年第3期

# 自拟香草汤治牙周肿痛 38例临床观察

牙周肿痛是口腔科一种常见疾病,多以龋齿、牙龈炎、牙周炎而引起,属于祖国医学所述之牙痛、牙痛、牙宣的范畴。笔者近两年来采用民间草药,自拟香草汤治疗牙周肿痛38例,效果满意。现介绍如下:

## 1　一般资料

38例中,男性28例,女性10例;病程最长者17年,最短3个月;龋齿肿痛21例,牙龈炎肿痛13例,牙周炎肿痛4例。伴全身发热者5例,头痛者25例。

## 2　治疗方法

基本方药:黄瓜香15克,马蹄香6克,犁头草15克,酸妹草15克,芙蓉叶12克,满天星10克,生石膏30克,火重者加刺黄莲10克,痛甚者加乌头3克,发热者加糯米藤15克。服法:上药均为干品量。石膏打碎,与上药一起,水煎,日1剂,分2次内服,忌食辛辣、发物。

## 3　治疗结果

3.1　疗效标准:治愈:临床症状全部消失,咀嚼无痛感;

好转:临床症状减轻,肿痛基本消失,咀嚼轻微疼痛;

无效:经治疗4天,临床症状无改善。

3.2　结果:治愈26例,占68.4%,好转11例,占28.9%,无效1例,占2.7%,总有效率达97.3%。治愈时间最短2天,最长8天,一般4~5天治愈。

病案举例:

敖某,男,52岁,右侧牙周肿痛反复发作10年

余。每次发作,肌注青霉素或静脉滴注氨苄青霉素方能缓解,近一年来,发作时用青霉素效果不佳。口服多种抗生素如四环素、氟哌酸、新诺明、红霉素、头孢氨苄等,须服用1周后才慢慢缓解症状。1993年2月初来我科求治。患者右侧牙龈及面部肿胀,疼痛难忍,手托住右侧面部,口不能张开,进食困难,只能进稀粥,咀嚼疼痛更剧。伴恶寒发热,呻吟不止,舌质红,苔黄腻,脉弦数。投以满天星10克,芙蓉叶12克,黄瓜香15克,马蹄香6克,犁头草15克,酸妹草20克,生石膏30克,刺黄莲10克,糯米藤15克,水煎,日服1剂,分2次内服。每次服到最后时留一口药含在口中,含10分钟左右吐掉。服用1剂,诸症大减,进2剂疼痛消失,服用3剂病告痊愈,至今未复发。

## 4　体会

根据民间治牙周肿痛方药,从中筛选出有清热解毒,消肿止痛作用较好的民族药物,自拟成香草汤。方中药物性味为苦、寒、清凉、酸麻之品,大都有清热解毒,消肿止痛之功。经治疗38例牙周肿痛病人,临床上取得较好的效果。本方药物易得,资源丰富,方法简单,无毒副作用。

此文载于《湖南省中西医结合学会民族医药专业委员会研讨会论文集》,1993年

# 自拟胃痛静治疗胃痛30例

## 1.　一般资料

本组30例,男性21例,女性9例,年龄最大65岁,最小21岁,病程最长22年,最短1个月。胃痛多以上腹胃脘部疼痛,纳差为主要临床表现,其中,伴胸脘部痞闷15例,恶心呕吐5例,嘈杂嗳气吐酸11例,大便溏泄或秘结15例,吐血6例。肝气犯胃2例,肝气郁热4例,气血瘀滞3例,胃阴亏、虚火6例。

## 2.　治疗方法

根据胃痛多以气滞,胃失和降,不通则痛的特点,选用健脾和胃,行气止痛的药物,方由枳实、白及、大黄、百味莲等药组成。上药各等份,切片焙干研细末,过60目筛,装胶囊备用,每丸相当生药0.2克。定名"胃痛静"。

服用方法:每次 6 丸,日 3 次,10 天为一疗程,服药期间忌食辛辣、发物,生冷、酒等。

### 3. 治疗效果

3.1 疗效标准:治愈:临床症状消失,饮食正常,大便调,无呕吐、便血。

显效:临床症状基本消失,疼痛缓解,大便尚可,便血消失。

好转:临床症状减轻,饮食欠佳,大便微溏或稍秘结。

无效:临床症状无好转或加重。

3.2 结果:治愈 10 例,占 33.3%;显效 14 例,占 46.7%;好转 5 例,占 16.7%;无效 1 例,占 3.3%,总有效率 96.7%。

病案举例:

谌某,男 20 岁,市建筑公司工人。患者 1993 年 4 月突然感上腹胃脘部胀痛难忍,嗳气频作,纳呆,呕吐鲜血 3 次,约 150 毫升,大便稀溏,色黑,舌质尖红,苔薄黄,脉细涩。投以胃痛静胶囊 3 个疗程,共 30 天,临床症状全部消失,饮食正常,大便隐血阴性。至今未复发。

### 4. 讨论

笔者近 1 年多来采用民间验方制成胶囊定名"胃痛静",治胃痛 30 例,总有效率 97%。本方药味少,疗效好,无副作用,其中枳实有健脾行气止痛之功,大黄有消积导滞泻胃火之用。百味莲有健脾补胃气之功效,白及有健胃收敛作用,上药合用,有补有泻,攻补兼施。有健脾和胃、行气导滞而达到止痛的目的。

此文载于《湖南省中西医结合学会民族医药专业委员会研讨会论文集》,1994 年

## 土家药牡丹七的临床应用

牡丹七系马鞭草科臭牡丹的根、茎、叶,全草入药。别名:大红花,臭牡丹,臭梧桐,大风草。土家医将牡丹七作为上等药及补药广泛应用于临床。其功能有:益气养血,补虚泻实,活血通络,祛风化痰,调经止痛,溜胎等。近 5 年来,笔者运用土家药牡丹七治疗多种疾病均取得满意效果。现论述如下:

### 1. 治气血亏虚或久病体虚

患者由于各种原因所致的气血亏虚或大病久病之后,身体极度亏虚,出现头昏眼花,面色苍白,四肢乏力,少气懒言,动则汗出,纳食无味,大便溏,小便清长。舌质淡,苔白,脉沉细无力等。

方药 1:牡丹七 300 克、糯米 500 克、红糖 100 克。用法:将牡丹七洗净,剥取外皮,去掉叶及木质部分,焙干,研细末过 80 目筛,糯米打粉,将牡丹七粉、糯米粉、红糖拌均匀,放锅中蒸熟,然后晒干或焙干。每次 20 克,用开水冲服,1 日 3 次,10 天为 1 疗程,服药期间忌生冷、发物、房事。

方药 2:牡丹七 15 克、小人参 10 克、糖罐子根 15 克、百味莲 8 克、白三七 5 克,水煎,日 1 剂,分 2 次内服。

病案举例:向某某,女,32 岁,工人,头昏眼花,形体消瘦,纳差反复 5 个月。伴形寒肢冷,动则汗出,面色苍白,乏力,不能坚持上班。舌质淡,边有齿印,苔薄白,脉沉细。血常规:血色素 6.5 克/L,白细胞 $3.8 \times 10^9$/L,红细胞 $2.95 \times 10^{12}$/L,淋巴 0.27。B 超示:慢性胆囊炎。胸片,心电图,尿素氮,二便常规均正常。经服用红桃 K6 盒,驴胶冲剂 2 盒,服用补血之中药 20 余剂均疗效不佳。于 1997 年 7 月来我科诊治。给予服用方 1,服用 1 个疗程后,患者症状明显减轻,连续服用 4 个疗程,临床症状全部消失,复查血 R:血色素 10.7 克/L,红细胞 $3.5 \times 10^{12}$/L,血小板 $115 \times 10^{12}$/L,体重由服药前 39 公斤增加至 48 公斤。恢复正常上班。

### 2. 治脾胃虚弱

适用于脾胃虚弱,中元之气不足,见腹胀腹痛,面色萎黄,不欲食,口淡无味,四肢倦怠,大便稀,舌淡,苔白,脉弱。

方药 1:牡丹七 100 克、朝天罐 30 克、百味莲 30 克、白三七 10 克,白及果 50 克、青木香 30 克。用法:上药切细焙干,研细过 80 目筛,装胶囊,内服,每次 4 丸,日 3 次,忌生冷,辛辣之品。

方药 2:牡丹七 12 克、一窝蛆 10 克、麦芽子 15 克、朱砂莲 8 克、枞茯苓 10 克、萝卜籽 10 克、一支箭 6 克、回头青 8 克、八月札 10 克。用法:水煎,日 1 剂,分 2 次内服。

病案举例:孙某某,男,62 岁,退休工人。纳差,腹胀痛,反复发作 3 年,加重 1 周。患者 1995 年 8 月因饮食不慎,过食生冷后出现腹胀痛,纳食差,乏力,面色萎黄,大便稀,舌质淡红,苔白,脉细滑。曾服用

三九胃泰、胃苏冲剂、吗丁啉、黄连素、香连片等药，作用不显，来我科求治，查舌、脉、症，诊断为"胃脘痛，证属脾胃虚弱型"，投以治脾胃虚弱方药1，每次服4丸，日3次。服用1个月，诸症悉除。现已3年未复发。

### 3. 治月家病

由于房事不节，妇女坐大月（产后48天）或坐小月（月经期）时同房，使妇女出现形瘦体倦，面色苍白，崩红或崩白，失眠多梦，舌淡，苔白或黄，脉细弱。

方药1：牡丹七15克、小刺加10克、荞麦三七10克、散血莲10克、毛耳朵10克、五花血藤10克、女儿红10克、野棉花根10克、黄柏皮10克。用法：水煎，日1剂，分2次服，忌辛辣、发物、房事。

方药2：牡丹七50克、糖罐子根30克、血三七20克。用法：牡丹七、糖罐子根洗净，剥皮，去木质部分，切细，三药焙干，研细末，过80目筛，做成蜜丸，每粒3克，内服，日3次，每次1丸。

病案举例：麻某某，女，28岁，农民。因坐大月（产后28天内）多次同房，2个月后出现头昏、乏力、小腹胀痛，形体逐渐消瘦，纳差，面色萎黄，精神萎靡，白带多，舌质淡红，苔白腻，脉细而无力，经当地医院给予抗生素、妇科千金片等治疗，效果不佳，遂来我科治疗。询问病史，诊为"月家劳"。投以治月家劳方1，服用5剂后诸症悉减，连服25剂，诸症悉除。

### 4. 治月经不调

由于各种原因引起的妇女月经不调，经期紊乱，提前或推迟或量少或量多，经期小腹坠胀，胀痛，腰痛，头昏，白带多，精神烦躁。舌质红或紫暗或淡红。脉弦涩或滑。

方药1：牡丹七15克、红鸡冠花10克、月月红10克、牡丹花10克、木芙蓉花15克、血三七8克、打破碗花花10克、香叶子树8克、回头青6克。用法：水煎，日1剂，分2次内服。忌生冷、房事。

方药2：牡丹七15克、一点血4克、土牛膝10克、散血草10克、牛血莲10克、女儿红10克、益母蒿10克、鸡血藤15克。用法：水煎内服，日1剂，分2次内服。

病案举例：黄某某，女，32岁，工人。近年来月经均推迟7～15天，经期小腹痛。经水夹有瘀块，伴有腰痛，头昏，肢冷，纳食无味，精神不振，曾用黄体酮肌

注、口服花红冲剂、抗宫炎片等药均无效。于1995年投以治月经不调方1，在月经干净后第一天开始服药，连用3个月后，月经恢复正常，至今未推迟。

### 5. 治风湿痹症

因风寒湿之邪气侵入肌体，痹阻经脉，出现肢体关节疼痛或红肿或痛游走不定，活动不便。天气变化或劳累或遇寒冷时痛加剧，病情反复发作，缠绵难愈。重者可累及心肝肾。

方药1：牡丹七150克，红藿麻草10克，爬岩香10克，岩防风10克，七加风10克，伸筋草10克，岩麝10克，黑蚂蚁10克，枫树球10克。用法：水煎，日1剂，分2次内服，忌生冷。

方药2：牡丹七15克，干辣椒5克，岩麝20克，食盐100克。用法：牡丹七，干辣椒，切碎焙干，与岩麝共研细末，加入食盐。用时将上药炒至60～80℃，用黑线布包好，在疼痛部位反复烫熨，每次15～30分钟（对寒湿痹症作用显著）。

病案举例：陈某某，男，48岁，农民，四肢关节游走性疼痛，反复发作5年，每因天气变化或遇寒冷时复发，四肢关节游走性疼痛尤以双下肢膝关节为甚，遇寒加剧，关节屈伸不利。舌质淡，苔白，脉弦紧。服用消炎药、阿司匹林、正清风痛宁，效果欠佳。改用民族药治疗。根据症状分析诊断为"寒湿痹症"。投以治风湿痹症方1，服用5剂，诸症减轻，连用30余剂，关节疼痛消失，活动自如，现已2年未复发。

### 6. 治咯、吼病

由于外感风寒热邪或内伤脏腑所致的咯吼病，咯吐白色或黄色稠痰，喉中痰鸣，呼吸气促，胸闷胀。遇劳或寒热不均时咯、吼加剧。

方药1：牡丹七300克、狗屎柑100克、小杆子100克、枇杷叶或花150克、蜜糖300克。用法：上药切片，放在锅中炒到黄色时加入蜜糖后继续炒至稍带黑色。放入密封瓶或罐中备用。每次20克，用开水泡后当茶饮，忌食牛肉、狗肉、魔芋豆腐，广菜等。

方药2：牡丹七12克、岩川芎10克、四两麻4克、冬古子10克、三步跳8克、野苏子10克、矮地茶10克、柑子皮10克。用法：水煎服，日1剂，分2次内服。

病案举例：李某某，男，68岁，退休工人，因咯、吼反复发作20年，又发加重3天。每因天气变化或遇

寒冷时,咯、吼加剧,咯吐白色泡沫痰,伴胸闷胀,气促、心慌。动辄加剧。舌质淡,苔薄白,脉滑。长年服用甘草片、虎耳草素片、氨茶碱,症状可减轻,但停药后咯、吼又作。于1997年10月来我科就诊。根据病情及舌脉表现拟诊为"咯、吼病",属痰浊阻肺。投以治咯吼病方1,每次20克,服用5天后咯吼减轻,连用2个月,咯吼已除。至今未复发。

### 7. 溜胎

由于生育过多或未婚先孕,怀孕后,不想生下来,用药物打下。

方药:牡丹七50克。用法:上药煎水当茶饮,连用3天。

此文载于《中国民族医药杂志》,1999年第2期

## 土家族民间患病八忌

土家族人民很重视养生之法,在长期与疾病作斗争中积累了丰富的实践经验,做到有病早治,无病先防。患了疾病除了服药打针外,还有几种禁忌法,认为如不注重禁忌法,就是服药打针亦见效慢,疗效甚微,有的甚至无效,病情反而加重。现将土家族民间患病八忌介绍如下:

1. 忌强力作劳

人体患病时,勉强劳动,消耗体内正气,正气偏衰,邪气乘虚而入,正不胜邪,使病情加重。故应注意休息,通过服药、饮食调理使正气恢复,病情会逐渐好转。

2. 忌房事

"肾藏精,肾为先天之本",精气为人体生命活动的根本动力,患病后精气虚弱,如勉强房事,使精气暗耗,病情进一步加重。

3. 忌悲伤忧愁

患病在身,要心情畅快,要有战胜疾病的坚强信心。内经云:"五志所伤,喜伤心,思伤脾,悲伤肺,恐伤肾,怒伤肝。"这说明过于悲伤、忧愁可伤及人体脏器,使疾病更加严重。民间传说:"忧劳成疾。"在患病时如不解除患者的精神顾虑,良药无效。有的患者认为自己患的是不治之症或疑难病证,致精神崩溃而使病情加重,难以治愈。这充分说明精神因素在治疗过程中所起的重要作用。

4. 忌生冷

患病时,不要用冷水洗澡、洗脸、洗脚,不要饮冷水,不要食生冷之食物,尤其在服药期间应特别注意。如风寒感冒时饮用生冷,会使感冒症状加重;又如腹泻患者饮用生冷,促使腹泻加重。

5. 忌烟酒

如患肺痨咳嗽、肺胀、胃病,要忌吸烟,有心血管疾病如高血压、中风、心悸,冠心病;有胃炎、溃疡病、贫血等患者,要忌饮酒,特别是高度烈性酒。如不忌会加重病情。但是酒不是患任何疾病都要忌,有的病需要饮用一定量的酒才能达到治疗作用。如风湿麻木,腰腿关节痛,扭伤、骨折等,要内服或外用一定量的酒。起到祛风除湿,通络活血,散瘀止痛的目的。

6. 忌饮茶

因茶有解除或减弱药物的药性及治疗效果的作用,使药物失去有效的治疗作用,所以土家族民间流传有:"服药莫饮茶"的传说。

7. 忌食某些粮菜类

7.1 忌食荤菜:服药时忌食五爪(狗肉、团鱼肉、羊肉、牛肉、猪娘肉)和雄鸡、鲤鱼、虾子、泥鳅、鳝鱼等。

7.2 忌食某些蔬菜:如魔芋豆腐、广菜、芋头、椿木尖、襄荷、洋姜、韭菜、莪眉豆(扁豆)及芫荽菜、酸菜,否则会使病情加重或旧病复发。外伤肿胀患者忌食南瓜,如食后使肿胀处易化脓溃烂。

7.3 忌食某种粮食:如有外伤,水火烫伤感染者,忌食糯米、粟米,食后会使伤口反筋、瘢痕大。有发热患者忌食甜酒,食后会发热更甚。生疱长疮、流痰患者忌食黄豆,如不忌食,会化脓溃烂。

8. 还有一些特殊忌法,如患病体虚之人,忌走夜路,因晚上阴气重,阳气弱,走夜路易伤阳气。

此文载于《中国民族医药杂志》,1996年第2卷

## 试论土家族民间养生与房事致劳的关系

土家族人民在长期的生活,医疗实践中,总结出各种养生长寿的方法。在土家族聚居较集中的湖南湘西、湖北鄂西、四川涪陵等地,他们有着共同的养生方法,①大多数居住在山区,溪河两岸,山清水秀,空气新鲜;②勤劳勇敢,跋山涉水,运动量大,但不过于劳伤;③常吃新鲜蔬菜、水果、杂粮,常饮矿泉水;④爱好体育活动,打球摔跤、登山、游泳、上树、跳舞等;⑤感情纯厚,生活朴实,性情开朗,起居有常;⑥注重

男、女房事方面的禁戒。所以在土家族民间还流传土人多寿民之论，据嘉庆《龙山县志》三十二寿民记载："49 人，卒者，寿命最长 128 岁，平均寿年 96.3 岁。"现在土家族耄耋古稀之年者仍不可胜数，这都与养生、调养有着密切的关系。

土家族人们认为，在养生长寿方面最关键的是房事的忌戒。认为色情荒淫无度，无节制，使人体某些脏器损伤，产生一系列虚损性疾病，重者致使人命夭折。古人曰："精气夺则虚"，土家人认为各种劳病大都是由房事无度而引起。土家族民间流传有七十二劳之说。现将房事与致劳的病证论述如下：

如月家劳是妇女在坐大月（产期）未满 48 天同房，女的必患真月劳，在坐大月前 10 天同房患月初劳。20 天内同房患月中劳，在坐大月满月后，因身体虚弱，未恢复健康而同房，易患满月劳。妇女在坐小月（月经期），如同房，男方患色劳（又叫碰头病），认为月水是一种恶浊毒气侵入男方体内而患病。民间流传着一句俗语："小月伤郎，大月伤娘"，意思是坐小月（月经期）行房事男的患病，坐大月行房事女的患病。男女在酗酒大醉后即房事易患酒色劳。在淋雨或洗冷水澡后马上同房，易患水色劳。劳累大汗后即行房事，易患汗色劳。在饭后半个小时内而同房，易患饭色劳。小儿在吸奶时大人应忌房事，如不忌，小儿易患奶劳。解放前，抽大烟（鸦片）行房事，必患烟色劳。男女某一方过度劳累而行房事易患伤力劳，如妇女在怄气或悲伤时行房事，女方患气色劳、忧劳。男女双方在着凉（伤风感冒）时要忌房事，否则易患鸭姑劳、咯劳。在饥饿时不能行房事，如房事易患饿劳。如久病，大病之后身体未恢复健康，不要同房，否则易患停经劳、闭经劳、干经劳、干溪劳等。在男方则易患疲劳，干瘦劳等。男女不学好（外面乱来）最易患痒劳、疙劳。

土家族民间最讲究房事忌法，如不注意房事忌法，一旦患病就难以治疗。重者可以致人死亡。土家人至今仍非常重视这方面的问题，认为健康长寿与房事有着密切的关系，不可不忌。

此文载于《州中医学会年会论文集》，1993 年

# 穿琥宁治疗呼吸道感染 42 例临床观察
## （附 3 例不良反应报道）

近 2 年来，我们用穿琥宁注射剂治疗肺部感染、小儿肺炎、急（慢）性支气管炎患者 42 例，总有效率 97.62％。并对 3 例有精神不振、嗜睡、动则欲倒，甚则昏蒙的不良反应作初步分析。现将结果报告如下：

## 一、材料与方法

（一）一般资料

本组 42 例患者中，男性 25 例，女性 17 例；年龄 10～15 岁 4 例，16～29 岁 5 例，30～50 岁 27 例，51～70 岁 6 例；肺部感染 25 例，急性支气管炎 8 例，慢性支气管炎 4 例，小儿肺炎 5 例。42 例患者均系住院治疗。均未使用任何镇静药及中医安神定志药物。无呼吸衰竭及昏迷现象。无明显电解质紊乱及酸碱平衡失调症状出现。

（二）诊断标准

本组病例经胸片诊断为肺、支气管疾病。临床症状有咳嗽、吐痰、胸闷或有发热等。

（三）药物与治疗方法

穿琥宁注射剂系四川宜宾制药厂生产，每支 2 毫升，40 毫克，可肌注或静脉滴注。本组病例均采用静脉滴注治疗。成人每次 400～640 毫克，分 2 次静滴，15 岁以下儿童每公斤体重 10 毫克计算用药。

## 二、疗效观察

（一）疗效标准

治愈：临床症状体征消失，胸片复查正常，血常规正常。

显效：临床症状基本消失，偶有咳嗽，胸片复查，肺纹理稍增多，血常规，白细胞正常或稍增高。

好转：咳嗽、吐痰、胸闷、发热较前减轻，胸片复查仍有肺纹理增多或有片状阴影。血常规，白细胞增高。

无效：临床症状无缓解或较入院前加重。胸片复查，同治疗前或有加重。

（二）结果

治愈：28 例，占 66.67％，显效 10 例，占 23.81％，好转 3 例，占 7.14％，无效 1 例，占 2.38％，总有效率为 97.62％。

（三）副作用

其中第 1 例用药 3 天后出现精神不振，嗜睡；第 2 例，用药 7 天后出现嗜睡，动则欲倒；第 3 例患者，用药 9 天后出现嗜睡，甚至昏蒙，鼾声不止。

病案举例：

周某某,男,58岁,苗族,因咳嗽、胸闷、吐黄色稠痰10天。经当地医院用青霉素、庆大霉素、复方新诺明等药治疗无效,于1996年4月×日住我院治疗。现症见:咳嗽阵作,咳吐黄色稠痰,咳嗽不爽,伴胸闷气促,在胸前区偶有隐痛,微恶风寒,发热,T38.2℃,小便黄,大便干,纳差。舌质红,薄黄,脉滑数。听诊:双肺呼吸音粗,右中下肺可闻及干、湿性啰音。经胸片检查结果:右肺感染,陈旧性肺结核(已钙化)。治疗:中药以清热化痰之清金化痰汤加减,另投以穿琥宁注射液460毫克加入10%葡萄糖250毫升,每天2次静滴。在用药到第3天时,患者出现精神不振,懒言不语,嗜睡,当时分析:是否电解质紊乱,酸中毒表现。急查血钾、钠、氯、钙、二氧化碳结合率,其结果均在正常范围,听诊右肺干湿性啰音基本消失。咳嗽亦明显减轻。但嗜睡加深,并出现神志昏蒙,叫之轻应,小便失禁,纳呆。组织科内会诊,大家分析,患者病情好转,而嗜睡不断加深,又无脑膜刺激征,很可能是穿琥宁的药物副作用,因穿琥宁中含有琥珀,是否琥珀的镇静作用所致? 即停用穿琥宁。另用10%葡萄糖250毫升加醒脑静30毫升静滴,患者第二天神志转清,小便正常,但仍有轻度嗜睡,停用穿琥宁3天而上述诸症全部消失。经照片复查肺部感染病灶已除。痊愈出院。

### 三、讨论

经临床42例观察,穿琥宁具有很好的清热解毒,化痰止咳,抗菌消炎作用,对肺炎、肺部感染、急慢性支气管炎作用快,疗效好。

穿琥宁致镇静嗜睡作用,主要是琥珀的重镇安神作用所致。作用机理可能是抑制大脑皮层而致嗜睡昏蒙,但致嗜睡作用与用药量、年龄、体质及用药时间长短有关,一般年龄在60岁以上的患者,用量宜小于常用量,久病体虚的宜用药量要小于常用量,穿琥宁致镇静作用,一般在3~7天内出现。报告中3例有嗜睡等副作用,其中1例为年老体弱的男性弱患者,2例为女性,均系久病体虚者。

用穿琥宁时要根据患者年龄、体质强弱,而用药剂量应有不同,体质强壮的每日500毫克,无不良反应。体弱者用300毫克/日为宜。用药时间长的要逐渐减量使用。这样就能安全有效,不致任何副作用。穿琥宁所致嗜睡等副作用,一般停药2~3天后症状可自行消失。不必做其他处理。本组除一例用一次

醒脑静外,其余只停药2~3天,穿琥宁副作用症状自行消失。

此文载于《湖南中西医结合学会民族医药专业委员会论文集》,1990年

其他作者:刘文杰

## 试论土家医对气病的认识

土家医认为人活的就是一口气,这口气就是生命之气,是构成人体生命活动的基本物质,失去了这口气,生命就会终止。土家医将气的产生归属于上中下三元,但主要是上元。上元包括心、肺、脑,人体气血由此而生。上元统摄气血、神志,为三元之首;中元肚、肠、肝为气血不断地补充营养,使气得以旺盛。下元为腰子、精脬、尿脬、养儿肠等,为气血之根。气的作用主要是三元相互协调,融会贯通,以维持人体脏器、四肢、十窍、肌肉、筋骨的正常生理活动。所以,人体每时每刻都离不开气的作用。

### 1. 气病的病因病机

气病主要是人体的三元之气,筋脉之气与天地之风、寒、湿、火等外来之气相合而产生湿气、寒气、风气、火气等,使体内某一脏器或某一部位的功能活动受到破坏而导致气病的发生,进而出现一系列气病的病理变化及临床表现。土家医民间流传着"百病都生于气"之说。气病在人体任何部位均可发生,譬如气滞于脑,易患癫、狂、痫、怄气病、头痛病等;气阻于胸,则患岔气病、闷气病、肝气病;气壅于肚肠,患肚胀气、肚气病、胃气痛等;气停于肌肉关节则患风气、走气病、湿气病等;气停于胸肺,则患隔气病、肺胀气、咯病等。风、寒、湿、火、劳伤过度、怄气或久病、大病之后均可导致气病的发生。

### 2. 气病的分类

土家医将气病分为24种,即气病、岔气、肚肠气、疝气、忧气、肿气、肚中气、心气痛、肚气痛、怄气、中气、走气痛、气囊脬、寒气、湿气、火气、风气、隔气、冷气、气肿、气虚、热气虚、肝气虚、气陷等。

### 3. 气病的主要临床表现

气病,根据其所患部位不同而临床表现各异,现将几种主要气病临床表现例举如下。

气虚，见头昏眼花、少气无力、拖脚不起，经常汗出、面色苍白；心气痛，见心窝偏左闷痛甚者突然锥刺痛，心跳、指甲壳变乌色，气不够用等；肚肠气，见肚子饱胀不适，时有胀痛，气在肚肠中走窜、打嗝、嗳气、不欲食等；肚气痛，见心窝部常隐隐作痛、饥饿时痛剧、吐清水、食少等；肝气痛，见右排叉骨下疼痛、呃逆、体倦无力、口苦食少等；岔气，见两排叉骨及背部突然发生如刀绞样刺痛，动则加剧，呼吸时亦痛甚，痛处不定有走动，时发时止；怄气病，见胸闷、心跳、烦躁、心里如物梗着一个坨，叹气，不想食东西，夜间难入睡，梦多等；疝气，见整个囊胯或一侧肿大，皮色不变或有红色，时发时消，小肚子胀痛，活动后加重等；气囊胯，见整个囊胯或阴茎迅速肿大疼痛，色红发亮，灼热、行路不便，小便涩痛难解等；冷气，见小肚子或脐周冷痛，手足冰凉，全身清冷，食差，小便清长等；气痛，见肚子或两排叉骨胀痛，窜走不定，疼痛时轻时重，怄气及劳累后痛加剧等；火气，见肚子痛，解大便硬结，有时大便带血，口干燥、欲饮冷凉水、喉咙痛、鼻子干、口中起泡、小便黄等；胆气虚，胆小怕事，梦中惊吓，做怪梦恶梦，遇小事心跳心紧等；风气，见四肢关节窜走疼痛，天气变化或劳累或寒冷时痛易复发，重者有关节红肿变形等。

## 4. 气病的治法

以调节体内气血平衡，使三元功能协调，气血通畅无阻为治疗原则。一般用行气、理气、破气、降气等法治之。治疗气病的主要药物，补气药有：小人参、白三七、绿升麻、肉罗汉、竹根七、七叶胆、八月瓜、儿多母苦、高梁七等；赶气药有：九牛造、巴岩香、八角莲、土防风、四方消、木姜子、青木香、香藤、野胡葱、见风消、萝卜籽等；理气药有：柑子皮、辣子七、开喉剑、隔山消、见肿消、寻骨风、艾蒿、水菖蒲、赶山鞭等；破气药有：狗屎柑、青柑子、牛血莲、震天雷、土虫、马蹄香、大救驾、土当归等；降气药有：阿魏、百味莲、柿柄把、东古壳、三步跳、山苦瓜、回头青、吴萸子、收山虎等。用法：一般用干品5～15克，生药加倍，水煎服或做成蜜丸或研末吞服，亦可泡酒服。如麝香，昂贵、用量小，一般用2～6分，不入煎剂，冲服。三步跳有小毒，用时宜炮制。

总之，土家医对气病从病因病理、临床表现、治法、方药及服用方法等方面有比较全面认识。此文仅作一简要论述，供同道参考。

此文载于《中国民族医药杂志》，1997年第3期

# 野根汤治疗慢性肾炎 32例疗效观察

慢性肾炎是一种常见病，病期常以年计。其主要表现为浮肿，腰部酸痛；倦怠无力，蛋白尿，高血压，贫血，尿中见管型，尿素氮升高和食欲不振。是一种严重危害人民身体健康的疾病。如果不及时治疗，到后期可出现尿毒症，肾功能衰竭而死亡。慢性肾炎一部分是由急性肾炎转变而来，但多数一开始就是如此。本病的病因至今尚不太清楚。

慢性肾炎属于中医的水肿，腰痛范围。其治疗也是比较棘手的，一般都运用中西医结合措施治疗，时间长，作用慢。笔者近3年来采用民间一祖传秘方"野根汤"治疗慢性肾炎患者32例，取得较好效果。现报告如下：

## 1. 临床资料

本组病例系住院和门诊病人。其中男性19例，女性13例。年龄最大51岁，最小13岁，平均32岁；其中干部10例，工人8例，农民13例，学生3例，病程最长11年，最短7个月。

## 2. 辨证分类

中医辨证：水肿15例（脾阳虚型5例，肾阳虚型10例）；

腰痛17例（湿热腰痛型4例，肾阳虚10例，肾阴虚3例）

西医分类：腰痛20例，浮肿25例，高血压4例，疲乏无力30例，贫血8例，尿蛋白32例，尿管型19例，血尿素氮升高25例。

## 3. 治疗方法

药物：毛烟叶、打破碗花花、臭牡丹、猪肉。

用法：前三味药用鲜品，各摘三片无枯烂、比较大的叶片洗净。再将猪肉100克（肥肉，猪娘，猪脚肉不用），剁成肉泥，装入一瓷碗或小瓷盆中，然后把洗净之药叶片，均匀的铺盖在肉泥上，将装药的瓷碗放在锅内用武火蒸（待水开后蒸50～60分钟），稍温时去掉药叶片，在肉汁中加原汁酱油3～5滴（不加盐及任何佐料），令患者服肉与汤，一次不能服完可下次再

服。服药期间忌盐、酒、房事及体力劳动。四天服一次药。一般连用4～6次后可休息10天后再服药。

### 4. 治疗结果

疗效标准：

临床治愈：体征消失，尿蛋白转阴，尿管型消失，血尿素氮正常；

显效：主要症状消失，尿蛋白（－），管型（－），尿素氮基本正常；

好转：主要症状减轻，尿蛋白（＋－），管型（＋－），尿素氮稍降低；

无效：症状与体征、化验均与治疗前相同。

治疗结果：

32例中痊愈8例（25%），显效9例（28.1%），好转12例（37.5%），无效3例（9.4%），总有效率90.6%。

### 5. 病案举例

向某某，男，15岁，泸溪县二中学生。患者于1990年元月出现头面眼脸水肿，继而周身浮肿，按之没指，伴腰痛，头昏，神疲乏力，纳呆，小便短少，大便微溏，舌质淡，苔薄白，脉沉滑。患者曾经多次在其他医院治疗，效果欠佳。化验结果：尿蛋白（＋＋＋＋）、管型（＋＋）、红细胞（＋）、尿素氮45.2mmol/L，血色素9克。于1991年5月来我院治疗。

诊断：中医诊为水肿（肾阳虚型）；西医诊为慢性肾小球肾炎。经用野根汤治疗45天，（服药11剂），临床症状全部消失，化验复检：尿素氮（－）、管型（－）、尿素氮10mmol/L。在治疗期间停用一切西药。经随访一年半未见复发。

### 6. 讨论

本方治疗慢性肾炎，总有效率达90.6%，效果满意，患者易于接受治疗，对本方的作用机制，有待进一步探索。

野根汤尤以消水肿，降低尿素氮效果好，见效快，一般服用2～3剂就见明显效果，消除尿蛋白作用慢些。

方药中毛烟叶，打破碗花花具有小毒，不宜久服或用量过大。在本组病例中有一例患者服用超过3倍，结果出现恶心呕吐，但停药后自行消失，未经处理。

野根汤的服用方法较麻烦，是按照献方人的原始方法进行观察的。是否改变剂型用水煎服或散剂或药丸有无效果的变化，有待在实践中摸索。

本组病例观察，本院周奉祥，龚德官科主任医师参加部分研究工作。在此表示谢意！

此文载于《中国民族医药学会论文集》，1999年

# 自拟三血汤治疗腰颈痹症 128例疗效观察

腰颈痹是一种常见病，多发病，但难以治愈，易复发。笔者在民族医药调查中发现，土家药一点血、血三七、一支箭等对腰颈痹症有很好的疗效，近5年来自拟三血汤治疗腰颈痹症128例，取得满意效果。现小结如下：

### 1. 一般资料

本组病例均系门诊及住院病人，其中门诊100例，住院28例。男性81例，女性47例。其中从事体力劳动的75例，从事脑力劳动的53例；年龄25～40岁的42例，41～60岁的66例，61岁以上的20例；病程最长的30年，最短的3天；128例中，风湿性骨关节炎21例，腰椎骨质增生31例，腰椎间盘脱出18例，颈椎骨质增生16例，颈椎间盘脱出8例，肥大型脊柱炎6例，坐骨神经痛13例，腰椎生理曲度变直3例，颈椎生理曲度变直2例，压缩性骨折2例。

诊断：按照全国中医内科学教材第一版中"痹症"的诊断标准，结合抗"O"，血沉，类风湿因子及CT，X线片等检查作为诊断依据。

疗效评价：

近控：颈椎疼痛、头昏、头痛、肢体麻木消失，下肢放射痛缓解，腰颈关节活动自如。

显效：腰颈痛基本消失，肢体麻木、头昏、头痛及下肢放射痛基本缓解。

好转：颈椎痛较前减轻，肢体麻木及头昏、头痛、下肢放射痛减轻。

无效：颈椎疼痛无缓解，头昏，头痛，肢体麻木等症状同前或有加重。

### 2. 治疗方法

2.1 药物基本方：一点血8克、血三七8克、鸡血藤15克、一支箭8克、土鳖虫10克、三百棒10克、

丝棉皮 10 克、牛克西 10 克、红花 10 克、桃子骨 10 克、续断 10 克、五虎进 10 克、鹤麻草根 15 克、地枫皮 10 克、甘草 6 克,以上为 1 剂量,日 1 剂,水煎,分 2 次内服。

2.2　临症加减:腰痛甚者加麻口皮子药,延胡索;颈痛甚者加葛根,四两麻;头昏甚者加天麻,菊花;头痛甚者加川芎,黄珠子;肢体麻木甚者加血通,寻骨风;肢体活动不利者加土狗儿,伸筋草。

## 3. 治疗结果

近控 51 例占 39.84%,显效 60 例,占 46.88%,好转 7 例,占 11.72%,无效 2 例,占 1.56%。

## 4. 典型病例

张某某,男,50 岁,工人,主诉:腰痛牵扯右下肢外侧胀痛半年。患者于半年前持重物后,突然听到腰部响一下,当时腰不能伸直,疼痛难忍,在某医院做 CT 检查,$L_4$、$L_5$ 椎间盘脱出。在某医院给予推拿、理疗、牵引等治疗,病症缓解,但稍活动或劳累后即复发,常服用抗骨质增生片、强力天麻杜仲丸及钻山风等药,疗效不佳。来我院时腰痛不止,腰部屈伸不利。右下肢外侧麻木胀痛,活动后痛稍减轻。小便多。舌质暗红,苔白,脉弦涩。治疗用三血汤加麻口皮子药,延胡索、丝棉皮各 10 克,水煎,日 1 剂,分 2 次内服。患者服用 3 剂后痛减半,连服 8 剂后痛完全消失,腰部活动自如,右下肢外侧麻木、胀痛亦消失。为了巩固疗效继续服用 10 剂,现已半年未复发。在服药期间忌食辛辣、发物如:猪娘肉、牛肉、襄荷等。

## 5. 体会

腰颈痹是由风寒湿之邪侵犯人体肌肤,致气血运行不畅,气血瘀滞,使关节,肌肉,筋脉发生疼痛,麻木,关节活动不利等临床表现。腰颈痹相当于现代医学的风湿性骨关节炎,腰颈椎骨质增生,腰颈椎间盘脱出,腰椎退行性变,肥大型脊椎炎等。针对以上症状,自拟三血汤治疗腰颈痹症,主要以一点血,血三七,鸡血藤,三百棒,一支箭为主药,有活血通络,行气止痛之功效,尤以一点血活血止痛作用佳,一支箭、五虎进有活血、祛风之功,土鳖虫、桃子骨、续断有活血化瘀之力。鹤麻草根,麻口皮子药,地枫皮有祛风通络之能。配丝棉皮补肾壮骨。诸药合用,起到活血通络,祛风散寒,理气止痛之功效,达到治疗之目的。自

拟三血汤治疗腰颈痹患者 128 例,总有效率达 98.44%,疗效确切,无毒副作用,价格较廉,药源广,对于这些药物的药理机制有待进一步探讨。

此文载于《州中医学会年会论文集》,2001 年
其他作者:潘黎

# 土家族医对色劳病的认识

色,女色也,劳,劳损也。色劳病指男女之间房事放纵,荒淫无度,使男的精气亏损而成。中医古籍虽有记载,但不详尽,西医无此病名,土家医民间经过长期的医疗实践,对色劳病有比较全面的认识,有其独特的理论根据。色劳病的病因、病机、临床表现、诊断、治疗用药及注意事项均有详细的论述。现将其简述如下:

## 1. 病因病机

色劳病由于房事无节制,女的坐小月(月经期)同房,男的患病叫色劳(又叫碰头病、撞红)。民间传说一俗语"小月伤郎,大月伤娘",意为坐小月同房男方患病,坐大月(指产后 48 天内)同房女的患病。色劳病专指男的患病而言。女的在坐小月时体内排出经水恶浊,毒气,此时同房,恶浊毒气侵入男的体内,使男的精血与恶浊毒气相搏结而患病。

## 2. 色劳的主症

精神倦怠,疲乏无力,面黄肌瘦,耳朵干枯,头发分叉,脸上开土花,颧骨处时红时白时黄,咳半声嗽,饮食无味,小肚子痛,有硬块,腰背酸软,重者头昏眼花,耳内蝉鸣,小便带血,大便干稀交替出现,舌质淡,苔薄白,脉细无力。

## 3. 症状辨析

女的在坐小月时,男的强行房事或同房时经水已来而未知觉,精泄体虚,女的经水中恶浊、毒气乘虚侵入男的体内而患病。还有人认为女的坐小月同房,男的脉气冲不赢女的而患病。由于恶浊,毒气侵入男体,上冲于小肚子,故见小肚子痛,恶浊结于小腹,故见有硬块,毒气入肠,饮食不化,气血无源,故见饮食无味,面黄肌瘦,神倦乏力。血不养经,见耳朵干枯,毒气入肺见咳半声嗽。恶浊毒气上冲于脑,故见耳内蝉鸣,颧骨处时红时白时黄,头昏眼花,毒气入尿脬,

损伤脉络,故见小便带血,脸上起土花为病重之象。舌质淡,苔薄白,脉细无力均为气血亏虚之象。病后思想负担重,精神抑郁,使病情逐渐加重。

### 4. 色劳的诊断与治疗

4.1 诊断:详细询问病史,有与女的坐小月同房史,再结合临床症状诊断。

4.2 治法:补养气血,清浊败毒

4.3 方1:牛舌头鲜品10克,粮食酒50毫升。用法:将牛舌头洗干净,放在擂钵或干净的石头上捣烂,放入碗中加白酒50毫升,一次连药渣服下,1日3次。连服用至病情基本解除后停药,如不能饮酒者可用冷开水20毫升兑服。方2:枯桃子15克、穿山甲20克、土牛西10克、克马草15克、大血藤15克、荞麦三七15克,牛打架10克,锯子草10克。上药水煎服,1日1剂,分3次内服。方3:散血莲、益母蒿、酸妹草各150克,切碎放入瓶中,加白酒2斤,浸泡1周后,内服,每次20毫升,1日3次。

### 5. 讨论

5.1 在月经期同房,按理讲应是女的易感染,使女的先患病,但确实又是男的患病,用现代医学无法解释清楚,是否与人体的内分泌、细菌、病毒有关,有待进一步研究,西药无从下手,不知用什么药,而用民族药可以治愈。

5.2 一旦患此病要尽早治疗,不要悲观失望,时间拖久了就会变成重症,难以治愈。

5.3 患了此病要忌口,忌食辛辣,发物,如牛肉、羊肉、魔芋豆腐、广菜、猪娘肉、鲤鱼。还要忌重体力劳动。

5.4 在本文中仅谈论色劳一种劳病,土家医民间论述男的患色劳病的还有酒色劳、烟色劳、饭色劳、水色牢、虚色劳。女的患色劳病的有真月劳、月初劳、月中劳、满月劳、干经劳、干溪劳、干筋劳、干花劳、崩劳等,在本文中暂不作论述。

5.5 土家医民间对色劳病得论述甚多,尤其是治疗方药各异,本文仅论述男的色劳病的一种,收载不尽详细,有不当之处请同道指正。

此文载于《湖南民族医药研讨会论文集》,2006年

# 太乙神针加按灸治疗痹证 64 例疗效观察

近2年来,笔者在周树贤名老医师的指导下,运用太乙神针加按灸治疗痹证69例,取得满意效果,现报告如下:

## 一、临床资料

本文治疗病例均系本院住院及门诊患者,其中男性35例,女性29例;年龄最大85岁,最小17岁,平均47.3岁;干部30例,工人17例,农民11例,教师6例;病程最长30年,最短8个月;其中8个月至5年的21例,6年至10年的19例,,11年至20年11例,21至30年13例。

## 二、辨证分型

本症均按照《中医内科》五版教材痹证篇的分型。行痹17例,痛痹28例,着痹13例,风湿热痹8例。

## 三、治疗方法

(一)药物

1. 神针与按灸药:海马、血竭、马钱子、山鲤鱼、艾绒、麝香、三棱、莪术、灵仙、草乌等药组成,上药焙干研细末,过80目筛备用。

2. 内服药:行痹用防风汤,痛痹用乌头汤,着痹用三仁汤,风湿热痹用白虎加桂枝汤。

(二)神针与按灸条的制作

1. 神针制作:用粗筷子一支,在有棱角的一端稍破成"十"字架,然后用5厘米左右的鞋底针5枚,分别夹在"十"字架的四缝与中间,露出针尖约2厘米,成梅花状,再用细铜丝分别将针固定牢固,用25厘米×25厘米宽的黑线布一块,将上药粉100克左右,放入布上,将筷子有针端放入药中,尔后把药与针包成一圆球,用铜丝扎紧,放入桐油中浸泡24小时后可使用。

2. 按灸条制作:将皮纸15厘米×8厘米大一张,在纸上放入按灸药粉适量,卷成约1.5厘米粗的药条,在皮纸上再卷一层黑线布,用黑线缠紧即成灸条。

(三)使用方法

令患者患处显露,医者将太乙神针蘸少量桐油,在桐油灯火上烧热40～60℃,然后在患处敲打,待温

度下降时加热,反复敲打 10～15 分钟左右,敲毕,另将按灸条蘸少许桐油点燃,在患处的某一穴位上垫一块薄姜片,直接点燃在姜上,待烫时更换穴位,做完后,患者保持薄姜片 15～30 分钟后再擦掉,使药物充分发挥效力。

## 四、治疗结果

### (一)疗效标准

1. 临床治愈:症状全部消失,功能活动恢复正常。

2. 显效:主要症状消失,关节功能基本恢复。

3. 好转:主要症状减轻,关节活动功能有进步。

4. 无效:症状与体征和治疗前无变化。

### (二)治疗效果

64 例中,痊愈 19 例(29.7%)、显效 25 例(39.1%)、好转 18 例(28.1%)、无效 2 例(3.1%)。总有效率 96.9%。疗程最长 15 次,最短 5 次,平均10 次。

## 五、体会

本病常反复发作,缠绵不愈。治疗单用内服药效果不佳者,采用内外治疗结合用太乙神针加按灸的方法治疗,方法简便,作用快,疗效高,对一些顽固性痹证,加用此法治疗,往往能够取得理想效果。

神针加按灸能起到温经散寒、祛风除湿、行气活血、通络止痛、润筋等功效。

本方法治疗时因用桐油,使治疗部位成黑色易脏衣物,且药物较贵。

本方法是湖北鄂西自治州周树贤名老医师传授。本文承蒙本院何炬副主任医师审阅,在此一并致谢!

此文载于《湖南省中西医结合学会民族医药专业委员会研讨会论文集》,1992 年

<h1 style="text-align:center">土家医一百单八症与西医<br>病名的对照</h1>

土家医民间流传一百单八症之疾病,是否与水浒中一百单八将相对应,有待考证。一百单八症实际上包括现代医学的内、外、妇、儿、五官、肿瘤及传染病等多种疾病在内。土家医认为这类疾病不便于按劳病类、气病类、风病类等分类的,统统归属于一百单八症之列。现将其一百单八症与西医病名大体对照如下。

四肢麻木症:四肢麻木、活动不便、疼痛,相当于西医所述的末梢神经炎、腰颈椎骨质增生。寒咳:遇冷咳甚、咳吐白痰,相当于西医的支气管炎。热咳:遇热咳甚、咳吐黄稠痰,相当于西医的急性支气管炎、肺部感染。百日咳:小儿咳嗽持续几个月,与西医的百日咳相同。热吼:遇热吼、咯加重,相当于西医的过敏性哮喘。寒吼:冬天吼咯加重,相当于西医的支气管哮喘。寒霍乱:食寒凉之物出现上呕下泻,相当于西医的急性胃肠炎。闷头霍乱:上呕下泻、头昏眼花,相当于西医的急性胃肠炎、电解质紊乱、酸中毒。干霍乱:干呕、无呕吐物,相当于西医的胃肠神经官能症。水霍乱:呕吐清水、泻下水样便,相当于西医的胃肠炎。干水霍乱:干呕、泻下水样便,相当于西医的急性肠炎。大霍乱:上呕下泻、泻下米泔样水,相当于西医的霍乱弧菌性霍乱。寒性霍乱:因感寒湿出现上呕下泻,相当于西医的胃肠型感冒。霍乱转筋:上呕下泻后出现肢体挛缩,相当于西医的传染病霍乱、电解质紊乱、低钾血症。热尿积:小便涩痛、淋漓不尽,相当于西医的急性膀胱炎。血尿积:小便频数、尿红色,相当于西医的泌尿系结石、肾结核、肿瘤等。痨尿积:劳累后出现小便频数涩痛,相当于西医的慢性肾盂肾炎。虚尿积:当体虚时出现尿频尿急,相当于西医的慢性尿路感染。摆尿积:反复出现尿频尿急,相当于西医的慢性前列腺炎。膏尿积:尿频尿如米泔水,相当于西医的丝虫病、结核。闭尿积:小便点滴而出,相当于西医的结石梗阻、前列腺肥大、肾功能衰竭、尿潴留。火毒:面红目赤、头面肿痛,相当于西医的头面部感染。火烧症:高热、身如火焚烧样,相当于西医的高热、伤寒等。火肿:某部位肿痛灼热,相当于西医的组织感染、痈疮。水呛黄:小儿水呛症、身黄浮肿、纳差,相当于西医的营养不良。水毒:接触水后,出现身痒、生疮,相当于西医的接触性皮炎。水臌胀:腹部隆起、青筋显露,相当于西医的肝硬化腹水。水肿症:先头面肿继而全身水肿,相当于西医的急性肾炎。水积症:水停留某部位引起水肿,相当于西医的局限性水肿。水湿症:湿气缠身、倦怠无力,相当于西医的风湿病。气瘤:身体某部肿坨,压之柔软不痛,相当于西医的皮下纤维瘤。肉瘤:肿块生于四肢,多个质软,相当于西医的脂肪瘤。血瘤:肿块色红、质硬,相当于西医的血管瘤。麻痘:来势凶猛溃烂起凹陷,相当于西医的烈性传染病天花。珍珠症:出疹子,疮子像珍珠样起亮泡,相当于西医的水痘。油麻症:多见于儿童

发热、出疹、遍身皆是,相当于西医的麻疹。百虫吃肝症:面黄无血色、腹胀、爱吃生冷之物,相当于西医的钩虫病。伤寒症:全身疼痛、怕冷、发热,相当于西医的感冒。重伤寒:发热不退、腹胀纳呆相当于西医的伤寒病。三分症:先寒战后高热、汗出、头痛,相当于西医的疟疾。胆痛症:右上腹痛、口苦,相当于西医的胆囊炎。懒蛇症:肚痛、痛甚时舌伸出、流涎,相当于西医的慢性胃炎。飞蛾症:胸前针刺样痛如飞蛾扑动,相当于西医的冠心病心绞痛。斑鸠症:发热、打颤、肚痛、哼如斑鸠声,相当于西医的急腹症。缩阴症:男女外生殖器向内收缩、疼痛、小便难,相当于西医的自主神经功能失调。马熊症:发热、眼红、目直视、腹痛,重者打人骂人,相当于西医的精神分裂症。麻雀症:双手握东西打抖、不自主的跳动,相当于西医的震颤麻痹。嗝食症:上腹胞胀、打馊臭嗝,相当于西医的消化不良。鬼打青症:某部出现青紫斑块,相当于西医的血小板减少性紫癜。腰杆痛症:腰痛活动不便、屈伸不利,相当于西医的腰椎骨质增生、腰椎间盘突出。黄疸症:身黄目黄小便黄,相当于西医的急性黄疸性肝炎。胸痛症:咳嗽、胸前区疼痛,相当于西医的胸膜炎。夜游症:梦中外出,醒后返回而不自知,相当于西医的梦游。恶梦症:睡着后梦见杀人、跳岩壁、飞腾等,相当于西医的神经衰弱。干瘦症:骨瘦如柴、活动受限,相当于西医的肌萎缩症、肿瘤。热气症:自感全身发热、冒汗、心慌、多食,相当于西医的甲状腺机能亢进。

由于篇幅有限,暂简要对照分析 56 种。对照分析属于个人之见,仅供参考。有不妥之处,请同道斧正。

此文载于《中国民族医药杂志》,2005 年第 3 期
其他作者:龚兴牡

## "火功疗法"治痹症

火功疗法是永顺县个体开业医生瞿运春家之祖传。他运用此法治疗因风寒湿而致的痹症(风湿病),方法简便易行,独具一格,疗效满意,深受患者欢迎。将其基本方法介绍如下:

### 一、药物配制

大血藤 20 克,剥皮血 20 克,鸡血藤 30 克,透身汗 20 克,野烟 10 克,木香 15 克,四两麻 10 克,高粱

七 15 克,荞麦三七 15 克,五步蛇 30 克或银环蛇 1 条或三七 6 克。

### 二、使用方法

医生诊断是因风湿而致的痹症,并诊出所患部位,令病人衣服解开显露患处,医生将泡好的药酒倒入一土碗内,药量是根据病情而定,少则 50 毫升,多则 200 毫升,用火柴或打火机划燃向药碗里放,即刻药酒着火,在碗中燃烧。这时医生用右手伸入到着火的药碗中取出酒火,速将手中之火焰熨、摸、揉、拍打患部及患部周围。此时,医生左手助之。这样一次反复取火熨、摸、揉、拍打 15 分钟,每日 1 次,一般用 1～2 次即可见明显效果,若不间断连用 3～7 次,轻者可痊愈,重者可管 1 至 3 年不复发。患者治疗一次后,就感患部舒服、轻快、疼痛减轻。

### 三、病案举例

胡某某,男性,年近六旬,永顺县蔬菜社人。患痹症(风湿性膝关节炎)20 余年,1984 年 7 月来瞿医生诊所求诊,当时手持拐杖,行动艰难,不能上下楼梯,变天下雨,疼痛加剧,晚上不能安睡。投以火功疗法 1 周,上述症状基本消失,弃杖而行,随访 3 年未复发。

### 四、讨论

1."火功疗法"是瞿药匠(土家族叫医生为药匠)家几代长期使用的一种行之有效的治疗方法,为人民的健康起到了一定的作用。

2. 火功疗法的作用机理可能是给皮肤直接加温使药物从皮肤毛细血管透达到病处,再则是通过热度加上按、揉、拍打能使局部寒湿走散,达到行气活血,舒筋活络之功。

3. 此法比较特殊,有待于进一步探讨。
本文载于《湘西科技》,1987 年第 3 期

## 青荟散治验

谢老自拟"青荟散"治疗口腔溃疡,烫伤等各种外科疾病,收效甚捷。现将其方法介绍如下:

### 一、药物

梅片 10 克、青黛 20 克、芦荟 20 克。

## 二、制剂

将上三味药合并,共研细末,即名青荟散,装入瓶中密封备用。

## 三、治疗

### (一)口腔溃疡

不管是一处溃疡或多处溃,都可治愈。

用法:将青荟散少许放入溃疡面上,上药后含3~5分钟后再吐掉。1日2次,饭后用药。一般上药2~5次溃疡可治愈。

病案举例:

邓某某,女,28岁,吉首市人,患口腔溃疡已一月余,曾用过三黄粉,冰硼散,维生素 B₂ 等药物治疗不效,遂请谢老诊治,口腔有多处溃疡,大者如蚕豆,小者有黄豆大。投以青荟散,一次疼痛减轻,3次溃疡上的一层白膜脱掉,有新的肉芽组织长出。6次溃疡面痊愈。

### (二)烫伤

青荟散用于烫伤效果满意。方法:先将烫伤处用浓茶水洗,然后上青荟散于伤处。一日2次,重者3次。上药后5~10分钟内患者有清凉感。如果有水泡,2天内可使水泡全都吸收,不溃破。如有溃破感染,上药3天后开始结痂,1个星期左右可愈合。愈后,一般不留斑痕。

病案举例:

李某某,男,43岁,泸溪县人。右脚背被开水烫伤,面积约4厘米×6厘米,患者疼痛难忍,继而红肿起泡,谢老当时正在此乡搞医疗队,邀谢老治之。伤处水泡已破溃,流清水,谢老随身带有此药,即投以青荟散,用药3天清水已干,开始结痂,投药5天痊愈。

谢老自拟青荟散,是根据自己多年的临床经验而拟定的。梅片有清凉镇痛之功;青黛有消炎、镇静、杀菌、解毒作用;芦荟有消炎、活血、杀虫等作用。以上三味药物配合,起到清热解毒、消肿止痛、收敛生肌、杀虫止痒之效。此方外用无副作用。方法简便易行,本方不仅对上述2种疾病有效,而且对小儿湿疹、刀伤等均有较好的疗效,上药3次病愈。笔者认为是一良方,介绍于同道。

此文为临床资料总结,1986年3月

## 瘰疬验方介绍

### 一、药物配制

#### (一)丹药

1. 药物组成:青矾50克、明矾50克、滑石50克、火硝50克、水银50克、雄黄50克、朱砂50克、食盐50克。

2. 炼丹方法:上八味共研细末,以不见星为宜,将研好的药末放入土瓦罐中,置入微火中煨,边煨边调拌,煨至70~80℃时(有灼手感),将罐连药倒扑在一个比罐口稍大的碗中,然后用稀泥搓成小指粗之泥条,围罐口与碗接触处一周密封之;另在地面上挖一比罐与碗稍大,稍深的土坑,将罐与碗一并放入坑中,只露出罐底。又在坑的旁边再挖一穴,与碗底相通,再在该坑靠近碗底处放入硬木炭烧,约烧2.5小时后,挖出罐子,置地上待冷,去泥,揭开碗,可见到雪白的粉末。这时用稻米饭或面粉适量(作粘合剂),揉成粗条,做与梧桐子大小之丸,用炭火烤干,密封于瓶中,埋入地下2天,取出即为丹药。本药有毒,忌内服。

#### (二)膏药

1. 药物组成:木耳50克、山鲤鱼50克、蜈蚣50克、三步跳50克、全蝎50克、蝉蜕50克、红娘50克、斑蝥50克、水粉15克、黄丹100克、没药50克、陈皮50克、山楂50克、方茶50克、银珠50克、麝香10克。

2. 制膏药方法:上药除水粉,银珠,黄丹三味处,其余十三味焙干,共研细末,然后用化猪油2000克、香油1500克,合并将药粉拌入油中,置微火中煎熬3~4小时,边煎边搅动药物,将要熬好时,取药膏几滴放入金属上,用手压上去,以不粘手为宜(又叫收汗)。煎好后倒入罐或瓶中,待冷,将水粉、银珠、黄丹加入熬好的药膏中,充分搅拌均匀,即为药膏。此膏有毒,忌内服。

### 二、治疗方法

确诊为瘰疬,按其个数进行分治,一次可治1~3个,待愈后,再治剩余的。一直到全部治愈为止。

(1)丹药治疗:将药一丸放入肿块之凸起处,用胶布固定2小时后,去胶布与丹药,放药处起一水泡,医者剪开水泡,再放一丸丹药。

(2)药膏使用方法：与此同时在丹药之上覆盖一层药膏。每天换一次丹、膏药，连用六天后，在第七至八天里会自行脱落出一黑色小团，大者如拇指大小，小者如黄豆大小。坚硬难散。黑团已出，不用丹药，只用膏药，将膏药覆盖在脱落黑团后的鲜红肉窝内，一日换2次，七八日凹面长平，痊愈。

### 三、病案举例

李某某，男，8岁，花垣县人。左侧颈部长有麻雀蛋大小之肿块6个，已一年余。邀吴老诊治，诊为瘰疬，伴有纳差，消瘦，神疲乏力。属脾、肾之阴虚，虚火上炎而致，按上述方法进行分治，首次治3个，再次治3个，月余其肿块全消失，无瘢痕，食欲大增，体重增加，精神转佳。随访10余年未见复发。

（本治法为吴正勤医生之祖传秘方，经治疗400余例患者，均获痊愈。）

此文载于《新疆中医》，1986年第3期

其他作者：田华咏

# 九木香治疗慢性气管炎96例
## 临床观察总结

气管炎防治工作，在我国各地普遍进行探讨性的研究，并已取得了可喜的成绩，湖南省湘西土家族苗族自治州卫生局，为进一步研究九木香治疗单纯、喘息两型气管炎之疗效价值，于1977年11月1日去大庆地区龙凤公社保田、铁东两个大队，进行二组96例病人的临床验证，现将临床验证总结报告如下。

### 一、一般资料

验证时间：3个疗程。验证总数：96例，男性64例，女性32例。职业：人民公社社员92例，学生4例。在96例患者中，单纯型79例，喘息型17例，合并肺气肿12例，肺心病2例。患者年龄最小14岁，最大75岁。病程最短一年半，最长35年。急性发作期1例，慢性迁延期95例，在服药观察期间，不改变患者之生活习惯。用药后每3天下队进行检查一次，仔细询问患者病情变化，起效时间和药效维持时间，通过患者自述，我们进行记录，10天为一疗程，结束填表一次。

我们按照1972年全国会议标准，进行诊断和判定疗效。

### 二、临床疗效分析

典型病例：

毕某某，女，53岁，菜农，大庆龙凤公社保田大队人。

**表1　疗程与疗效**

| 疗程 | 总例数 | 近控 | | 显效 | | 好转 | | 无效 | | 总有效率 | | 显效以上 | |
|---|---|---|---|---|---|---|---|---|---|---|---|---|---|
| | | 例 | % | 例 | % | 例 | % | 例 | % | 例 | % | 例 | % |
| 1 | 96 | 3 | 3.13 | 27 | 28.13 | 47 | 48.96 | 19 | 19.78 | 77 | 80.22 | 30 | 31.26 |
| 2 | 96 | 12 | 12.5 | 38 | 39.59 | 35 | 36.46 | 11 | 11.45 | 85 | 88.54 | 50 | 52.08 |
| 3 | 96 | 24 | 25.0 | 42 | 43.75 | 19 | 19.78 | 11 | 11.45 | 85 | 88.54 | 66 | 68.66 |

上表所示：疗程愈长，疗效愈高。

**表2　单方复方与疗效**

| 分组 | 总例数 | 近控 | | 显效 | | 好转 | | 无效 | | 总有效率 | | 显效以上 | |
|---|---|---|---|---|---|---|---|---|---|---|---|---|---|
| | | 例 | % | 例 | % | 例 | % | 例 | % | 例 | % | 例 | % |
| 单方 | 46 | 10 | 21.74 | 20 | 43.48 | 8 | 17.39 | 8 | 17.39 | 38 | 82.61 | 30 | 65.22 |
| 复方 | 50 | 14 | 28.0 | 22 | 44.0 | 11 | 22.0 | 3 | 6.0 | 47 | 94.0 | 34 | 72.0 |

上表计算：单复方与疗效无明显差异。

**表 3　病型与疗效**

| 病型 | 病期 | 疗程 | 总例数 | 近控 例 | 近控 % | 显效 例 | 显效 % | 好转 例 | 好转 % | 无效 例 | 无效 % | 总有效率 例 | 总有效率 % | 显效以上 例 | 显效以上 % |
|---|---|---|---|---|---|---|---|---|---|---|---|---|---|---|---|
| 单纯型 | 急性 | I | 1 | 0 | — | 1 | 100.00 | 0 | — | 1 | 100.00 | 1 | 100.00 | 0 | — |
| | | II | 1 | 0 | — | 1 | 100.00 | 0 | — | 1 | 100.00 | 1 | 100.00 | 0 | — |
| | | III | 1 | 1 | 100.00 | 0 | — | 0 | — | 1 | 100.00 | 1 | 100.00 | 0 | — |
| | 慢性 | I | 78 | 2 | 2.56 | 24 | 30.77 | 37 | 47.44 | 63 | 80.77 | 26 | 33.38 | 15 | 19.23 |
| | | II | 78 | 10 | 12.83 | 31 | 39.75 | 30 | 38.46 | 71 | 91.04 | 41 | 52.58 | 7 | 8.96 |
| | | III | 78 | 18 | 23.08 | 34 | 43.59 | 17 | 21.79 | 69 | 88.46 | 52 | 66.67 | 9 | 11.54 |
| 喘息型 | 急性 | I | 0 | — | — | — | — | — | — | — | — | — | — | — | — |
| | | II | 0 | — | — | — | — | — | — | — | — | — | — | — | — |
| | | III | 0 | — | — | — | — | — | — | — | — | — | — | — | — |
| | 慢性 | I | 17 | 1 | 5.88 | 2 | 11.76 | 10 | 58.83 | 13 | 76.47 | 3 | 17.46 | 4 | 23.53 |
| | | II | 17 | 2 | 11.76 | 6 | 35.29 | 5 | 29.42 | 13 | 76.47 | 847.05 | 47.05 | 4 | 23.53 |
| | | III | 17 | 5 | 29.42 | 8 | 47.06 | 2 | 11.76 | 15 | 88.24 | 13 | 76.48 | 2 | 11.76 |

上表所示,病型与疗效无明显差异

**表 4　病情与疗效**

| 病情 | 疗程 | 总例数 | 近控 例 | 近控 % | 显效 例 | 显效 % | 好转 例 | 好转 % | 无效 例 | 无效 % | 总有效率 例 | 总有效率 % | 显效以上 例 | 显效以上 % |
|---|---|---|---|---|---|---|---|---|---|---|---|---|---|---|
| 轻 | I | 34 | 1 | 2.94 | 6 | 17.65 | 2 | 58.8 | 7 | 20.5 | 2 | 79.41 | 1 | 20.5 |
| | II | 34 | 4 | 11.76 | 15 | 44.12 | 10 | 29.41 | 5 | 14.71 | 29 | 85.29 | 19 | 55.88 |
| | III | 34 | 7 | 20.59 | 19 | 55.88 | 2 | 5.88 | 6 | 17.65 | 28 | 82.35 | 26 | 76.47 |
| 中 | I | 46 | 2 | 4.35 | 18 | 39.13 | 20 | 43.48 | 6 | 13.04 | 40 | 86.96 | 20 | 43.48 |
| | II | 46 | 7 | 15.22 | 16 | 34.78 | 19 | 41.30 | 4 | 8.70 | 42 | 91.30 | 23 | 50.00 |
| | III | 46 | 15 | 32.16 | 14 | 30.43 | 15 | 32.61 | 4 | 4.35 | 44 | 95.65 | 29 | 63.04 |
| 重 | I | 16 | 0 | 0 | 3 | 18.75 | 7 | 43.75 | 6 | 37.50 | 10 | 62.50 | 3 | 18.75 |
| | II | 161 | 1 | 6.25 | 7 | 43.75 | 6 | 37.50 | 2 | 12.50 | 14 | 81.25 | 8 | 50.00 |
| | III | 16 | 2 | 12.5 | 9 | 56.25 | 2 | 12.50 | 3 | 18.75 | 13 | 81.25 | 11 | 68.75 |

上表所示,病情与疗效无明显差异

**表 5　主症与疗效**

| 症状 | 疗程 | 总例数 | 近控 例 | 近控 % | 显效 例 | 显效 % | 好转 例 | 好转 % | 无效 例 | 无效 % | 总有效率 例 | 总有效率 % | 显效以上 例 | 显效以上 % |
|---|---|---|---|---|---|---|---|---|---|---|---|---|---|---|
| 咳嗽 | 1 | 96 | 3 | 3.12 | 27 | 28.13 | 47 | 48.96 | 19 | 19.79 | 77 | 80.21 | 30 | 31.25 |
| | 2 | 96 | 11 | 11.46 | 40 | 41.66 | 34 | 35.42 | 11 | 11.46 | 85 | 88.54 | 51 | 53.12 |
| | 3 | 96 | 24 | 25 | 41 | 42.71 | 20 | 20.81 | 11 | 11.46 | 85 | 88.54 | 65 | 67.71 |
| 咯痰 | 1 | 96 | 3 | 3.12 | 27 | 28.13 | 47 | 48.96 | 19 | 19.74 | 77 | 80.21 | 30 | 31.25 |
| | 2 | 96 | 12 | 12.5 | 39 | 40.62 | 34 | 35.42 | 11 | 11.46 | 85 | 88.54 | 51 | 53.12 |
| | 3 | 96 | 24 | 25 | 41 | 42.71 | 20 | 20.83 | 11 | 11.46 | 85 | 88.54 | 65 | 67.71 |

| 症状 | 疗程 | 总例数 | 近控 例 | 近控 % | 显效 例 | 显效 % | 好转 例 | 好转 % | 无效 例 | 无效 % | 总有效率 例 | 总有效率 % | 显效以上 例 | 显效以上 % |
|---|---|---|---|---|---|---|---|---|---|---|---|---|---|---|
| 喘息 | 1 | 17 | 1 | 5.89 | 2 | 11.77 | 10 | 58.82 | 4 | 23.53 | 13 | 76.47 | 3 | 17.66 |
|  | 2 | 17 | 2 | 11.77 | 6 | 35.29 | 5 | 29.47 | 4 | 23.53 | 13 | 76.47 | 8 | 47.06 |
|  | 3 | 17 | 5 | 29.41 | 8 | 47.06 | 2 | 11.77 | 2 | 11.77 | 15 | 88.23 | 13 | 76.46 |
| 干啰音 | 1 | 40 | 14 | 35 | 2 | 5 | 5 | 12.5 | 19 | 47.5 | 21 | 48 | 16 | 40 |
|  | 2 | 40 | 22 | 55 | 5 | 12.5 | 6 | 15 | 7 | 17.5 | 33 | 82.5 | 27 | 67.5 |
|  | 3 | 40 | 20 | 50 | 8 | 20 | 6 | 15 | 6 | 15 | 34 | 85 | 28 | 70 |
| 湿啰音 | 1 | 12 | 4 | 33.34 | 0 | — | 0 | — | 8 | 66.66 | 4 | 33.34 | 4 | 33.34 |
|  | 2 | 12 | 6 | 50 | 1 | 8.34 | 2 | 16.66 | 3 | 25 | 9 | 75 | 7 | 58.34 |
|  | 3 | 12 | 7 | 58.33 | 0 | — | 1 | 8.34 | 4 | 33.34 | 8 | 66.66 | 7 | 58.34 |
| 哮鸣音 | 1 | 17 | 1 | 5.89 | 2 | 11.76 | 10 | 58.82 | 4 | 23.53 | 13 | 76.47 | 3 | 17.65 |
|  | 2 | 17 | 2 | 11.77 | 6 | 35.29 | 5 | 29.41 | 4 | 23.53 | 13 | 76.47 | 8 | 47.06 |
|  | 3 | 17 | 5 | 29.41 | 8 | 47.06 | 2 | 11.77 | 2 | 11.77 | 15 | 88.23 | 13 | 69.47 |

表 6　年龄与疗效

| 年龄 | 疗程 | 总例数 | 近控 例 | 近控 % | 显效 例 | 显效 % | 好转 例 | 好转 % | 无效 例 | 无效 % | 总有效率 例 | 总有效率 % | 显效以上 例 | 显效以上 % |
|---|---|---|---|---|---|---|---|---|---|---|---|---|---|---|
| 20 岁以下 | 1 | 4 | 0 | — | 1 | 25 | 3 | 75 | 0 | — | 4 | 100 | 1 | 25 |
|  | 2 | 5 | 0 | — | 1 | 25 | 3 | 75 | 0 | — | 4 | 100 | 1 | 25 |
|  | 3 | 4 | 1 | 25 | 0 | — | 1 | 25 | 2 | 50 | 2 | 50 | 1 | 25 |
| 21～30 岁 | 1 | 8 | 0 | — | 3 | 37.5 | 2 | 25 | 3 | 37.5 | 5 | 62.5 | 3 | 37.5 |
|  | 2 | 8 | 0 | — | 4 | 50 | 1 | 12.5 | 3 | 37.5 | 5 | 62.5 | 4 | 50 |
|  | 3 | 8 | 1 | 12.5 | 5 | 62.5 | 1 | 12.5 | 1 | 12.5 | 7 | 87.5 | 6 | 75 |
| 31～40 岁 | 1 | 21 | 0 | — | 6 | 28.57 | 12 | 57.14 | 3 | 14.29 | 18 | 85.71 | 6 | 28.57 |
|  | 2 | 21 | 3 | 14.29 | 11 | 52.38 | 4 | 19.05 | 3 | 14.29 | 18 | 85.71 | 14 | 66.67 |
|  | 3 | 21 | 4 | 19.05 | 10 | 47.61 | 4 | 19.05 | 3 | 14.29 | 18 | 85.77 | 14 | 66.67 |
| 41～50 岁 | 1 | 27 | 0 | — | 7 | 25.93 | 15 | 55.5 | 5 | 18.52 | 22 | 81.5 | 7 | 25.93 |
|  | 2 | 27 | 4 | 14.81 | 10 | 37.04 | 11 | 40.74 | 2 | 7.41 | 25 | 92.59 | 14 | 51.84 |
|  | 3 | 27 | 8 | 29.63 | 13 | 48.14 | 5 | 18.53 | 1 | 3.7 | 26 | 96.29 | 21 | 77.77 |
| 61 岁～70 岁 | 1 | 24 | 2 | 8.34 | 8 | 33.4 | 9 | 37.42 | 5 | 20.84 | 19 | 79.16 | 10 | 41.74 |
|  | 2 | 24 | 3 | 12.5 | 12 | 50 | 8 | 33.4 | 1 | 4.1 | 23 | 95.9 | 15 | 62.5 |
|  | 3 | 24 | 8 | 33.3 | 8 | 33.3 | 6 | 25 | 2 | 8.34 | 22 | 91.6 | 16 | 66.6 |
| 71 岁以上 | 1 | 12 | 1 | 8.3 | 2 | 66.7 | 6 | 50 | 3 | 25 | 9 | 75 | 3 | 25 |
|  | 2 | 12 | 2 | 16.7 | 0 | — | 8 | 66.6 | 2 | 16.7 | 10 | 83.3 | 2 | 16.65 |
|  | 3 | 12 | 2 | 16.7 | 6 | 50 | 2 | 16.7 | 2 | 16.6 | 10 | 83.4 | 8 | 16.6 |

表7　病程与疗效

| 病程\例数\疗效 | 总例数 | 近控 | | 显效 | | 好转 | | 无效 | | 总有效率 | | 显效率 | |
|---|---|---|---|---|---|---|---|---|---|---|---|---|---|
| | | 例 | % | 例 | % | 例 | % | 例 | % | 例 | % | 例 | % |
| 5年内 | 25 | 7 | 28.0 | 13 | 52 | 2 | 8.0 | 3 | 12.0 | 22 | 88.0 | 20 | 80.0 |
| 6～10年 | 35 | 9 | 25.8 | 14 | 40 | 6 | 17.4 | 6 | 17.14 | 29 | 82.86 | 23 | 65.8 |
| 11～20年 | 12 | 3 | 25 | 7 | 58.33 | 2 | 16.67 | 0 | 0 | 12 | 100.0 | 10 | 83.33 |
| 20年以上 | 24 | 5 | 20.83 | 8 | 33.33 | 9 | 37.5 | 2 | 8.75 | 22 | 91.66 | 13 | 56.66 |

上表计算:病程20年以内疗效无明显差异,20年以上疗效较差。

表8　副作用

| 副作用 | 发生人次 | 处理情况 |
|---|---|---|
| 口干 | 8 | |
| 轻微痛 | | |
| 胃不适 | 7 | |

未经处理自行消失,不影响服药。

患气管炎20余年,长期以来患者咳嗽剧烈,痰色黄黏稠难咯,重则呼吸困难,气促胸闷,不能参加生产,尤其近3年来症状明显加剧。每天咳百余声,痰量60～100毫升左右,胸闷气促,喉间痰声滚滚,如拽锯、如水鸡,伴耳鸣、头昏,动则汗出,食少乏力……未经治疗,在普查中,肺部听诊,左肺及右上肺可闻及干啰音和少量湿啰音。投药九木香复方胶丸3个疗程后,患者自述症状明显减轻,每天偶咳2～3声,痰已基本消失。睡眠转佳,食量大增,能参加劳动,听诊肺部,干湿啰音全部消失。

体会:

1. 本组九木香(单、复方胶丸)验证96例,观察3个疗程,10天一疗程,3个疗程共1个月。验证结果,总有效率达88.5%,显效以上达69%,好转达43.05%,无效11.5%。

2. 该药对止咳祛痰有较好的疗效,具有一定的平喘作用。

药物简介和给药方法:

九木香系杜鹃花科,滇白株属,具有抗病毒、抗菌作用,具有较强的镇咳、祛痰作用,也有一定的平喘功能。

单方:前5天0.3克,3次/日,第6天起0.2克,3次/日,为了突击疗效,第8天加大剂量每次0.4克,3次/日。

复方:每次0.25克,3次/日,第8天起每次0.5克,3次/日。

从上述的总结看,年龄、病程、病情与疗效无明显差异。疗程愈长,疗效愈好,此药对肺部干、湿啰音的患者也有较好的疗效。本药有一定的消炎、镇咳效果。此外对哮喘患者也有不同程度的作用。白色葡萄球菌有镇咳祛痰作用,扑尔敏有脱敏作用。

3. 从观察来看,本药对单纯型、喘息型的疗效高,二者治疗效果无明显差异。对肺气肿、肺心病患者效果略差。

4. 此药无明显副作用,有极少数的病人有口干、胃肠不适,但不影响服药。不须特殊处理。

5. 5天内大部分患者起效。

6. 通过对96例病人观察,本药疗效高,药用方便,深受患者的欢迎。我们认为此药可以推广使用。

此药成本费用较高,不适合农村贫下中农需要,应考虑降低成本,改进剂型。

讨论:

1. 九木香油胶丸,单方、复方、糖浆制剂,对咳嗽,喘,痰三症有一定疗效,但以祛痰作用最为突出。患者服药后痰易咯出,痰量显著减少,呼吸通畅。

2. 我们观察3例,开始服单方胶丸以2～3粒药量,效果好,容易咯出痰液,一粒效果较差。

3. 九木香挥发油单方、复方、糖浆等药的疗效进行比较,以糖浆为好,因糖浆是中西医结合产物,镇咳作用较好,还含扑尔敏,有抗过敏作用。

有效率,单方80%,复方86.8%,糖浆100%。

显效率,单方48.8%,复方47.4%,糖浆66.6%。

4. 从西医分型考核药物,复方糖浆对单纯型疗效比喘息型好。

此文载于《湘西科学实验》,1978年第1期

其他作者:祁寿春

## 熏蒸治痹症 41 例疗效观察

笔者遵循中医的辨证分型与民间治疗方法相结合,采用中草药熏蒸与内服中药治疗痹证 41 例,收到较好的疗效。

### 一、临床资料

1. 一般资料:本组 41 例,男性 16 例,女性 25 例。年龄最大 63 岁,最小 30 岁。病程最长者 21 年,最短者 7 个月。住院时间最长 82 天,最短者 15 天。熏蒸最长者 45 次,最短者 4 次,平均 16.3 次。

2. 中医分型与西医诊断

(1)中医分型:行痹以肢体关节酸痛、游走不定为主的 7 例;痛痹以肢体关节疼痛较剧,痛有定处,得热痛减,关节不能屈伸为主要症状的 20 例;着痹,以肢体关节重着、酸痛或胀痛、肌肤麻木不仁为主的 8 例;风湿热痹,以关节疼痛,局部灼热红肿,得冷稍减为主的 6 例。

(2)西医诊断:风湿性关节炎 22 例,类风湿性关节炎 9 例,类风湿性肌炎 2 例,尾骶骨膜炎 1 例,骨质增生(颈腰椎)4 例,坐骨神经痛 3 例。中医分型以《中医内科》五版教材为准。西医诊断以抗"O"、血沉、类风湿因子、X 线片与临床体征为依据。

### 二、治疗方法

1. 熏蒸药物:龙须藤、风球、大血藤、水菖蒲、羊角七、风藤、阴钩藤、铁灯台、铁箍散、柚子皮、艾叶等药组成。

2. 内服药:行痹用防风汤,痛痹用乌头汤,着痹用薏苡仁汤,风湿热痹用白虎加桂枝汤。

3. 熏蒸方法:先将上药各适量放入一瓷盆或大瓦钵内,加入冷水,超过药面 5 厘米,浸泡 20 分钟,然后将其放入床下电炉或炭火上煎,床面用一稀疏竹片铺上,床下四周用塑料薄膜围紧,待药物煮沸 20 分钟,令患者解衣服(只留短裤)仰卧在竹片上,再将一拱形薄膜架盖在患者身上,露出头面,每次熏蒸约 40 分钟左右。熏毕将药水倒出 500～1000 毫升,温度 40℃左右擦洗患处,或浸泡 10 余分钟。日熏 1 次,10 天为一疗程。一疗程后,休息一天,再继续熏蒸。

### 三、疗效观察

1. 疗效标准

临床治愈:症状和体征消失,关节活动功能恢复正常,实验室检查如血沉、抗"O"等恢复正常,类风湿因子转阴。

显效:主要症状消失,关节活动功能基本恢复,主要参考指标结果基本正常。

好转:主要症状减轻,关节功能活动有进步、血沉、抗"O"较治疗前有所下降,类风湿因子阳性。

无效:症状和体征及实验室检查较治疗前无变化或加重。

2. 疗效分析:见下表。

**临床疗效比较**

| | 例数 | 治愈 | | 显效 | | 好转 | | 无效 | |
|---|---|---|---|---|---|---|---|---|---|
| | | 例数 | ％ | 例数 | ％ | 例数 | ％ | 例数 | ％ |
| 行痹 | 7 | 2 | 28.6 | 2 | 28.6 | 2 | 28.6 | 1 | 14.2 |
| 痛痹 | 20 | 5 | 25 | 8 | 40 | 5 | 25 | 2 | 10 |
| 着痹 | 8 | 1 | 12.5 | 2 | 25 | 4 | 50 | 1 | 12.5 |
| 风湿热痹 | 6 | 2 | 33.3 | 3 | 50 | 1 | 16.7 | | |
| 合计 | 41 | 10 | 24.4 | 15 | 36.6 | 12 | 29.3 | 4 | 9.7 |

总有效率为 90.3％。

### 四、典型病例

郭某某,女,35 岁。患者于 1986 年 10 月出现全身多处关节肿胀疼痛,尤以双腕、指(趾)、膝关节为甚,活动不便行走艰难,曾多方求医,效果不显。在长沙某医院诊断为"类风湿性关节炎"。故于 1988 年 8 月来我院住院治疗。查:形体肥胖,面色红,双手第二掌指关节红肿疼痛,不能屈伸,痛有定处,双膝关节肿痛。活动后痛加剧。双膝关节以下浮肿,两小腿内侧有蚕豆大小对称性溃疡6处,色暗红,灼痛。类风湿因子检查为阳性,血沉5毫米/小时。舌苔黄,脉滑数。证属痹证,分型为风湿热痹。投用熏蒸治疗,每日1次,连用20次。内服中药以白虎桂枝汤加味。经治2旬后,上述诸症全部解除,关节红肿胀痛消失,活动自如,身体轻健,体重减轻4公斤(入院时70公斤)。经类风湿因子复查报告转阴。抗"O"正常范围。临床症状消失,观察半月出院。

此文载于《内蒙古中医药杂志》,1991年第3期

# 太乙神针加按灸治疗痹症21例疗效观察

痹是闭阻不通的意思,由于人体肌表经络遭受风寒湿邪侵袭后,使气血运行不畅。引起筋骨、肌肉、关节等处的疼痛、酸楚、重着、麻木和关节肿大屈伸不利等症状的,统称为痹症。

本症早在《黄帝内经》中就有详细记载,如《素问·痹论》云:"所谓痹者,各以其时,重感于风寒湿之气也。风寒湿三气杂至,合而为痹。"又云:"以冬遇此者为骨痹,以春遇此者为筋痹。以夏遇此者为脉痹,以至阴遇此者为肌痹。以秋遇此者为皮痹。"

近年来,笔者在周树贤名老医师的指导下,运用太乙神针加按灸治疗痹症21例,取得较好效果。现报告如下:

## 一、临床资料

本文治疗病例均系本院住院患者。其中男性11例,女性9例;年龄最大60岁,最小17岁,平均46.1岁;干部8例,工人6例,农民4例,教师3例;病程最长30年,最短6个月,其中6个月至5年的4例,6年至10年的3例,11年至20年6例,21年至30年8例。

## 二、辨证分型

本症分型均按照中医内科五版教材痹症篇的分型。行痹(偏于风胜3例)、痛痹(偏于寒胜9例)、着痹(偏于湿胜7例)、风湿热痹(偏于本虚标实、瘀浊阻络2例)。

## 三、治疗方法

### (一)药物

1. 神针与按灸药:海马、血竭、马钱子、山鲤鱼、艾绒、麝香、三棱、莪术、樟脑等药物组成。上药焙干研细末,过80目筛备用。

2. 内服药:行痹用防风汤,痛痹用乌头汤,着痹用薏苡仁汤,风湿热痹用白虎加桂枝汤。

### (二)神针与按灸条的制作

1. 神针制作:用粗筷子一支,在有棱角的一端稍破成"+"字形,然后用5厘米左右长的鞋底针5枚,分别夹在"+"字形的口缝与中间,露出针尖约2厘米成梅花型,再用细铜丝分别将针固定牢固,用25厘米×25厘米宽的黑线布1块。将上药100克左右,放入布上,将筷子放针的一端裹入药中。尔后把药与针端包成一圆球,用铜丝扎紧,放入桐油中浸泡24小时后可使用。

2. 按灸条制作:将皮纸15厘米×6厘米大一张,在纸上放入按灸药粉适量,卷成约1.5厘米粗的药条,在皮纸上再卷一层黑线布,用黑线缠紧即成按灸条。

### (三)使用方法

先针后灸,医者将太乙神针蘸少量桐油,在桐油灯火上烧热(50~70℃)。令病人患处显露,然后在患处敲打。待温度下降时又加热。反复来回敲打10~15分钟左右,敲毕。另将按灸条蘸少许桐油,点燃。在患者某穴位上垫贴一块薄姜片,将点燃的按灸条直接点烧在姜上。待烫时更换一穴位,做完后患者保持15~30分钟,使药充分发挥效力。

## 四、治疗结果

### (一)疗效标准

1. 临床治愈:症状全部消失,功能活动恢复正常;

2. 显效:主要症状消失,关节功能基本恢复;

3. 好转:主要症状减轻,关节活动功能有进步;

4. 无效:症状与体征和治疗同前一样无变化。

### (二)治疗效果

1. 效果:21例中痊愈8例(38.1%),显效8例(38.1%),好转4例(19%),无效1例(4.8%)。总有效率95.2%。

2. 疗程:最长50次,最短5次,平均20.4次。

### 五、病案举例

梁某某,男性,60岁。患者四肢关节冷痛,痛有定处。遇寒加剧,以双下肢为甚,双下肢呈屈膝位,不能伸直,活动障碍。持续时间已2个月。曾在本县人民医院住院治疗月余,其症未减。故于1990年4月26日转来我院内科抬送入病房。

查:患者面色无华,呈急性痛苦病容。双下肢膝关节冷痛剧烈,呻吟不止。双下肢不能伸缩,扪之不温。伴头昏,纳差。小便清长,大便调,舌质淡红,苔白,脉弦滑而缓,中医辨证属痹症,分型为痛痹。中药方投以乌头汤,服药一旬半,效果不显,配合太乙神针加按灸。经再治半个月,上述诸症明显减轻,双下肢能屈伸,能依杖而缓慢行几步。继用上法治疗一个半月。四肢关节冷痛消失,双下肢活动自如,能弃杖而行;头昏亦解除,纳食正常,二便调。舌质红,苔薄白,脉弦细,临床症状全部消失而出院。

### 六、体会

(1)本病常反复发作,缠绵不愈。治疗单用内服药效果不佳者。采用内服及外用太乙神针加按灸的方法,方法简便,其作用快,疗效高。对一些顽固性痹症,加用此法治疗。往往能够取到理想效果,深受病者欢迎,值得推广运用。

(2)痹症是素体虚弱,卫阳不固。感受风寒湿邪。流注经络、关节,气血运行不畅而为痹;或寒暖不调,过度劳累;冒雨浸水,邪从外入或素体阳盛复感外邪,邪从热化而为热痹。太乙神针加按灸能起到温经散寒、祛风除湿、行气活血、通络止痛、润筋、调节阴阳、扶正祛邪等作用,故能取得较好疗效。

(3)本方法不宜用于冬天治疗,因要外露患处15至30分钟;适用于春夏秋三季治疗,治疗时因用桐油,使治疗部位成黑色,易脏衣被,且药物较贵。

(4)本方法是湖北鄂西自治州周树贤名老医师传授的,本文承蒙本院何炬院长(副主任医师)的审阅,在此一并感谢!

此文载于《湘西自治州中西医结合学会论文集》,1989年

# 第六篇　典型病例

# 第八章

# 土家医医案

## 水臌症
### （相当于西医内科的肝硬化腹水）

龙某某，男，65岁，农民，于2006年8月15日初诊。腹大如鼓3个月。

患者诉，3个月前因饮酒后，出现腹部逐渐胀大，身目发黄，口干苦，伴小便少，大便干结，饮食无味，食后腹胀甚。在当地医院做B超检查，诊为肝硬化腹水，肝功能化验，谷丙转氨酶347U/L，总胆红68μmol/L，直接胆红素28.7μmol/L，总蛋白51克/L，白蛋白32。在家请草药郎中治疗10余天，作用不佳，腹胀加重，故来我院诊治。

查：面黄肌瘦，身目发黄，腹大如鼓，腹部青筋暴露，手掌暗红。颈部有蜘蛛痣，小便短少，大便三日未解，舌质红，少苔，脉弦细。

治法：退热败毒，消水。

诊断：土家医：水臌症；分型：热毒内困。

方药：消臌丸加减。

山鲤鱼6克，山黄连15克，尿珠子根15克，克马草15克，猪苓15克，腹毛15克，泽泻10克，铺地黄15克，鸡合果15克，黄芪15克，白腊树籽10克。10剂，水煎服，日1剂，分2次内服。

### 8月25日 二诊

服药10剂后，腹胀减半，小便量多。大便日1次，身目发黄基本消退，饮食仍无味。服药后仍感乏力。舌质红，苔少，脉弦细，治法仍以消臌丸为主加减，上方加养胃、补虚药物，加青木香8克，鸡合子皮

10克，土人参15克。感觉乏力是利水后缺钾所致，用10％氯化钾10ml×6支×2盒，每次1支，日2次，口服。消臌丸10剂。

### 9月6日 三诊

患者前来复诊，腹大如鼓全部消退，大便日1次。饮食增加，口干苦消失，精神转佳。面色转红润，B超复查腹水全部消退，肝功能复查转氨酶正常，总胆红素17.2μmol/L，直接胆红素正常，总蛋白61.3克/L，白蛋白35克/L。患者能做家务事。为了巩固疗效，再继续服用8月25日方，加枸杞子10克，白三七8克。

按：本例患者因长期饮酒，致湿热内蕴于中元肝胆，长年日久，致中元肝瘀气滞，水精不化，水不能从下元小便排出，故见腹大如鼓。温热煎熬中元肝胆，胆汁不循常道，见身目发黄，口干、口苦、小便短少，大便干结，消臌丸中，山鲤鱼活血化瘀，尿珠子根、克马草、猪苓、腹毛、泽泻利水消肿，使水从小便排出。方中山黄连、鸡合果、铺地黄有清热退黄之功。方中黄芪、鱼腊树籽有祛邪扶正，使邪去正不伤的功用。在治疗中，患者出现乏力，钠差，乃因利水过重，有伤气血，所以二诊时，在方中加用土人参，鸡合子皮等，有益胃补虚之力。用后症状消除。

## 中板症
### （相当于西医内科所述的肝硬化）

张某某，男，28岁，于1999年5月10日来我科住院治疗。身目黄如柑子色，右胁下隐痛1年半，加重7

天。

患者诉一年半前无明显诱因，出现身黄目黄，小便黄，右胁下隐隐作痛，先后去乡卫生院、市医院、个体诊所及草医等多处求医疹治，其效果不佳。有逐渐加重之趋势。听别人介绍慕名而来我科诊治。症见：右胁下隐隐作痛，腹胀，身目俱黄如柑色，头昏乏力，恶心呕吐，大便干结，小便黄如浓茶，钠差，舌质红，苔黄厚，脉弦滑。

查：神清，周身黄染，疲乏无力，肝在胁下3cm，腹部有移动性浊音，下肢轻度水肿，化验结果，谷丙转氨酶，1217u/L，总胆红素 213μmol/L，直接胆线素176μmol/L，碱性磷酸酶472U/L，乙肝5项：HBsAg、HBeAg、HBcAb、HBeAb 均为阳性。B超：肝大，光点增粗。

诊断：1. 乙肝（活动期）；2. 肝硬化；3. 肝细胞性黄疸。中医分型：湿热黄疸。

治法：清热败毒，利胆退黄。

方药：水桃10味汤加减。

水黄连10克，洋桃根30克，酸筒杆20克，七叶一枝花15克，赤芍120克，郁金15克，蛇舌草15克，半枝连15克，过岗龙15克，白芍15克，山鲤鱼16克，女儿红20克，日1剂，水煎，分2次内服，1个月为1个疗程，配合西药用安体舒通40mg 口服，日3次，肌苷片0.4克，口服，日3次。

1个月后复查肝功能，报告：谷丙转氨酶降至342赖氏单位，总胆红素降至120μmol/L，直接胆红素降至 34μmol/L，乙肝五项复查：HBsAg、HBcAb、HBeAb阳性，HBeAg 已转阴，患者要求出院，带药3个月回家治疗。经服用3个月药，于1999年8月12日前来复查，肝功能：谷丙转酶降至42赖氏单位，总胆红素18.42μmol/L，直接胆红素11μmol/L，乙肝五项：HBsAG 阳性，其余四项均转阴，右胁隐隐作痛消失，周身黄已全部消退，腹水消除，精神转好，饮食正常，小便正常，同年9月中旬再次复查肝功能，报告：已恢复正常。乙肝五项仅 HBsAg 阳性，B超复查腹水消失。已返单位上班。

按：本例患者病情较重，经多方治疗无效，其病因系患者感受外来邪毒，毒入中元肝、胆、胃，邪毒久留于中元，郁而化热，热邪内阻，水精不化，停滞于肝胆，胆汁外溢，出现身目俱黄，腹痛。采用土家医水桃十味汤加减，配合西医护肝、利尿治疗，达到满意效果。方中水黄连、洋桃根有清热解毒作用，七叶一枝花、蛇

舌草、半枝莲、女儿红、过岗龙有利尿退黄作用，山鲤鱼、赤芍、郁金有活血通络作用。诸药合用，共奏清热败毒、利胆退黄、祛邪扶正之功，逐邪毒外出，因而病告痊愈。

## 鸡窝瘟
### （相当于西医传染科的病毒性乙型肝炎）

潘某某，女，29岁，干部，2008年9月12日就诊。胁下隐痛，乏力，反复发作3年，加重半个月。

患者3年前因运动过度后出现右胁下隐痛，伴神倦乏力，小便黄，饮食无味，遂去县人民医院检查，乙肝五项，HBsAg、HBeAg、HBcAg、HBsAB 阳性，肝功能谷丙转氨酶 378U/L，总胆红素52μmol/L，直接胆红素28.1μmol/L，碱性磷酸酶162 单位。诊为乙肝，大三阳，肝功能受损。曾先后到当地医院给予西医护肝、抗病毒治疗。口服齐墩果酸片，肝必复；静滴甘利欣等，症状时好时坏。近半个月来，上述症状加重，右胁痛不止。目微黄，神倦乏力，小便黄，口干口苦。舌红苔黄，脉弦细。乙肝五项复查同前，大三阳、肝功能复查，谷丙转氨酶398U/L，直接胆红素28.6μmol/L，间接胆红素11.2μmol/L。碱性磷酸酶180U/L。

诊断：土家医：鸡窝瘟；分型：瘀血阻滞。

西医：慢性乙肝（活动期）。

治法：活血祛瘀，清热败毒。

方药：水桃丸加减。

水黄连15克，洋桃根15克，女儿红15克，腹水草10克，美人蕉10克，山鲤鱼8克，鸡合果20克，鱼腊树籽15克，黄芪15克，枸杞10克，赤芍30克，白芍15克，七叶一枝花10克，毛耳朵12克，甘草6克，板蓝根15克，30剂。

上药水煎，日1剂，分2次内服。忌：辛辣、牛肉、羊肉、狗肉、甜酒、白酒。30剂。

2008年10月13日　二诊

患者诉：服用1个月药后，右胁痛缓解，神倦好转，口干、口苦消失，饮食增加，乙肝五项同前。肝功能复查，谷丙转氨酶97U/L，直接胆红素19.2μmol/L，间接胆红素8.27μmol/L。临床症状明显减轻。舌质红，苔白，脉弦，治疗继用原方。

2008年11月14日　三诊

患者诉：右胁痛消除，精神转佳。饮食正常，二便正常。目无黄染。复查乙肝五项，HBsAg，转阴，大三阳转小三阳，肝功能，全部正常。为了巩固疗效，再

将水桃汤改做成蜜丸，每次 6 克，日 2 次，服用 3 个月。

2009 年 2 月 18 日　四诊

患者服用水桃丸 3 个月，前来复查，乙肝五项，HBsAg，阳性，转小二阳，肝功能正常。患者临床症状消除，正常上班。

按语：鸡窝瘟（相当于西医的慢性乙肝）。是目前世界上的一大难题。治疗效果差，时间长，副作用多。我们根据土家医治鸡窝瘟的诸多药物，浓缩成一个基本方：定名为水桃汤。其主要作用是清热败毒，活血化瘀。方中，水黄连、鸡合果、女儿红、板蓝根、毛耳朵、美人蕉，有清热败毒功效。山鲤鱼、七叶一枝花、赤芍有活血化瘀，软坚散结作用。方中黄芪、白芍、枸杞、鱼腊树籽有扶正作用。使攻伐之药不伤正。按照现代医学分析，毛耳朵、美人蕉、板蓝根、七叶一枝花、洋桃根有抗病毒作用。10 年来，治乙肝患者 374 例，有效率达 82.35%。

## 冷骨风
### （相当于西医的风湿性膝关节炎）

姚某某，女，42，教师，州技工学校，1990 年 5 月 19 日初诊。双肢膝关节冷痛半年。

患者诉半年前外出淋雨后，出现发热、头痛、无汗，经服用感冒药后，症状消失，但出现双侧膝关节冷痛，尤以天冷或变天下雨时，疼痛加重。膝关节活动不利，经外贴膏药，服用阿司匹林、扑炎痛、布洛芬等药后，症状未明显好转，血沉 20mm/h。

诊断：土家医：冷骨风；分型：寒气阻滞。

西医：风湿性膝关节炎。

方药：用土家医太乙神针治疗。

太乙神针制作：①针锤：用 1 尺 2 寸左右的竹子，剖开，把竹子刮圆，在一端扎上 5 颗银制的针。

②药物：麝香 1 克，艾绒 10 克，梅片 8 克，香叶子皮 10 克，乌头 10 克，血三七 10 克，鹤麻草 10 克，岩防风 10 克，枫树叶 10 克。上药焙干，研细末，用一黑布把药放入布中，然后把药包在针头上，扎成一个圆球形。用细铜丝捆紧，蘸上桐油。再用桐油烧一根棉制灯心点燃，把药球在点燃之灯心上烧之，烧热后，在患处捶打，先用前端的针刺一下，然后用锤的边上打，待冷后又烧热桐油，反复捶，约打 10 分钟左右。叩打毕用卫生纸把桐油擦干净。日 1 次。

1990 年 5 月 27 日　二诊

患者用太乙神针治疗七次，现双下肢膝关节疼痛缓解，关节活动自如。2 天前，天气变化时，膝关节无疼痛，血沉复查。13mm/h。

1990 年 6 月 8 日　三诊

患者虽然疼痛已消失，为了巩固疗效，再行太乙神针 5 次，病告全愈。血沉复查 10mm/h。随访 10 年未复发。

按：患者关节冷骨风，土家医认为是寒气入筋骨所致，留而不去，所以叫冷骨风。治疗以驱除寒邪之气。用太乙神针、有针、药、火三种方法综合。药物：麝香、艾绒、香叶子树、乌头有温经散寒之功；岩防风、鹤麻草、枫树球、白三七有祛风通络作用；桐油加热外用，有温通筋脉作用。用针刺使寒邪从皮肤排出。太乙神针有很强的驱寒作用。尤其是对冷风湿作用好。

## 腰腿痛
### （相当于西医所述的风湿性骨关节炎）

张某某，女，32，干部，2002 年 3 月 27 日初诊。腰腿痛反复发作，5 年，加重 1 个月。

患者 5 年前无明显诱因出现腰痛，双下肢膝关节痛，尤以活动量过大后痛加剧。痛甚时难以入睡。以胀痛为主。在月经前 3 天痛亦加重。伴乏力怕冷。少气懒言。口淡无味，不愿走路。舌质淡，苔薄白，脉沉细。

查：腰及双下肢无肿胀，膝关节处摸之有冷感。

抗"O"：280U/L，血沉 48mm/h。

治则：温经散寒，除湿。

方法：烧麝。

麝的配法：麝香 0.3 克，艾蒿绒 5 克，梅片 1 克，山鲤鱼 1 克，乌头 1 克。

上药焙干，研细末；艾蒿揉成艾绒去细末，上药末拌均，备用。

用法：将混药之艾绒做成黄豆大小一团，呈宝塔形，上小下大。然后选穴，腰部选双肾俞。膝部选双侧外膝眼、内膝眼，令患者面靠椅子背坐，将穴位上，用点水打湿，把药放上面，点火烧，患者有疼痛感时，医生用大拇指蘸点水或口水，压在燃烧的药团上，稍压十几秒钟，再烧第二灸，肾俞烧后，再烧外膝眼、内膝眼。烧完后，令患者 3～5 天莫洗澡，莫打湿生水。

2002 年 4 月 7 日　二诊

患者诉，症状减去 80%，腰腿痛基本消失，无冷痛减了。双肢活动基本正常，以前不愿走路，现在行走自如,请帮我再烧1次。又按上法,但烧麝的部位稍有偏移,不能烧上次烧的地方,以免留下瘢痕。

2002年5月10日 三诊

患者诉,腰腿痛全部消失,关节无疼痛,活动自如,少气懒言,怕冷,口淡无味等症状全部解除。

化验:抗"O"140U/L,血沉8mm/h。

按:土家医认为腰痛,乃是寒湿之邪气,侵入体内筋骨关节,留而不去,久之则伤筋害脉所致。

土家医用烧麝治风湿痹症,有着悠久的历史。其作用非常显著。2002年我在永顺对山乡搞医疗队,用烧麝治疗腰痛及风湿病患者120余人次,有效率达98%。麝香走窜,加入山鲤鱼,有活血化瘀;梅片有芳香走窜;乌头有温经散寒;上药合用,有祛寒气通经活络,行气止痛之功。艾蒿绒起到燃烧作用,且芳香走窜带药入皮毛而达病位。凡是因风寒湿所致腰腿痛之患者用烧麝治之皆取得良好效果。

## 尿结石

### (相当于西医外科所述的泌尿系结石)

石某某,男,42岁,农民,2003年10月29日初诊。腰腹酸痛,间断发作半年,复发加重3小时。

患者半年前,因劳累过度出现腰腹剧痛,痛如刀绞,伴恶心呕吐,小便涩痛,尿色深黄。经当地医院做B超检查,诊为双肾小结石,右输尿管上段结石。经解痉,止痛处理,腰腹疼痛缓解,未服排结石。3个月前复发一次,在当地医院用上述方法治疗疼痛缓解。今日上午6时许腰腹痛复发,疼痛难忍,由其家人用专车送来我科诊治。

症见:患者腰腹剧痛不止,伴恶心呕吐,小便涩痛不畅,面色苍白,神疲乏力,舌质红,苔黄,脉弦细,查腹部压痛明显,以右侧为主,无反跳痛,双肾区明显叩击痛,以右侧为甚。

B超检查:双肾集合系统小结石3～4mm,右输尿管上端扩张,内有8mm大小强光团,右肾中度积水。

小便常规:隐血+++,白细胞0～2/HP。

诊断:土家医:尿结石;分型:石淋。

西医:1.肾结石;2.输尿管结石;3.右肾中度积水。

治法:清热,利尿排石。

方药:尿珠子根20克,过岗龙15克,破铜线15克,蓑衣藤10克,化金石8克,克马草15克,穿破石10克,斑鸠窝15克,土牛膝10克,千年老鼠屎10克,

甘草10克。5剂。水煎,日1剂,分2次内服。

服药后多活动,多饮水,少食辛辣等。

2003年11月5日 二诊

患者腰腹疼痛缓解,小便通畅,大便正常,腰部无压痛,右肾无叩击痛。患者诉昨日从小便排出绿豆大小结石2枚。

B超复查:左肾结石已排下,右肾结石仍存,右输尿管上段结石已排到输尿管下段,右肾积水少量,小便常规正常。治疗仍以9月2日,原方10剂。

2003年11月16日 三诊

患者诉,腰腹痛于3天前发作1次,疼痛剧烈,小便时排出绿豆大小结石一枚。质硬,有棱角。已排出3枚。B超报告:双肾结石已排出,输尿管下端结石未排出。续用原方10剂。

2003年11月27日 四诊

患者诉:2天前刚服完最后1剂药后,右侧小腹绞痛,就忍痛从七楼跳步,跳到一楼。当时小便胀得利害,进厕所小便,听到有枚结石打到便盆里响了一声,下来有一黄豆大小椭圆形结石,色暗灰色。结石下来后痛即止。

B超复查,双肾结石及右输尿管结石均已排出,右肾中度积水已消除。舌质红,苔白,脉弦。

按:土家医认为尿结石是由体内下元腰子尿脬受火热煎熬。水精浓缩而成沙石,亦有认为是水质问题,一些地区长期饮用山泉水,水的硬度大,矿物质超标而形成各种结石。方中尿珠子根、过岗龙、破铜线、蓑衣藤、克马草、斑鸠窝等有很好的清热利尿,排石作用;千年老鼠屎、土牛膝有排石作用;方中关键药物是化金石、穿破石能使结石化小,易于排出来。患者服用本方25剂后,双肾结石、输尿管结石均全部排出体外,免除了手术或碎石治疗,减少患者的痛苦。用本方治疗尿结石,结石小于1厘米,都可打下来。但要根据患者结石的部位,如在肾盏、肾下盏难些,服药时间要长些。

## 偏头风

### (相当于西医神经病科所述的面部神经瘫痪)

龙某某,男,54岁,农民,2009年10月25日初诊。右侧口眼歪斜3天。

患者诉3天前坐车吹风后,回到家中,出现右侧口眼歪斜,吃东西自己从中口掉下来,流口水,右侧面

部麻木。眼睛畏光。四肢关节无异常，无头昏头痛，遂来我科诊治。症见：患者口向左侧偏移，眼角偏左侧，流口水，右眼上下睑闭不拢，右眼红，畏光。舌质红，苔白，脉弦紧，头部CT，排除脑溢血、脑梗死。

诊断：土家医：偏头风；分型，风寒入络。

西医：面神经瘫痪。

治法：活血通络，止痛。

1：针刺：风池、地仓、迎香、四维、攒竹、丝竹空、印堂、颊车、合谷、曲池，日1次，留针10分钟，3分钟捻转1次。

2：内服药：蜈蚣2条，蚯蚓15克，白附子10克，天麻10克，血三七8克，地罗汉10克，地雷10克，蚕茧10克，三百棒10克，四两麻10克，白芷15克，川芎15克，甘草6克。

5剂。日1剂，水煎，分2次服。

忌：生冷、辛辣、牛、羊肉、狗肉。

2009年10月30日　二诊

患者右侧口眼歪斜好转，眼红消失，畏光减轻。吃东西不掉下来了。舌质淡红，苔薄白，脉弦。治疗仍用针刺，每日1次。内服药物守原方，每日1剂，7剂。

2009年11月8日　三诊

患者口眼歪斜已消失。吃东西正常，流口水现象亦消失。右眼正常，右侧头面部麻木已消失。停用针刺，为巩固疗效，再服原方药5剂。

按：偏头风，感受外来之寒气，寒气入上元脑神，脑神被扰，筋脉失养。故出现半边头面部口眼歪斜面部麻木等。本病仅用药物治疗，作用慢，加用针刺治疗，增强活血通络作用。配以土家医方药内服，有活血通络祛瘀之功效，使寒去瘀化，风止，症状消除。方中蜈蚣、蚯蚓、白附子、天麻、四两麻有除寒、祛风、通络之能。三百棒、地雷、川芎、蚕茧有活血祛瘀之功；白芷辛温芳香，可引诸药直达病所。诸药同用，共奏通经活络，逐风去寒、活血止痛之功。

### 独心跳

**（相当于西医所述的心神经官能症）**

李某某，女，23岁，工人，1995年3月22日，初诊。独心跳间断发作半年。

患者诉：半年前因工作压力大，晚上休息不好。继而出现独心跳，心慌脑闷，失眠多梦，有时难以入睡。伴头昏，脑胀，耳鸣，记忆力减退。在当地医院服

用过安眠药，安定片、心得安、心律平、地奥心血康等药，作用不佳，病情加重。不能坚持工作。化验检查：血常规正常，心肌酶谱正常。肝功能正常，肾功能正常。查心率102次/分，律齐，心音正常。舌质红，苔黄，脉细数。

心电图：心动过速。

诊断：土家医：独心跳；分型：郁气扰心。

西医：心神经官能症。

治法：养心安神，醒脑开窍。

药物：土人参10克，酸枣子10克，血当归10克，枞茯苓15克，珍珠母30克，鸡爪黄连8克，生龙骨15克，冷饭坨15克，灵芝菌20克，麦门冬10克，松针10克，紫丹参15克，红枣3枚，炙甘草8克。

上药水煎，日1剂，分2次口服。5剂。

忌：生冷，辛辣。

1995年3月28日　二诊

独心跳较前减轻，失眠多梦好转。仍有头昏脑胀，耳鸣，记忆力减退。心率92次/分，舌质红，苔淡黄，脉细数。

治法：上方加磁石20克，天麻10克，以加强祛风，除耳鸣；加苦参10克，以降心律。5剂。服法同前。

1995年4月3日　三诊

独心跳基本缓解，仅在人多嘈杂环境中稍有心慌、心跳。能正常入睡，但夜间易惊醒，醒后入睡难。耳鸣有所好转，头昏脑胀缓解。心率84次/分，记忆力仍未恢复。舌质红、苔黄、脉细。治疗以3月28日方加减，鸡爪黄连减为4克。加重磁石量30克，珍珠母减为20克。5剂。服法同前。

1995年4月9日　四诊

独心跳已消失，能安静入睡，头昏脑胀缓解，胸闷心烦亦解除，饮食正常。心率80次/分，耳鸣明显减轻，记忆力较前好转。舌质红，苔白，脉细，药物治以4月3日方加减，去黄连、血当归。10剂，用法同前。

1995年4月14日　五诊

独心跳，心慌胸闷，失眠多梦，心烦等症状全部解除，现仅有少许耳鸣。已正常上班，舌质红，苔白，脉细。

治疗守4月9日方去红枣、松针，加重珍珠母的量，加至40克，加石菖蒲10克，苍耳子10克，以加强醒脑开窍作用，10剂，服法同前。

1995年4月29日　六诊

独心跳,失眠多梦,心慌等症状消失后无复发,耳鸣消失。舌质红,苔黄,脉细。为了巩固疗效,再服用4月14日方,5剂。

按:独心跳,属西医心血管内科所述的心神经官能症。治疗比较棘手。在治疗过程中除了药物治疗外,还有心理治疗,解除思想压力。独心跳是由上元心火重所致。思想压力大,心神被扰,郁于心中,积而化热化火,火热灼心神,出现独心跳、心慌、失眠多梦,火热上扰脑神,见耳鸣头昏,脑胀。方中,黄连降心火,珍珠母、生龙骨、酸枣子、灵芝、紫丹参、枞茯苓等养心安神。冷饭坨、麦门冬、土人参、松针等护心气。复诊中出现耳鸣难消的情况,故加重磁石,菖蒲、苍耳子。诸药合用,有养心镇静安神,泻火退热,醒脑开窍的作用。经几次调整药物,使诸症消除。

## 心里痛
### (相当于西医内科所述的萎缩性胃炎)

汪某某,男,38岁,农民,桑植县伍道水镇人,1990年8月21日初诊。心里痛,反复发作6年,加重半个月。

患者6年前因饥饿后出现心窝处胀痛,不适,口干,食后痛减轻。常因饮食过饱或饥饿时,心里痛复发。自用胃舒平、陈香露白露、吗丁啉后痛缓解。近半月来,又因饮酒后,心里痛复发加重,痛不止。服用前药无效。伴饮食减退,腹胀,神疲乏力,消瘦。

查:形体消瘦,上腹部压痛明显,无反跳痛。舌质淡红,苔黄,脉细。

胃钡餐:慢性萎缩性胃炎,十二指肠球炎。

诊断:土家医:心里痛;分型:肚气亏虚。

西医:萎缩性胃炎,十二指肠球炎。

治法:补养精气,和胃止痛。

方药:朝天罐100克,白及果120克,狗屎柑100克,甜酒曲50克,枞茯苓100克,白三七50克,山黄连50克,青木香80克,回头青50克,蜂糖500克。

用法:上药洗净,切细,焙干,研细末,蜂糖煎后调药做成梧子大小药丸,内服,每次6克,日3次。

忌食:辛辣,生冷,牛、羊、狗肉,糯米、酒等。

1990年8月27日 二诊

患者服用丸药半个月,前来复查。诉:腹胀,腹痛全部消失,过饱或饥饿时心里痛、口干等症状,消失,精神转佳,体重增加5千克。

随访10年未复发。

按:土家医心里痛是指剑突下心窝处痛。不是指心脏病痛,而是指西医的胃痛。心里痛是一种常见病,多发病。当地土家族人患有心里痛,自己找土家药,如杜根、四两麻、半截烂、白三七、青木香等,只要一种,用口嚼适量,加温水送服,即可止痛。本方是集土家医治心里痛的验方中,提炼出以上几种,做成蜜丸内服。有健胃、行气、补虚、止痛之功。方中青木香、回头青、狗屎柑、朝天罐有行气止痛之功;白三七、枞茯苓、白及果、甜酒曲有健胃补虚作用;山黄连有清热解毒作用;配蜂糖调和诸药并有补益作用。上药服用,有补胃健脾,行气止痛,且有攻补兼施之用。用久之,可使心里痛全消除也。

## 水患皮
### (相当于西医的肾炎水肿)

石某某,女,37岁,农民,花垣县吉卫镇人,2007年6月8日初诊。周身浮肿,半个月。

患者于半个月前外出淋雨后,出现发热身痛咽喉痛。头痛咳嗽,经服用感冒药,感康、板蓝根冲剂3天后,上述症状消失,但出现眼泡及全身水肿。即在当地医院查小便,报告:蛋白+++,潜血+++,白细胞++。给予抗感染,用青霉素320万U,加生理盐水100ml,静滴,日2次,配用双氢克尿噻20mg口服,日2次,经治疗10天,全身浮肿消退而停药。停药后5天,全身浮肿又复发。故前来我科诊治。

查:患者全身浮肿,按之没指,尤以眼泡及双下肢肿胀为甚,伴全身乏力,小便量少,口渴不欲饮,腰部酸软无力,头昏头重。舌质淡红,苔白,脉沉细。

化验室检查:小便常规,蛋白+++,隐血+++。肾功能:尿素氮100mmol/L,肌酐26mmol/L,尿酸470$\mu$mol/L,血常规:白细胞$9.7\times10^9$/L,中性74%。

诊断:土家医:水患皮;分型:水毒内浸。

西医:急性肾小球肾炎。

治法:祛湿,利水,消肿。

方药:尿珠子根15克,克马草15克,野烟叶10克,过岗龙15克,丝棉皮15克,女儿红15克,鸟不站15克,襄衣藤10克,破铜线15克,生黄芪30克,甘草6克。7剂。

上药水煎,日1剂,分2次内服。

忌盐、甜酒、红酒、牛、羊肉、辛辣、魔芋等。

2007年6月17日 二诊

患者全身浮肿:基本消退,小便量增加,口渴好转,腰部仍有轻微疼痛,饮食正常,头昏减轻,舌质红,苔白,脉沉细。小便常规:蛋白＋,隐血＋＋。治疗守上方,加枇杷叶10克,水灯草8克,连翘30克,以加强补肾利尿作用。7剂,服法同前。

2007年6月25日 三诊

患者全身浮肿全部消退,小便正常,腰酸无力缓解。口渴已除,头昏头胀消失。小便常规:蛋白±,隐血阴性,血常规正常。肾功能:尿素氮7.6μmol/L,肌酐148μmol/L,尿酸正常。舌质红,苔白,脉沉细。治以6月17日方,去蓑衣藤10克,破铜线40克,野烟叶。加土人参10克,鱼腊树籽10克。以补益肾气。7剂。

7月3日 四诊

患者临床症状全部消退。经小便常规、血常规、肾功能化验在正常范围内。为了巩固疗效,用6月25日方,做成小蜜丸服用1个半月。随访4年未复发。

按:土家医所述之:水串皮(急性肾小球肾炎),多由水毒内浸,阻于下元肾,水气不化,上扰三元所致。亦有肾气,精气亏虚致下元水精泛滥,水气流窜于周身而致。方中尿珠子根、克马草、过岗龙、蓑衣藤、破铜线、鸟不站,能利水消肿,野烟叶专于肾炎水肿之用;女儿红、丝棉皮、生黄芪有补益肾气之功,使它药攻邪而不伤正;在治疗中期,加用连翘,在治疗后期,加用土人参、鱼腊树籽,有补益肾气,助邪外出之能。诸药合用,达到利水消肿,补益肾气,补虚泻实,水消正安病得痊愈。

## 腰杆痛
### (相当于西医所述的腰肌劳损)

张某某,女,54岁,菜农,吉首市马颈坳镇人,2000年12月1日初诊。腰杆痛,反复发作5年,复发加重3天。

患者5年前因背菜过重后出现腰痛,以酸痛为主,有时弯腰时痛甚,早上起床时痛加重。自贴止痛膏、狗皮膏药后痛减轻。劳动后易复发。曾服用中成药大活络丸、舒筋活血片及中草药、药酒等。用药痛可缓解,但稍劳动后复发。

近3天来,腰痛复发加重,疼痛不止。腰屈伸时痛加剧,以酸胀痛为主。伴头昏脑胀,双下肢无力,小便清长,口淡无味。舌质淡红,苔白,脉细无力。

查:腰部有压痛,无叩击痛,双下肢无肿胀,小便正常,肾功能正常。

腰椎片:腰肌劳损可能。

诊断:土家医:腰杆痛;分型:精气亏虚。
　　　西医:腰肌劳损。

治法:补肾填精,活血通络。

方药:丝棉皮15克,糖罐子15克,牛克西15克,土鳖虫10克,血三七8克,三百棒10克,一点血6克,铁箍散10克,打不死10克,麻口皮子药10克,遍地松15克,五虎进10克。5剂。

上药水煎,日1剂分2次内服。

忌:羊肉、狗肉、雄鸡、鲤鱼等。避免重体力劳动,莫持重物。

2000年12月7日 二诊

腰痛减轻,腰屈伸时稍有疼痛,头昏脑胀缓解,双下肢稍有力,饮食增加,小便清长,舌质淡红,苔白,脉沉细无力。

治以12月1日方加减,去打不死,加散血连10克,女儿红10克以加强通经活络作用,5剂。服法同前。

2000年12月13日 三诊

患者腰痛消失,腰部活动自如,饮食有味,双下肢有力,活动自如,头昏头胀已除,舌质红,苔白、脉象有力。

随访3年未复发。

按:腰杆痛是常见病之一,尤以体力劳动者发病率高。其主要病因由劳伤过度,劳伤肌肉筋脉,久之伤及下元肾,肾气不足而致腰痛,有因房劳过度,致肾精亏损,肾附于腰中,肾亏亦出现腰痛。方中用丝棉皮、糖罐子、铁箍散、牛克西以补益肾精。用血三七、三百棒、土鳖虫、一点血、打不死、麻口皮子药、遍地松、五虎进,以活血通经,行气止痛。诸药合用,攻补兼施,肾之精气得补养,瘀血得以疏通,因而腰痛自除。

## 便结
### (相当于西医内科所述的老年性便秘)

徐某某,男,68岁,工人,州机床厂,2010年7月10日初诊。大便干结,反复发作5年,加重3天。

患者5年前,因食火锅后出现大便干结,难以解出,服用果导片或大黄苏打片后大便可解出,大便如羊粪,但过10天半月后又出现便秘,有时服用番泻叶后才能解出。近3天来,出现腹胀,腹微痛,大便未解。服果导片及大黄苏打片后无效。故来我科。症见：腹胀、腹微痛，左下腹触之有条索状硬物。伴口干，舌燥，烦躁不安，饮食欲食不敢进，小便黄，舌质红，苔黄，脉弦数。

诊断：土家医：便结，火热内盛。

西医：老年性便秘。

治疗：清热散火，润肠通便。

药物：生大黄10克，火麻仁15克，狗屎柑10克，厚朴10克，山黄连10克，十大功劳10克，生地黄15克，枯桃子10克，克马草15克。5剂。水煎，日1剂，分2次内服。

忌：辛辣、酒、牛羊、狗肉、火锅等。

2010年7月14日　二诊

患者服用第二剂药后大便已行，腹痛消失，腹胀已除，左下腹部触及之条索形状物已散。口干好转，舌质红，苔黄，脉弦。

治以7月10日方加减，去生大黄、十大功劳，加用润肠通便之药，杏仁10克，脚板苕15克。另加重火麻仁的量20克，5剂。服法同上。

2010年7月20日　三诊

患者大便已通畅，无腹胀、腹痛，口干已除，饮食正常，小便正常，舌质红，苔薄白，脉细滑。

为了巩固疗效，将7月14日方加减制成小蜜丸，服用3个月，随访2年未复发。

## 苦胆痛
### （相当于西医所述的急性胆囊炎）

田某某，男，58岁，工人，2006年4月12日初诊。右胁胀痛3个月。

患者于3个月前，食煎蛋后，出现右胁下胀痛不止。在当地医院给予抗炎利胆等治疗。1周后痛缓解，但停药后5天，右胁下痛复发。服消炎利胆片3天后痛稍减轻，但每天都有胀痛不适。故来我科诊治。

查：右胁下压痛，口干，口苦，饮食无味，心烦，有恶心呕吐现象。小便黄，舌质红，苔薄黄，脉弦数。

诊断：土家医：苦胆痛；分型：热扰中元。

西医：急性胆囊炎。

治法：退热利胆止痛。

方药：柴胡10克，回头青10克，延胡索15克，狗屎柑10克，苦楝树皮10克，青木香8克，马蹄香8克，山黄连10克，十大功劳10克，破铜线15克，甘草6克。5剂。

每日1剂，水煎，分2次内服。

忌：辛辣、油腻、蛋、酒、牛、羊、狗肉等。

2006年4月18日　二诊

右胁下胀痛缓解，但仍有轻微压痛，口干、口苦好转，饮食正常。进食后恶心呕吐消失。小便黄，舌质红，苔薄黄，脉弦。

治疗守4月12日方，5剂。服法同前。

2006年4月24日　三诊

患者右胁下胀痛消失，右胁无压痛，口干、口苦消除。小便正常。饮食正常，舌质红、苔薄白，脉弦，随访2年未复发。

按：苦胆痛，是一种常见病。常反复发作，不易彻底痊愈。本例患者发病时间不长，治疗及时，经治半月基本痊愈。本病多由饮食不当或内生湿热或情志不畅而发病。本病例是由饮食不当所致。方中以柴胡、狗屎柑、苦楝树皮、山黄连，清热利胆祛湿。又以青木香、延胡索、破铜线、马蹄香、回头青、十大功劳行气祛湿止痛，因服药后疗效颇佳，继服原方15剂而告痊愈。

## 苦胆砂石症
### （相当于西医所述的胆囊泥砂性结石）

文某某，男，32岁，个体商户，2005年9月2日初诊。右胁下隐隐作痛，反复发作1年，复发加重1天。

患者于1年前因劳累后出现右胁下隐隐作痛，经彩超检查，诊为胆囊泥砂性结石。经服用胆通片、消炎利胆片后，隐痛缓解，但每因劳累或饮食不当时复发。患者昨日右胁下痛复发加重，痛不可忍，后服用消炎利胆片，头孢羟氨苄胶囊无效，故今日上午来我科诊治。

查：右下胁下有压痛，自觉疼痛不止。伴口苦、口干，饮食无味，腹胀。小便黄。大便2日未行，手足心发热。舌质红，苔黄腻，脉弦数。

彩超：胆囊泥砂性结石，胆囊壁毛糙，肝功能正常，二便正常，肾功能正常。

诊断：土家医：苦胆砂石症；分型：湿热内盛。

西医：1. 胆囊泥砂性结石；

2. 胆囊炎。

治法：清热祛湿，利胆排石。

方药：化金石8克，郁金15克，破铜线20克，苦楝树皮10克，锯子草15克，尿珠子根20克，克马草15克，狗屎柑10克，斑鸠窝15克，蓑衣藤10克，柴胡

10 克,千年老鼠屎 10 克,无娘藤 15 克,青木香 8 克,茵陈蒿 20 克。

7 剂。水煎,日 1 剂,分 2 次内服。

忌:辛辣、蛋、牛、羊肉、魔芋等。

2005 年 9 月 10 日　二诊

服用 7 剂药后,现隐痛减轻,仍有口干、口苦,饮食无味,手足心发热。舌质红,苔薄黄,脉弦。

治以 9 月 2 日一诊方加减,去无娘藤加甜酒曲 20 克,以加强健胃消食作用。7 剂。服法同前。

2005 年 9 月 18 日　三诊

患者右胁下隐隐作痛缓解,口干、口苦减轻,手足发热仍存,饮食正常,小便清,舌质红,苔薄黄,脉弦。

治以一诊方加黄柏皮 10 克,十大功劳 10 克,加强清热退火之力。7 剂。服法同前。

彩超复查:泥砂性结石有所减少,胆囊壁毛糙。

2005 年 9 月 26 日　四诊

右胁疼痛缓解,腹胀消失,口干、口苦已除,饮食正常,手足心发热亦大为好转,舌质红,苔薄黄,脉弦。

治以三诊方,原方 7 剂。服法同前。

2005 年 10 月 3 日　五诊

患者右胁下隐痛、腹胀、口干、口苦、手足心发热等症状全部消失,饮食正常。舌质红,苔薄白,脉细弦。

复查:胆囊内泥砂性结石,基本排出,仅有一小结石 1mm 大小。效不更方,守原方 10 剂。

2005 年 10 月 14 日　六诊

患者:临床症状消失,彩超复查报告:胆囊内泥砂性结石已全部排出,胆囊透声好,胆囊壁光滑。

随访 5 年未复发。

按:苦胆砂石症,相当西医所述的胆囊泥砂性结石,胆囊结石用排石措施,排石难度较大。本例患者经用土家医方治疗,服药 50 余剂,终于使结石排出。本症多由湿热内阻中元肝胆,胆汁煎熬久而成砂石,而成为本症。方中、破铜线、克马草、尿珠子根、斑鸠窝、千年老鼠屎有利胆排石之功,方中柴胡、青木香、茵陈蒿、苦楝树皮、狗屎柑有利胆、疏肝理气之功用。用化金石为主药,使大结石能化小,易于排出。在治疗中途加黄柏皮、十大功劳以加强清热、除湿作用。诸药共用,同奏清热祛湿、利胆排石之疗效。

## 胸闷痛

### (相当于西医内科所述的冠心病、心绞痛)

吴某某,男,63 岁,州农机局,2003 年 6 月 12 日初诊。胸闷痛,反复发作半年,复发 3 小时

患者半年前因情绪激动后,突然出现右侧胸前区针刺样痛,持续时间 1 分钟左右。速到医院检查。经心电图检查,诊断为冠心病。S-T 段下移,心肌缺血。给予消心痛,步长脑心通,地奥心血康服用,5 天后胸疼缓解。但因发脾气或过食肥腻之物后易复发。上药一直未停用,3 个小时前,活动量稍大,致左侧胸疼复发,服用上药无效,故来我科诊治。

患者呈痛苦病容,手压胸部,刺痛未止。伴心慌胸闷,头昏,四肢无力,口唇微发绀,舌质红,苔黄、脉细滑。

心电图:1. S-T 段下移,心肌缺血。

　　　　2. 房性早搏。

诊断:土家医:胸闷痛;分型:气血瘀阻。

　　　西医:冠心痛(心绞痛)。

治法:活血祛瘀,行气止痛。

方药:血三七 8 克,红花 10 克,田三七 10 克,延胡索 15 克,松针 15 克,土鳖虫 10 克,桃子骨 10 克,紫丹参 15 克,苦参 15 克,甘松 8 克,炙草 8 克,厚朴皮 10 克,冷饭坨 10 克。

5 剂。日 1 剂,水煎,分 2 次内服。

忌:辛辣、牛、羊肉、酒等。

2003 年 6 月 18 日　二诊

左胸前闷痛,基本缓解,心慌胸闷头昏等明显减轻,口唇发绀消失,舌质红,苔薄黄,脉细滑。

守 6 月 12 日方,原方 5 剂,服法同前。

2003 年 6 月 24 日　三诊

左胸前闷痛缓解,心慌胸闷头昏已除,脸色红润,舌质红,苔薄黄,脉细滑,心电图复查:心肌缺血改善,偶有房性早搏。

守原方 5 剂,服法同前。

2003 年 9 月 30 日　四诊

患者经服用上方 15 天,左胸前区闷痛、心慌胸闷、头昏等症状消失,为了巩固疗效再用上方 10 剂。心电图复查:心电图大致正常。随访 1 年未复发。

按:胸闷痛是指西医所述的冠心痛心绞痛。多由气血瘀阻或心火旺所致。如不及时治疗,可致心跳停

止而造成死亡。方中:血三七、田三七、红花、土鳖虫、桃子骨,活血化瘀,通心脉;用延胡索治心痛;厚朴皮、松针、冷饭坨、甘松、紫丹参、苦参行气,通心气;加炙甘草,调和诸药,诸药合用。四上方作用显著。共奏活血祛瘀,行气止痛之功。患者得以痊愈。

## 肿节风
### (相当于西医的风湿热)

向某某,女,51 岁,农民,2006 年 10 月 3 日,初诊。四肢关节肿痛 1 个月。

患者 1 个月前,因劳动后汗出更衣,第 2 天就出现四肢关节痛,3 天后四肢关节出现红肿疼痛不止。经当地医院给予抗风湿、抗感染,服用风痛宁片、布络芬片、阿司匹林及静滴青霉素等。肿胀稍缓解,但停药后又复发。病情逐渐加重故来我科诊治。

现症见:四肢关节肿胀,有灼热感,尤以双膝关节及肘关节肿胀明显,行走痛加剧,双上肢上举时痛甚,伴口干,饮食无味,咽干,手足心发热,不能下地劳动。大便干,小便黄,舌质红,苔薄黄,脉弦数。

检验抗"O":阳性,类风湿因子阴性。血沉 46mm/h。血常规:白细胞 $10.2 \times 10^9$/L。

诊断:土家医:肿节风;分型:湿热。

西医:风湿热。

治法:清热散火,除湿消肿止痛。

方药:生石膏 30 克,十大功劳 15 克,黄柏皮 5 克,石松 15 克,蓑衣草 10 克,三百棒 10 克,鹤麻草 10 克,一点血 8 克,鸟不站 15 克,地枫皮 15 克,牛克西 15 克,枫树球 10 克,马蹄香 6 克

5 剂。水煎,日 1 剂,分 2 次内服。

忌:生冷、狗、牛、羊肉、魔芋、雄鸡。

2006 年 10 月 6 日　二诊

四肢关节肿痛缓解,行路时疼痛减轻;双上肢能上举至头部。仍有口干、咽干、手足心发热、大便干、小便黄等症。舌质红,苔黄、脉弦细。治疗守以 10 月 30 日方加减,去马蹄香,加忍冬藤,以祛风通络。

5 剂。服法同前。

2006 年 10 月 12 日　三诊

患者四肢关节肿胀疼痛已缓解,各关节活动时无疼痛,口干、咽干、手心发热亦明显减轻,大便已通,小便微黄,舌质红、苔薄黄、脉弦。

治以 10 月 6 日方,去大黄,加水牛角 10 克,以加强祛风清热之力。5 剂。服法同前。

2006 年 10 月 18 日　四诊

患者四肢关节肿胀疼痛消除,关节活动自如,口干、咽干、手心发热已除。舌质红、苔薄黄,脉弦。抗"O"复查:阴性。血沉 8mm/h,血常规:正常,现已下地正常劳动。为巩固疗效,继用 10 月 12 日方,5 剂。

随访:2 年未复发。

按:肿节风,西医所述的风湿热。本病主要是外感风热湿邪,热湿邪从皮毛而入,留驻关节,风湿内阻,久而化热化火,故见关节肿痛。治以清热散火,祛湿消肿止痛:以生石膏、十大功劳、黄柏皮清热退火,火退肿自消。以石松、鹤麻草、三百棒、鸟不站、地枫皮、枫树球祛风通络行气止痛。以牛克西、马蹄香、一点血、通络活血,诸药合用共收清热退火,疏风行气,活血通络,祛湿消肿止痛之功。而告病愈。

## 肝痞
### (相当于西医的脂肪肝)

方某某,男 48 岁,个体商户,2009 年 3 月 21 日初诊。左胁下隐痛伴乏力,反复 6 个月。

患者于 6 个月前因饮酒过量后出现右侧胁下隐痛不适,未做治疗及检查。6 个月后又因饮酒导致病复发,遂来我院检查。彩超示中度脂肪肝。肝功能:谷丙转氨酶 188U/L,总胆红素 $28\mu$mol/L。患者要求用中草药治疗。故来我科诊治。

症见:右胁下疼痛不止。目微黄,口干、口苦,饮食无味,食后腹胀。伴神倦乏力,腹胀。小便黄,大便正常,舌质红,苔薄黄,脉弦细。

诊断:土家医:肝痞;分型:湿热内蕴。

治法:清热、败毒、祛湿。

西医:脂肪肝。

方药:克马草 200 克,鸡合果 200 克,鸡合皮 200 克,山楂 200 克,紫丹参 200 克,松针 150 克,草决明 200 克,郁金 200 克,女儿红 200 克,山黄莲 200 克,田三七 100 克,红花 100 克,生地黄 150 克,茵陈蒿 200 克,柴胡 150 克

1 剂。研细末做成小蜜丸,每次 6 克,日 2 次,内服。

忌:辛辣、酒、牛、羊、狗肉。加强活动,少食油腻食物。

2009 年 4 月 22 日　二诊

患者服用丸药 1 个月,现在右胁下隐痛不适明显好转。口干、无味好转。饮食后腹胀消失。仍有神倦

乏力，小便黄。舌质红，苔薄黄，脉弦细。肝功能复查：谷丙转氨酶 62μmol/L，总胆红素 12μmol/L。嘱患者继续服用 3 月 21 日药物配制之药丸。

2009 年 6 月 23 日　三诊

患者服用丸药 2 个月后前来复诊。现在右胁下隐痛不适完全消失，口干口苦已除，饮食有味，小便正常，精神转佳，目黄消退。舌质红，苔薄白，脉弦。彩超复查：脂肪肝由中度转为轻度，肝功能正常。

继用丸药内服，再服一个月的药量。

2009 年 7 月 24 日　四诊

患者临床症状全部消退，但彩超复查，脂肪肝轻度。患者无症状，停止用药。

按：肝痞，属西医所述的脂肪肝，治疗棘手，效果不太理想，如不治疗会损伤肝脏，重者形成肝硬化，肝癌等。肝痞多由饮酒或过食油腻之物，活动量少，致脂肪堆积在中元肝脏而成本病。

方中鸡合皮、草决明、紫丹参、郁金、松针、山楂有降脂减肥之功。鸡合果、柴胡、女儿红、克马草、山黄连、生地黄、茵陈蒿有疏肝解郁，清热利胆退黄之效。田三七、红花有活血降脂作用。诸药合用共奏清热败毒、降脂、疏肝解郁，活血降脂之功。

## 头晕症

### （相当于西医所述的高脂血症）

黄某某，男，47 岁，工人，2005 年 8 月 2 日初诊。头昏头胀 1 个月。

患者在 1 个月前因大鱼大肉饮酒后，出现头昏，头微痛，尤以早上起来时头昏加剧。有时头转侧时亦感头昏。伴心慌，乏力，口苦，失眠多梦，有时做恶梦，惊醒。经服用正天丸，扑炎痛等药后，头昏可缓解，但停药后又出现头昏头胀，难以坚持上班，故来我科诊治。

症状同上所述，舌质红，苔薄白，脉沉细无力。

查：肝功能、肾功能正常；副鼻窦片正常；心电图正常。血脂：甘油三酯 11.4mmol/L，胆固醇 7mmol/L，低密度脂蛋白 4.4mmol/L。

诊断：土家医：头晕症；分型：脑神困扰。

西医：高脂血症。

治法：清脑神，活血降脂，除晕。

方药：阴钩藤 12 克，三步跳 10 克，天麻 10 克，冷饭坨 15 克，柴胡 10 克，紫丹参 15 克，夏枯草 15 克，草决明 20 克，血三七 8 克，红花 10 克，蚯蚓 10 克，蚕

茧 10 克，甘草 6 克，蓑衣藤 10 克。

5 剂。水煎，日 1 剂，分 2 次内服。

忌：辛辣、肥腻之物。

2005 年 8 月 8 日　二诊

患者服用 5 剂后，头昏减轻，头微痛。心慌乏力，口苦，失眠多梦仍存。但恶梦惊醒清除。舌质红，苔薄白，脉无力。

守一诊方加减，去三步跳，加用灵芝菌 20 克，珍珠母 20 克，以加强养脑安神之功。

5 剂。服法同前。

2005 年 8 月 14 日　三诊

患者经服用药物 10 剂后，头昏头胀，头痛基本消失。失眠多梦做恶梦等基本缓解，能安静入睡，心慌无力，缓解。早上起来口苦明显，舌质红，苔薄白，脉沉细。

血脂复查：甘油三酯 6.15mmol/L

守 8 月 8 日方，5 剂。服法同前。

2005 年 8 月 20 日　四诊

患者头昏头胀，头微痛，失眠多梦，恶梦，心慌乏力，口苦等症状均已解除，饮食正常，二便正常。舌质红，苔白，脉沉细。

血脂复查：甘油三酯 1.65mmol/L，总胆固醇 5.3mmol/L。

为了巩固疗效，将 8 月 14 日方药各等份做成小蜜丸内服，每次 6 克，日 2 次，服用 3 个月。随访 5 年未复发。

按：头昏症，相当于西医所述的高脂血症。是由于过食肥腻之物，活动量少或痰湿上扰上元脑神所致。本例患者是过食肥腻，过量饮酒而致发病，上元脑神被困所致。方中用阴钩藤、天麻、蚕茧以祛风止晕。白三七、红花、蚯蚓、紫丹参以活血通络降脂。方中夏枯草、草决明、冷饭坨有清热降脂作用。方中三步跳，有祛痰降浊，蓑衣藤有利尿降脂之功。在治疗中，加用珍珠母以加强养心安神之力。诸药合用共收到清脑神，活血、降脂、除晕、降浊之功效。浊气降，脑自清，头昏排除病告痊愈。

## 伤风寒

### （相当于西医内科所述的上感）

麻某某，男 21 岁，农民，吉首市矮寨镇人，2010 年 4 月 23 日初诊。发热、头痛 2 天。

患者于 5 天前因衣着单薄吹风受凉后出现发热

恶寒头痛,身痛,鼻流清涕,在当地医院给予服用头孢氨苄,感康等,其症未减。故来我科诊治。

症见发热,T38.5℃,恶寒,头身痛无汗、鼻塞流清涕、咽痛、咳嗽、吐白痰,饮食无味,舌质淡红、苔薄白,脉浮紧。

诊断:土家医:伤风寒;分型:风寒之气入侵。

西医:上感。

治法:祛风除寒。

方药:火葱30克,生姜10克,毛耳朵12克,板蓝根15克,薄荷10克,岩防风10克,忍冬藤15克,香叶子树8克,青蒿子15克。

3剂,水煎,日1剂,分2次内服。

忌:生冷、蛋、牛、羊肉。

2010年4月26日 二诊

患者服用3剂药后,发热恶寒已止,头身痛明显减轻,鼻塞流清涕已止。仍有咽痛,咳嗽咯白痰。饮食增加。舌质红,苔白,脉浮紧。

守4月23日方加减,去青蒿子,加土贝母以加强止咳化痰。

患者再服药3剂后,以上症状全部消失。咳嗽已止,疼痛已除。

按:伤风寒相当于西医所述的上感。以发热恶寒、头身痛、鼻塞、咳嗽为主症。多由外感风寒之邪,风寒之邪从皮毛而入肌肤,阻于全身筋脉,而致本病。本病是风寒之邪入侵,治以祛风除寒为主。方中火葱、生姜、香叶树,温经散寒。毛耳朵、板蓝根、岩防风以祛风。忍冬藤有除寒作用。薄荷、青蒿子有退热之功,诸药合用,共奏祛风除寒,清热,止咳化痰之功,服用药物6剂,病告痊愈。

## 咯病
### (相当于西医内科所述的急性支气管炎)

肖某某,男,54岁,工人,2008年12月3日初诊。咳嗽1个月。

患者1个月前不慎受冻后出现发热、恶寒、身痛、咳嗽、吐白痰,自己在药店买黑加白、强力银翘片、板蓝根冲剂,服用3天后,感冒症状解除,但咳嗽不止。又在某医院接受抗菌消炎治疗半个月,花药费1千余元,作用不佳。自己又买中成药,蜜炼川贝枇杷膏、咳特灵、支气管炎片等服用10余天,仍无作用。

症见:咳嗽不断,咳吐白色泡沫痰,伴胸闷,稍活动后有气紧现象,时有腰酸背痛,饮食有所减退。夜间咳嗽甚,入睡难,早上起来眼睑浮肿,舌质红,苔薄白,脉滑。

胸片:支气管炎。

诊断:土家医:咯病。分型:寒气阻肺。

西药:急性支气管炎。

治法:温肺止咯,化痰

方药:炙麻黄6克,蚯蚓15克,小杆子10克,三步跳(制)10克,矮地茶15克,铁包金2克,映山红15,枇杷花15克,土贝母10克,岩防风10克,前胡15克,甘草6克。5剂,水煎,日1剂,分2次内服。

忌:生冷,雄鸡、鲤鱼等。

2008年12月9日 二诊

咳嗽减轻,仍咳吐白泡沫痰,胸闷。稍活动后,有气紧感,腰酸背痛。饮食正常,眼睑微肿胀。舌红,苔薄白,脉滑。

2008年12月15日 三诊

咳嗽基本消失,偶有咳嗽,无痰。胸闷,气紧缓解,腰酸背痛亦消失。眼睑浮肿解除,舌红,苔薄白,脉滑。临床症状全部消失,为了巩固疗效,再服用12月9日方5剂。

随访3年未复发。

按:咯病相当于西医所述的急性支气管炎,如不及时治疗,可转为慢性支气管炎,咯久可引起肺气肿、肺心病。本症是外感寒邪,邪入肺部,致肺气不宣,积而成痰,故出现本症。方中以炙麻黄、三步跳、小杆子、前胡温肺止咳化痰,蚯蚓、矮地茶、映山红、枇杷花止咳化痰。岩防风、土贝母祛风化痰。诸药合用,共收温肺化痰,祛风温经之功。寒去咳消,咳嗽消失,病告痊愈。

## 风坨
### (相当于西医外科所述的过敏性荨麻疹)

向某某,男,16岁,学生,永顺县一中,2007年9月19日初诊。周身起风坨,3个月。

患者3个月前,登山回到家中,发现腿部、大腿内侧起红色风坨,痒甚,抓搔后,风坨增多、增大,成片状融合。烦躁不安、心烦。在当地医院给予抗过敏药,葡萄糖酸钙静滴、息斯敏、开瑞坦内服,醋酸铝外洗等治疗后,风坨消失,过两天后又复发,每隔2～3天复发一次,这几天每天都有复发,难以坚持学习,故来我科诊治。

症见:胸部、背部,双上、下肢内侧均有大小不等的风坨，突出皮肤，痒甚，抓搔不止。皮肤满布抓痕。伴烦躁不安，呈痛苦病容。小便黄，大便正常，饮食正常。

舌质红，苔薄黄，脉细数。

诊断：土家医：风坨；分型：风毒外侵。

西医：过敏性荨麻疹。

治法：祛风败毒。

内服方：九里光10克，野菊花10克，岩防风10克，犁头草15克，黄柏皮10克，苦参15克，地肤子10克，蛇床子，百部15克，紫草15克，六月雪15克。

5剂。水煎，日1剂，分2次内服。

外洗方：九里光30克，野菊花30克，倍子20克，梅片10克，儿茶10克，枯矾10克，密佗僧20克，岩防风30克，六月雪30克，山黄连30克，苦参30克

5剂。水煎，日1剂，分2次洗浴。

忌：生冷、辛辣、雄鸡、鲤鱼。外洗药忌内服等。

2007年9月25日 二诊

患者诉风坨在服用3剂，外洗3剂后消失。烦躁不安消失，二便正常，已安心上课。舌红，苔薄黄，脉细。

守一诊方，原方，内服外洗方各10剂，用法同上。

2007年10月6日 三诊

临床症状消失，患者风坨未复发，饮食二便正常，舌质红，苔薄白，脉细。

按：风坨，相当于西医皮肤科的过敏性荨麻疹，是由对某种物质过敏而引起，患者是爬山回来后发生的，可能是对山中的花粉过敏所致，土家医认为是外来风毒侵入人体所致。

本症应采用内服、外洗两种方法治疗，内外兼治，使风毒从体内排出。内服方中，九里光、野菊花、岩防风有祛风败毒之功，犁头草、黄柏皮、苦参、地肤子、蛇床子、百部、六月雪有很好的祛风除湿败风毒作用。上药合用，共奏祛风败毒之功，使风毒从皮肤消失。

外用方中的梅片、儿茶、枯矾、密佗僧、五倍子，有芳香走窜，透疹作用。

内外合治，病告痊愈。

随访3年未复发。

## 眉毛风

### （相当于西医所述的额窦炎）

王某某，女，40岁，个体，2006年3月3日初诊。两眉之处胀痛，反复发作2年，复发加重2天。

患者2年前因坐车头部被风吹着后，出现头部前额、两眉之处胀痛，经口服去痛片，头痛粉，正天丸等药后缓解，但每因天冷或劳累后，疼痛复发，服用上药仍可缓解疼痛。2天前，又因不慎感冒后，上症复发，痛不止，服上药2天后无效，故来我科求诊。

现症见：前额两眉间之处胀痛不止，伴头昏头胀，双眼视物有模糊感，口干、鼻塞、流浊涕，舌质红，苔黄，脉滑数。

X线头部额窦片报告：额窦炎。

诊断：土家医：眉毛风；分型：热邪止扰。

西医：额窦炎。

治法：祛风清热败毒。

方药：粘草籽10克，竹叶菜15克，水菖蒲10克，三颗针10克，山黄连15克，野菊花10克，九里光10克，鸡瓜黄连8克，甘草6克，岩防风10克，白芷15克

5剂。水煎，每日1剂，分2次内服。

忌：生冷、辛辣、牛、羊、狗肉。

2006年3月9日 二诊

患者诉前额眉毛处痛明显减轻。微头昏、头胀，视物仍有模糊感。口干好转，鼻塞仍存，流浓涕稍减少。舌质红，苔薄黄，脉滑数。守3月9日方加薄荷10克以通关开窍。

5剂。水煎，每日1剂，分2次内服。

2006年3月15日 三诊

患者诉前额两眉毛处痛消失，头昏头胀亦消除，视物模糊也有好转，鼻塞、流浊涕亦消除。舌质红，苔薄白，脉滑。为了巩固疗效，再服用原方5剂。随访3年未复发。

按：眉毛风相当于西医所述的额窦炎，以前额两眉毛处胀痛为主，多由风寒、风热、风湿之邪所致。本症由风热上扰上元，热扰眉间而致本症。方中以三颗针、山黄连、鸡爪黄莲、野菊花、九里光、竹叶菜清热败毒，以粘草籽、水菖蒲、岩防风、白芷通关开窍，祛风止痛。诸药合用达到清热败毒，通关开窍，祛风止痛之功效，病人得以痊愈。

## 尿急病

### （相当于西医所述泌尿科的非淋病性尿道炎）

洪某某，男，35岁，个体，2000年7月19日初诊。尿频、尿痛1个月。

患者1个月前到外地出差回来,出现尿频尿痛,遂去某医院检查。化验报告:支原体、衣原体阴性。诊断为非淋病性尿道炎。给予抗感染治疗,用头孢哌酮舒巴坦钠静滴,口服阿奇霉素片、罗红霉素片。治疗1周,症状基本消除而停药。停药后10天,又出现尿频尿痛。又去某医院治疗。先后治疗近半个月,症状基本缓解而停药。1周后因搬货劳累后尿频尿痛再次发作,患者想用中草药治疗,故来我科求治。

症见:痛苦病容,尿频、尿急、涩痛。一天小便10余次,每次量少色黄,小便解不干净,有灼热感。伴小腹痛,下肢无力。口干、咽燥、心烦,舌红,苔黄,脉滑数。

小便常规:脓细胞＋＋、白细胞＋＋、红细胞0～3/HP

诊断:土家医:尿急病;分型:下元火热。

　　　　西医:非淋病性尿道炎。

治法:清热败火,利尿通淋。

方药:十大功劳15克,黄柏皮12克,蘘衣藤10克,连钱草20克,铁箍散10克,克马草15克,苦参15克,尿珠子根10克,竹叶菜15克,山黄连15克,斑鸠窝,过岗龙15克.

5剂,水煎,日1剂,分2次内服。

忌生冷、雄鸡、鲤鱼、魔芋。忌同房。

2000年7月25日　二诊

患者服用药物5剂后,尿频尿痛明显减轻,现小便日3～4次,但小便后仍有涩痛感。小便量增多,小便时灼热感亦减轻。腰痛好转。口干、咽燥、心烦亦明显减轻。舌质红,苔黄,脉滑数。守初诊方续给5剂,每日1剂,水煎分2次服。

2000年8月1日　三诊

患者诉,尿频尿急尿痛基本消失,小便清长,无涩痛,腰痛消失,口干、心烦已除。小便正常,舌质红,苔白,脉滑。

临床症状全部消失,但为了巩固疗效,再继服4月25日方5剂。

随访5年未复发。

按:尿急病,属于西医的非淋病性尿道炎,如不及时治疗,转为慢性就容易反复发作。本症多由下元火盛或湿热内扰下元或不卫生或有冶游史均可产生本症。本症是内热扰下元所致。方中以十大功劳、黄柏皮、竹叶菜、山黄连,清热败火;以连钱草、克马草、蘘衣藤、尿珠子根、斑鸠窝、过岗龙清热利湿通淋,以铁

箍散、苦参补下元之肾。诸药合用,共奏清除热毒,利尿通淋之功,病症自除。

## 屙痢
### (相当于西医传染科所述的
### 急性细菌性痢疾)

龙某某,女,23岁,农民,1988年8月22日,初诊。腹痛,泻下膏冻,3天。

患者3天前,因食冷饮后,出现腹痛、腹胀、里急后重,泻下膏冻,日大便10余次。自买香连片、泻痢停服用2天,大便次数减少,但仍有腹痛,里急后重,泻下膏冻,故来我科求治。

症见:痛苦病容,腹痛,里急后重,泻下膏冻,痛欲大便,便后痛减轻。大便量少,呈稀水状。伴发热T38.5℃,恶寒,头昏头胀,口干,四肢乏力,小便黄少。舌质红,苔黄,脉滑数。

大便常规:隐血＋＋,脓细胞3～4/HP,白细胞3～6/HP。

血常规:红细胞$1.2×10^9$/L,中性76%。

诊断:土家医:屙痢;分型:湿热。

　　　　西医:急性细菌性痢疾。

方药:鸡爪黄连8克,辣蓼草10克,白三七8克,百味莲10克,狗芽菜15克,狗屎柑10克,白头翁15克,龙串泡10克,甘草6克,刺黄连10克,隔山消10克。

3剂。水煎,日1剂,分2次内服。

忌:生冷、瓜果,辛辣。

1988年8月26日　二诊

腹痛:里急后重,基本解除,大便日2～3次,仍有少量膏冻。发热恶寒已除。口干,头昏,四肢无力。小便色转清,量少。舌质红,苔黄,脉滑数。守8月22日方加减,鸡爪黄连减量4克,加肉罗汉10克,以补益精气。5剂。服法同上。

1988年9月1日　三诊

患者服用7剂,腹痛、里急后重、大便带膏冻、发热恶寒、口干、头昏等症状全部消除,饮食正常,二便正常,舌质红,苔白,脉滑。

大便常规正常,血常规正常。

按:屙痢,相当于传染科的急性细菌性痢疾,起病急,传变快。如不及时治疗,严重者可危及生命。本症是由于饮食不节,邪毒侵入中元肚肠,肚肠失调,水精不化,积于肠中,出现腹痛,里急后重。方中鸡爪黄

莲、辣蓼草、百味莲、白头翁、刺黄莲有清热退火败毒止痢之功。白三七、龙船泡、隔山消、狗芽菜有补益肚肠，扶正败毒之用。诸药合用，共奏清热祛湿，败毒止痢之功效，使邪毒从肚肠排出，病人得以痊愈。

## 屙肚子
### （相当于西医所述的结肠炎）

孙某某，男，56 岁，工人，2006 年 11 月 23 日初诊。腹痛，稀便反复发作 10 年，复发加重 5 天。

患者 10 年前，因饮食不节，出现腹痛、腹泻，大便日 2～3 次，尤以饮酒后或食肥肉后，腹泻加重。经外院肠镜检查，诊断为结肠炎。发作时服用香连片、美沙拉嗪片可缓解。有时大便带有膏冻，经多方治疗，效果不佳。近 5 天来，又因食肥腻之物后而复发。

症见：腹痛、腹胀、腹泻，日大便 3～4 次，便中有少量膏冻，痛欲大便，便后痛减。伴神倦乏力，饮食减少，小便清长，头昏。舌质红，苔白，脉滑，大便常规：隐血＋。

诊断：土家医：屙肚子；分型：虚寒。

西医：慢性结肠炎。

治法：温胃散寒，止泻。

方药：奶浆草 15 克，狗屎柑 10 克，铁马鞭 15 克，白头翁 15 克，煅牡蛎 15 克，山黄莲 15 克，香叶树皮 8 克，甘草 10 克，青木香 8 克，牡丹七 10 克。

5 剂，水煎，日 1 剂，分 2 次内服。

2006 年 11 月 29 日　二诊

患者服药 5 剂后，腹痛、腹泻减轻，日大便 2～3 次，大便中仍有少量膏冻。痛欲大便，便后减轻之症状消除，饮食正常。小便清长。头微昏。舌质红，苔薄白，脉滑。守一诊方加减，加土党参 10 克，白三七 8 克，以温中散寒。续给 5 剂，服法同上。

2006 年 12 月 4 日　三诊

患者腹痛腹泻已止。日大便 1～2 次，大便无膏冻。神倦乏力好转，头昏缓解。舌质红，苔薄白，脉滑，守 12 月 4 日方，去白头婆、秦皮，加炒白术 10 克以加强健脾胃作用。5 剂。服法同上。

2006 年 12 月 10 日　四诊

患者大便常规正常，腹痛、腹泻已止，大便日 1 次，无膏冻，精神转佳。舌质红，苔白，脉滑。患者虽然临床症状解除，但病根仍在，易于复发，为巩固疗效，给予继续服用 12 月 4 日方。

10 剂，服法同上。

随访：半年未复发。

按：屙肚子，相当于西医所诉的慢性结肠炎。此病治疗较辣手，改善症状容易，但易于复发，难断根。本症是由饮食不慎，寒湿侵入下元肚肠。寒湿内阻，水精不化而成本病。方中青木香、香叶树皮、牡丹七有温中祛湿散寒之功；奶浆草、煅牡蛎、秦皮、铁马鞭、白头翁有温肠止泻作用；狗屎柑、山黄莲有行气止痛之效。诸药合用，共收温胃散寒，温肠止泻，止痛之功效，病人得以痊愈。

## 半边风

舒某某，女，55 岁，居民，1987 年 5 月 20 日初诊。右侧半身不遂，语言不利，1 个半月。

患者于 1 个半月前，在街上卖水果，突然出现头昏头痛，继而出现。右侧半身不遂，语言不清，昏倒在地。急呼 120，遂入州人民医院救治。经 CT 检查诊断脑溢血，出血量 50ml 左右。经医院给予脱水、止血等治疗月余，病情稳定出院。请余诊治。症见右侧半身不遂，麻木不仁。头昏痛，右手不能上举，右下肢不能行走，语言仍不清。口眼㖞斜，饮食无味，吃东西从口中掉出来，口流涎水，舌质红，苔白，脉弦细。

诊断：土家医：半边风；分型：气滞血瘀。

西医：脑血管意外后遗症。

治法：祛风通络，活血化瘀。

方药：天麻 10 克，何首乌 15 克，石松 15 克，蚯蚓 15 克，蜈蚣 2 条，蚕茧 15 克，田三七 10 克，血三七 8 克，桃子骨 10 克，木瓜 15 克，三百棒 10 克，五加风 10 克，甘草 6 克，七叶一枝花 10 克，牛克西 15 克。10 剂。水煎，日 1 剂，分 2 次内服。

忌：辛辣、牛肉、羊肉、狗肉。

另配用针刺：主穴：百会、地合、风池、肩井、曲尺、合谷、环跳、风市、委中、犊鼻、血海。配穴：迎香、赞竹、腰阳关、足三里、昆仑、照海。

针刺每日 1 次，每次留针 15 分钟，每针在留针时捻转 3 次。顺时针方向捻转。每次扎针 9～11 个穴位，主穴、配穴交替扎，10 天为 1 疗程。

1987 年 5 月 30 日　二诊

患者经服用汤药 10 剂，扎针 10 次，右侧半身不遂，有所好转。右上肢稍微向上抬起 20 厘米高。右下肢稍能收缩 10 厘米。口仍流涎水。语言仍不清，头昏头痛，饮食无味。舌质红，苔黄，脉弦细。守 5 月 20 日方，用原方 10 剂，针刺原穴 10 次。

1987 年 6 月 10 日　三诊

患者右侧半身不遂明显好转,右上肢能上抬平至肩部,手指能缓慢屈伸,右下肢能依杖行几步,头昏头痛减轻,吃东西未从口中掉出来,但语言仍欠清,饮食稍有味,口流涎水减少。舌质红,苔薄黄,脉弦。治以5 月 30 日汤剂及针刺方法,仍用原方原药,10 剂,针刺 10 次。

1987 年 6 月 21 日　四诊

患者已服药 30 剂,针刺 30 次。现右上肢麻木已除,能上举至头部,能自行梳头,但不能久举。右下肢去掉拐杖能缓慢步行。语言吐词清楚,头微昏,头痛缓解,口流涎水消失。饮食正常,舌质红,苔薄黄,脉弦。治疗守 6 月 10 日方,原方 10 剂,服法同前,针刺10 次。

1987 年 7 月 1 日　五诊

患者右侧半身不遂基本解除,自行拿筷子吃饭,能自行行走,但稍跛行。口眼㖞斜解除,流口水消失。饮食正常,头昏头痛消除。舌质红,苔薄黄,脉弦。头部 CT 复查,脑溢血基本吸收。

现患者基本生活自理,停用针刺治疗。

将汤药改制成药丸口服,每次 6 克,日 3 次,已服用 4 个余月药丸。随访,20 年未再次复发。

按:半边风,相当于西医内科所诉的脑溢血或脑梗塞,是一危重证候,不及时抢救会危及生命或留下永久性的后遗症。本症系由气血停滞或肝火旺上冲于上元脑神,使发生脑血管意外而致本病。本病治疗应采用多方面措施,急性期间西医抢救,稳定后,恢复期用汤药,针灸综合治疗,效果会更理想些。本症是先在西医院抢救,病性稳定后,在恢复期采用汤药与针刺治疗。汤药以疏风通络,活血化瘀为治。方中天麻、石松、木瓜、蚯蚓、三百棒、五加风具有疏风通络,活血化瘀为之功用;田三七、血三七、桃子骨、七叶一枝花、牛克西有破血化瘀之能,蚕茧、何首乌扶助正气;配合针刺,主穴与配穴合用,加强通经活络,行气舒筋活血。内服外攻,使瘀血消除,身体恢复。

## 出麸子
### (相当于儿科的麻疹)

麻某某,女,12 岁,学生,吉首寨阳乡人,2008 年4 月 11 日初诊。发热 3 天,起疹子 2 天。

患儿于 3 天前无明显诱因,出现发热恶寒。经用退烧药、感冒药无效,3 天后头及颈部、胸部出现红色疹子。故来我科求治。

症见:发热 39.8℃,恶寒,喉痛,口干,咳嗽,头面颈胸,四肢出现红色小疹子,突出皮肤。眼白睛红,流眼泪,怕光,饮食无味,小便黄少,舌质红,苔黄腻,脉滑数。血常规:WBC $3.8×10^9$/L

诊断:土家医:出麸子;分型:邪毒内扰。

西医:小儿麻疹。

治法:退火解毒,退疹。

患儿体温高,先降温用柴胡针 2ml,加复方氨基比林 2ml,肌注 1 次。

方药:大青叶 10 克,薄荷 10 克,毛耳朵 10 克,浮萍 10 克,搜山虎 10 克,山黄连 10 克,竹叶菜 10 克,岩防风 10 克,九里光 8 克,野菊花 10 克,黄栀子 8克,甘草 6 克,水牛角 8 克。

2 剂,上药水煎,分 3 次内服,日 1 剂。

忌:生冷、辛辣、瓜果、牛、羊、狗肉、魔芋等。

2008 年 4 月 14 日　二诊

患者发热已退,37.5℃,恶寒止,口干,咽痛,咳嗽仍存,全身红疹子已出齐,颜色变淡。眼白睛红,流眼泪,怕光。饮食无味,小便黄少。舌质红,苔黄腻,脉滑数。治以 4 月 11 日方加减,去水牛角、大青叶,加板蓝根 15 克,土茯苓 10 克,加强败毒作用。3 剂,服法同前。

2008 年 4 月 18 日　三诊

患儿发热恶寒已退,全身疹子已开始变浅消退,白眼睛红,怕光消失,饮食正常,小便正常,舌质红,苔黄,脉滑。

血常规检查:正常。

治以 4 月 14 日方加减,上方去浮萍,荆芥,竹叶菜,加土人参 8 克,白三七 6 克,当归 10 克以加强补养气血,使毒邪完全消除。

3 剂,服法同上。

按:出麸子,相当于西医儿科所诉的麻疹。出麸子要及时治疗,以防传变,麻疹内陷引起肺、心、脑等并发症。本症由麻疹毒邪侵入小儿体内,毒邪外窜,出现皮疹。方中大青叶、竹叶菜、九里光、水牛角、黄栀子有清热退火,败毒作用;毛耳朵、浮萍、搜山虎、岩防风、野菊花有败毒发表,使毒邪从肌表而排出,诸药合用有清热退火,败毒透疹,使邪毒排除而病痊愈。

## 无瞌睡
### (相当于西医内科的自主神经功能失调)

谭某某,女,43 岁,州林勘队,2008 年 10 月 15 日初诊。失眠多梦半年,彻夜不眠 3 晚。

患者 6 个月前因工作紧张后出现失眠多梦,伴头昏头胀,记忆力减退,曾服用安定片、补脑汁、养心安神丸等药,服用后,稍有好转。停药后依然如故,近 3 天来彻夜不眠,故来我科求治。

症见:神倦乏力,眼神疲倦。彻夜难眠,头昏头胀,想睡觉又睡不着,记忆力减退,健忘,烦躁不安,心慌气短,恶闻吵闹声,饮食无味,舌质红,苔薄黄,脉细数。

心电图检查:大致正常,头部 CT 正常。

诊断:土家医:无瞌睡;分型:心神失养。

西药:自主神经功能失调。

治法:镇静安神,除烦。

方药:蚌壳 40 克,药百合 20 克,冷饭坨 15 克,灵芝菌 20 克,梦花树 15 克,郁金 15 克,远志 10 克,紫丹参 15 克,砵茯苓 15 克,鸡爪黄连 10 克,天麻 15 克,炙甘草 8 克,莲子心 10 克。

3 剂,上药水煎,日 1 剂,分 2 次内服。

忌辛辣、雄鸡、鲤鱼、魔芋、广菜。

忌烦恼,调养情志。

2008 年 10 月 19 日 二诊

患者诉服用汤药 3 剂后,第 3 晚能入睡 4 小时,但仍有头昏头胀,记忆力减退。健忘神倦稍好转。心烦气短,恶闻嘈杂声。饮食有所增加,舌质红,苔薄黄,脉细数。治以 10 月 15 日方加减,上方加松柏树籽 10 克,加强养心安神作用,加生龙骨 20 克,加强镇静安神。

5 剂,服法同前。

2008 年 10 月 25 日 三诊

患者诉现每晚能睡 5～6 小时,但睡不安宁,仍有做梦现象。头昏头胀明显减轻。记忆力仍差。健忘神倦好转,心烦短气已除。仍恶闻嘈杂声。饮食基本正常,舌质红,苔薄黄,脉细。汤药治以 10 月 19 日方加减,上方去黄连,加大枣 5 枚,加强调养心神作用。

5 剂,服法同上。

2008 年 11 月 1 日 四诊

患者服用汤药 13 剂,现临床症状基本消失,能安静入睡,头昏头胀消除,精神转好,饮食正常,心烦短气已除,恶闻嘈杂声解除,记忆力有所恢复,舌质红,苔薄白,脉细。现能坚持正常上班。为了巩固疗效。继用 10 月 25 日方,5 剂,服法同上。

随访 2 年未复发。

按:无瞌睡,相当于西医内科所诉的自主神经功能失调,神经衰弱。本症以失眠多梦,重者彻夜难眠,记忆力减退为主,病因多由精神压力大或火旺扰上元脑神所致。本症是因工作压力大,致心脑神失调,神不守舍,出现以上症状。方中,蚌壳、郁金、朱茯苓、生龙骨起重镇安神作用,灵芝菌、蒙花树、远志、紫丹参、冷饭坨、药百合起养心安神除烦作用,鸡爪黄连、莲子心、天麻起清热除心烦,止头昏作用,炙甘草,养心复脉,诸药合用,攻补兼施,镇静养心安神,除烦,用之而病除。

## 喉咙痛
### (相当于西医耳鼻喉科的咽喉炎)

张某某,女,31 岁,教师,吉首大学,2002 年 10 月 25 日初诊。咽痛半个月。

患者于半个月前不慎感冒,出现发热恶寒,头痛流清涕,咽痛。在本校医院给予服用感冒清、康泰克,含服草珊瑚片等,感冒症状解除,但咽喉痛未止,反有加重,故来我科诊治。

症见:咽喉红,咽部痛,声音稍有嘶哑,喉中如物梗阻,吞之不下,吐之不出,总觉有东西卡在喉中,时有干咳,尤以清早咳甚。口干、舌燥,饮水多,舌质红,苔薄黄,脉滑。

食道吞钡:咽喉炎。

诊断:土家医:喉咙痛;分型:痰热内阻。

西医:咽炎。

治法:清热利咽,止咳化痰。

方药:开喉剑 10 克,山豆根 10 克,三步跳(制)10 克,岩防风 10 克,麦门冬 10 克,蕺儿根 15 克,牛蒡子 15 克,山薄荷 8 克,黄柏皮 10 克,九里光 10 克,中搜 10 克,胖大海 10 克,淡竹叶 8 克。

5 剂,上药水煎,日 1 剂,分 2 次内服。

忌:生冷、辛辣、白酒、牛、羊肉。

2002 年 10 月 30 日 二诊

患者服用汤药 5 剂后,咽喉痛明显减轻。喉中如物梗阻感亦减轻,但干咳仍存,每天早上尤甚。口干、咽燥好转。饮水减少,舌质红、苔薄黄,脉滑。治以 10 月 25 日方加减,上方加小杆子 10 克,桑白皮 10 克,土贝母 10 克,加强止咳化痰之力。

5 剂,服法同上。

2002 年 11 月 6 日 三诊

患者咽痛及梗阻感全部消失,咳嗽已止。口干、咽痛已除,舌质红,苔薄白,脉滑。为了巩固疗效再服用上方3剂,而告痊愈。

按:喉咙痛,相当于西医所诉之咽喉炎,以喉中干燥疼痛,咳嗽为主症。本症多由外感引起。或因痰火过盛所致。方中以开喉剑、山豆根、九里光、中搜、苦参清热利咽喉;以三步跳、牛蒡子、蕺儿根止咳化痰;以岩防风、山薄荷祛风利咽;以麦门冬、胖大海滋阴清热;淡竹叶清热利喉咽。在二诊时,加用土贝母、小杆子、桑树皮加强止咳化痰作用,诸药合用有利咽喉、清热、止咳化痰之功用。药到病除。

## 肾亏

### (相当于西医的性功能减退、阳痿)

王某某,男45岁,个体商户,吉首市红旗门商场,2007年5月4日初诊。性功能减退1年余。

患者1年前开始对性生活无兴趣。三四个月未房事也无所谓,近3个月来出现阳事不举,故来我科求治。

症见:阳事不举,举而不坚,伴头昏、头胀、腰酸背痛,四肢无力,小便频数,失眠多梦,怕冷,尤以背部有凉感。舌质淡红,苔薄白,脉沉细。

化验:肾功能:正常,小便正常,彩超:前列腺炎。

诊断:土家医:肾亏;分型:精气亏虚。

西医:1. 性功能减退;2. 前列腺炎。

治法:温肾填精。

方药:铁箍散50克,桑椹子50克,枸杞子50克,白三七50克,土人参50克,田三七50克,扣子七50克,韭菜箢50克,狗鞭50克,海马1对,菟丝子50克,鸡大腿50克,巴戟天50克,阳起石50克,糖罐子50克,孩儿参50克,乌龟壳50克,牛克西50克,丝棉皮50克,狗脊50克,甘草20克。

1剂,泡白酒(50度)1000ml,泡半个月后内服,每次30ml,日2次,服完后可再加白酒泡1次。

2007年6月19日 二诊

患者服用药酒1个月后,感觉效果满意,能房事成功。但时间短,头昏、头胀、腰酸疼痛症状明显好转,小便次数减少,背部仍有凉感,舌质淡红,苔薄白,脉沉细。

继续服用药酒,日2次,每次30ml。

2007年7月20日 三诊

患者诉房事已恢复正常,每周2～3次,头昏、头胀、腰酸背痛,背凉等症状均消失,四肢有力,小便正常,舌质红,苔薄白,脉细。效果显著,为巩固疗效,嘱患者再服用2个月。

按:肾亏相当于西医所诉之性功能减退,阳痿。是由于肾阳亏虚,阳事不举,下元亏虚所致。本方用酒泡后服用时间长,作用持久。方中以枸杞子、土人参、狗鞭、海马、阳起石、菟丝子温肾补阳,补益肾精。方中铁箍散、桑椹子、白三七、田三七、扣子七、鸡大腿、孩儿参、乌龟壳有补阴活血作用。方中狗脊、丝棉皮、牛克西有壮腰健肾之功。诸药合用,能温肾助阳、补益肾气,壮腰健肾,滋阴活血,使肾阳旺,肾精充足,寒气去,病痊愈。

# 后　记

编写《湘西土家族医药调查与临床研究》一书，是作者多年的心愿。由于从事临床一线工作兼科主任，未有时间收集整理，直到今年初辞去州民族中医院关厢门分院院长一职，每天抽出半天从事科研工作。在完成课题任务的前提下，利用休息时间，将《湘西土家族医药调查与临床研究》一书着手编写，翻阅20余年前的10余本调查笔记重新查阅一遍，结合自己几十年的临床经验和田野调查资料从以下8个方面内容编写。土家族医药概况，是笔者与田华咏研究员共同完成。对土家族聚居集中的五县进行深入细致的调查。从历史沿革，土家医基本情况，医药理论，诊断治疗方法，药物来源、验方、秘方等概括之。土家族医药调查，桑植县、保靖县、古丈县三县是由作者执笔。调查该县的民族医药人员现状，从业情况，从土家医的年龄、特长、分科、诊断治疗方法，疾病的分类分证，方药等录其精华。土家医名医访谈录，是对当地有名望的名老土家医进行专题访谈。有从病因病理论述的，有从疾病的分类论治的，有从七十二症、七十二风、七十二流等论述的，有从传统外治法论述的，有从诊断治疗方法论述的，有从治某一种病论述的，有从药物性味、功能主治、单验方秘方论述的。各有其特色特点。土家医临床分症治疗内容已载于《土家族医药学》一书（田华咏、潘永华等主编）。其内容由作者撰写，其中瞿绍双参与部分内容编写。临床分证论治从疾病的命名、分类上作了调整。原书按七十二症、三十六症等编；现按科分类，分为内科疾病、外伤科疾病、伤筋骨、皮肤病、妇女病、瘟疫类，每一类病选其中几种到10余种常见病作诊治分析。土家医传统外治法，已载于《土家族医药学》一书，由作者执笔，如推抹、烧麝、扑灰碗等，将每种治疗方法说明之。学术论文是作者多年来以土家医药为主撰写研究论文34篇。先后在国家级省级杂志上发表或在国家级省级州市级医学学术会议交流论文，均为第一作者。土家医临床医案是作者在几十年的临床实践中用土家医诊断、治疗、疗效显著的病例作病案，根据不同的病种，编写医按30份，供同道们参考。

《湘西土家族医药调查与临床研究》虽然是作者一人执笔，但湘西自治州民族医药研究所的研究人员付出了辛勤的劳动，参与调查研究、资料整理等工作。其有田华咏、彭志新、向长明、石通文、李璞、王芝秀、吴金山等，瞿绍双参与临床证治编写工作。湖南省中医药管理局邵湘宁局长为本书作序，马伯元主治医师为该书校审。在调查中得到州市县卫生行政主管部门的大力支持及民族医生的无私奉献，在此一并致谢！